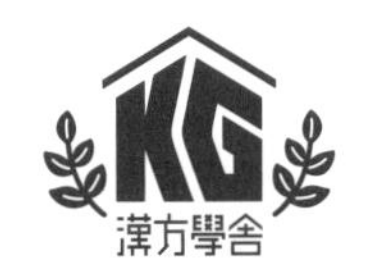

漢方学舎 白熱教室

Special Lecture in The Kampo-Gakusha

Shuji Ohno

入門編

大野修嗣

源草社

序 ———— 漢方治療は進化しつづける

周時代末期から漢代の医学をまとめたとされている‘黄帝内経’, 後漢代に成ったとされている‘神農本草経’, 1800年前に出現した‘傷寒論’が中国発祥の伝統医学の３大古典です. これらは現在まで多くの中国古典医学に端を発する伝統医学の理論的支柱となっているのですが, ‘傷寒論’は一旦散逸して晋時代に王叔和によって撰次されたものです. 時代とともにその解釈ばかりか, 内容も変遷してきているとみえます. ただ, その病める・苦しむ患者さんに役立ちたいという精神的基盤は磐石なものがあり, 不易流行をみているようです.

現在では伝統医学と位置づけられ, 医学の本流からは隔絶した古めかしい, 頼りない医学と考えられているかもしれませが, 中医学も漢方も当時の時代には現在使われている病態より圧倒的に重篤な病態を対象としていたことは疑いようもありません. 医学として全責任を担っていたことは自明のことです. としてみると, 現代に知られているあらゆる疾患を対象としていたと考えるのが自然です. 生命を脅かす疾病に関しては現代医学が渾身の力で対峙し, そして進化をつづけています. 新しい発見がもてはやされ, 目はより重篤な, 難病にその視点が優先されがちであるという理由から, ややもすると命に係らない日常の不具合に関しては置き去りになりがちです. 現代医療界の構造的な問題と捉えることができるかもしれません. ここにも漢方の活躍の場が生まれたのです.

現代の日本の漢方の担い手の多くは, 反証が可能な再現性が担保された西洋医学に習熟した医療者です. 「傷寒論」的病態認識を西洋学的病態認識で見直すことで, 傷寒論に新しい息吹を吹き込むことに繋がると考えています. 流行性感冒のある集団はインフルエンザ感染症であることが西洋医学で解明されました．その初期には，悪寒・発熱・頭痛・ふしぶしの痛み，咳嗽が出現するのが一般的病態ですが，傷寒論には『太陽病，頭痛，身痛，腰痛，骨節疼痛，悪風し，汗無く喘する者は麻黄湯之を主る』とあり，この条文はまさにインフルエンザの初期の病態であることがみてとれます．実際に麻黄湯がインフルエンザ感染症に有用であることは実証済みといってよいと思います．一歩進めて，漢方医学の世界から西洋医学的な病理学的病名である「インフルエンザ感染症」とそれに対する対応（治療）を評価すると，ある種の物足りなさを感じます．インフルエンザ・ウイルス感染に対する生体の反応に対しては漢方医学的病態認識をもっての漢方治療が有利となることを日々経験しています．

現代の日本での漢方薬の使用頻度のアンケート調査をみますと，臨床医の９割が何らかの漢方薬を処方した経験があると答えています．漢方治療が定着した感もありますが，もう一つの物足りなさに消化不良を起こしているように思えてなりません．西洋医学的文脈のみで処方された漢方薬が「効かない」といって来られる患者さん達を日々経験しています．「勿体ない」「もう一息」と嘆息が漏れてしまいます．この本を著そうとの切掛けがまさにこのあたりにあります．本書の副題を‘現代医療のなかで漢方理論を活用する’とした所以です．少し漢方医学の治療戦略に慣れていただくことによって漢方治療の醍醐味を味わっていただけると信じています．本書は漢方を網羅的に解説することを目的としたものではありません．一般的によく使われている漢方薬の症例の治療をみていただきながら漢方医学の魅力を堪能していただき，漢方治療の端緒に就いていただくことを目的としています．

2015年4月吉日

著者

目 次

序 —— 漢方治療は進化しつづける 1

第1章 西洋医学と漢方医学 11

I. 医学としての違い 14

1. 漢方治療には得意な病態があります 14
■1 こむら返りの症例 14
■2 芍薬甘草湯の使い方 16
■3 こむら返りの治療法 16
■4 不定愁訴に頻用される加味逍遙散 18

2. 漢方は西洋医学にない視点で治療します 22
■1 くり返す膀胱炎の症例 22
■2 五淋散の使い方 24
■3 急性腎盂腎炎の漢方治療 26
■4 泌尿器疾患の漢方治療 26

3. 漢方は心身一如の治療学といえます 32
■1 食欲不振を心身一如で考える 32
■2 食欲不振の漢方治療 34

4. ‘未病を治す’とはなんでしょうか？ 36
■1 膠原病が疑われた症例 36
■2 高血圧が出現し始めた症例 38
■3 肥満，高脂血症，糖尿病が指摘された症例 40

Ⅱ．漢方──薬としての特質　42

1．西洋薬とは薬に対する価値観と 対応病態が異なります　42
■1　漢方薬の薬としての価値観　42
■2　病態に対して異なった治療戦略をもつ漢方薬　44

2．漢方薬は複合成分の総和で薬効を現します　46
■1　麻黄剤の諸作用　46
■2　麻黄・杏仁の構成を考える　48

3．漢方薬の組み合わせのもう一つの意味を考えていきましょう　50
■1　防已黄耆湯の構造　50
■2　防已黄耆湯の薬効　50

Ⅲ．治療学としての漢方　54

1．‘異病同治’と‘同病異治’とはなんでしょうか　54
2．‘不定愁訴’と漢方医学はダイナミックに結びつきます　56
3．漢方は徹底的な治療医学なのです　58

●第1章のポイント　59

第2章　漢方の基礎理論　61

Ⅰ．陰陽　63

1．陰陽理論はどのように活用されるのでしょうか　63
■1　日本漢方と西洋医学の立場　63
■2　中医学の立場　64

2．陰陽の概念は人体の部位に当てはめて活用されてきました　66
■1　伝統医学理論の曖昧さ　66
■2　日本漢方と中医学の逆転現象　68

Ⅱ．虚実　70

1．虚実の判定について考えていきましょう　70

■1　体質的側面　70
■2　体力的側面　70
■3　病態の激しさ　72
■4　漢方医学的他覚所見　72
■5　虚実の総括　74
■6　虚実の入り乱れた症例　74
——体質・体力的虚証の症例に激しい症状が出現した場合

2．虚証用漢方薬と実証用漢方薬についてみてみましょう　76

Ⅲ．寒熱　78

1．寒熱の診断．そこには漢方の大きな特徴が窺えます　78
2．寒熱の理論から漢方理論の秘密を知ろう　82
3．熱証用の漢方薬を挙げてみます　84
4．典型的な熱証の症例を呈示してみます　86

■1　身体的熱証と精神的緊張を呈した症例　86
■2　西洋医学的に高熱が出現した症例　86

5．寒証用の漢方薬を挙げてみます　90
6．典型的な寒証の症例を呈示してみます　92

■1　手足の冷えと浮腫を訴えた症例　92
■2　冷えによる下痢，腹痛が出現した症例　94

7．冷えの診断と病型・生薬・漢方薬を考えていきましょう　96

■1　‘冷え’の症候　96
■2　‘冷え’の型と対応する生薬・漢方薬　96

Ⅳ．表裏　100

1．表裏の概念の意義とはどんなものでしょうか　100
2．表裏の概念で病態の主座を知る　102

3. 表裏の病態とその症状についてみていきます 104
4. 表寒実証から裏寒虚証となった症例を挙げてみます 106
5. 葛根湯の作用機序をみてみましょう 108

● 第2章のポイント 110

第3章 六経理論 111

I. 傷寒論医学 114

1. 傷寒論には何が書かれているのでしょうか 114
 ■1 ストレス学説と傷寒論の類似 114
 ■2 傷寒論ではさらに治療方法まで記載されている 116
 ■3 漢方薬は生体の反応に合わせた治療 118
 ■4 太陽病期と少陽・陽明病期の境は‘発汗’が目安となる 118

2. ‘陽病期’の病態と代表的漢方薬をみてみましょう 120
 ■1 太陽病期 120
 ■2 少陽病期 122
 ■3 陽明病期 123

3. ‘陰病期’の病態と代表的漢方薬をみてみましょう 126
 ■1 太陰病期 126
 ■2 少陰病期 128
 ■3 厥陰病期 130

4. 六経理論を用いた感冒の治療とはどんなものでしょうか 134
 ■1 初期の感冒（太陽病期，直中の少陰病期）に対する漢方薬 136
 ■2 発症数日以後（少陽病期，陽明病期）の感冒に対する漢方薬 138
 ■3 熱性疾患の治療に六経理論が役立った症例 140

5. 咳嗽に対する漢方治療の実際をみていきます 142
 ■1 痰が少ない咳嗽（乾性咳嗽） 142

■2　痰を考慮しないでよいと判断できる咳嗽　144
■3　痰が多い咳嗽（湿性咳嗽）　144

●第３章のポイント　146

第４章　気血水　147

Ⅰ．気　150

1．‘気’の概念，生成，機能についてみていきましょう　150
■1　‘気’の概念　150
■2　‘気’の生成　150
■3　‘気’の機能　152

2．‘気’の異常とはどんなものでしょうか　154
■1　気逆　154
■2　気うつ　156
■3　気虚　162

Ⅱ．血　168

1．‘血’の概念，生成，機能についてみていきましょう　168
■1　‘血’の概念　168
■2　‘血’の生成　168
■3　‘血’の機能　169

2．‘血’の異常とはどんなものでしょうか　170
■1　瘀血　170
■2　血虚　174

Ⅲ．水　182

1．‘水’の概念，生成，機能についてみていきましょう　182

■1　‘水’の概念　182
■2　‘水’の生成　182
■3　‘水’の機能　183

2．‘水’の異常とはどんなものでしょうか　184

■1　‘水毒’の病態　184
■2　‘水毒’に対する漢方薬　186
■3　利水剤が役立った症例　188
■4　熱中症に対する漢方薬　190

●第4章のポイント　194

第5章　漢方実践応用　195
――消化器疾患に対する漢方治療

1．悪心・嘔吐，食欲不振の漢方治療をみてみましょう　196

■1　Functional Dyspepsia（FD）と漢方治療　196
■2　嘔気・嘔吐の漢方薬の成り立ち　198
■3　食欲不振に対する漢方薬　200
■4　便秘・下痢をともなった食欲不振　202
■5　抗癌剤により悪心・嘔吐，食欲不振をきたした症例　202

2．嚥下障害，吃逆，噯気の漢方治療をみてみましょう　204

■1　嚥下障害の漢方治療　204
■2　吃逆，噯気（溜飲）　206
■3　嚥下障害，噯気，吃逆の症例　208

3．便秘と下痢の西洋学的解釈と
漢方医学的解釈は大きく異なります　212

4．便秘の漢方治療は西洋医学を凌駕します　214

■1　弛緩性便秘　214
■2　痙攣性便秘　214
■3　便秘に対する簡便な頻用漢方薬の選択　216

5. 便秘に頻用される漢方薬の処方解説です　218

■1　気うつをともなう便秘　218
■2　気逆の便秘　220
■3　瘀血の便秘　221
■4　血虚の便秘　222
■5　寒証の便秘　223

6. 便秘の症例をみてみましょう　226

■1　瘀血，気逆をともなった便秘の症例　226
■2　寒証の腹痛をともなった便秘の症例　226

7. 下痢を止める西洋薬，腸管を治す漢方薬　230

8. 下痢に対する漢方薬の選択をみていきます　232

■1　嘔気・嘔吐をともなった下痢　232
■2　発熱が顕著な下痢　234
■3　腹痛をともなった下痢　234
■4　胃腸虚弱に起因する下痢　234

9. 下痢に頻用される漢方薬の処方解説です　236

■1　急性の下痢に対する漢方薬　236
■2　慢性的な下痢に頻用される漢方薬　238

10. 感染性胃腸炎に対する漢方治療で
改善が確認された 60 例の処方　240

11. 腹痛への漢方治療のアプローチを考えます　242

■1　上腹部痛　244
■2　下腹部痛　247

12. 過敏性腸症候群（IBS）は
漢方の格好の治療対象となっています　248

■1　漢方薬による対応のポイント　248
■2　下痢が主症状の IBS 症例　250

コラム――― 1 病原体を排除する抗菌薬，生態防御に働く漢方薬 25
2 解熱鎮痛薬 45
3 麻黄とは 49
4 防已黄耆湯と関節リウマチ 53
5 傷寒論 113
6 参蘇飲《和剤局方》 137
7 浅田宗伯の六経理論の解説 145
8 痢疾と泄瀉 231

漢方薬解説―― 安中散 252
温清飲 253
黄連解毒湯 254
葛根湯 255
加味逍遙散 256
桂枝加芍薬湯 257
桂枝茯苓丸 258
呉茱萸湯 259
五淋散 260
五苓散 261
柴胡桂枝乾姜湯 262
小半夏加茯苓湯 263
真武湯 264
大黄牡丹皮湯 265
大建中湯 266
大承気湯 267
釣藤散 268
猪苓湯 269
通導散 270
桃核承気湯 271
当帰芍薬散 272
半夏厚朴湯 273
半夏白朮天麻湯 274
白虎加人参湯 275
茯苓飲 276
茯苓四逆湯 277
防風通聖散 278
補中益気湯 279
麻黄湯 280
麻黄附子細辛湯 281
六君子湯 282
苓桂朮甘湯 283

索引 285
参考図書 301
あとがき 302

第1章

西洋医学と漢方医学

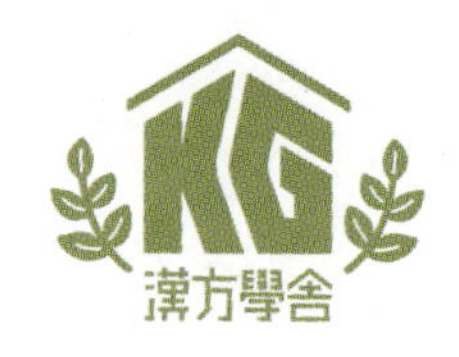

漢方はその時代背景に則して使用されてきました．現代の西洋医学的対応をもたなかった時代には，急性疾患，重篤な病態もすべて漢方薬で対応してきたのは自明にことです．現代の漢方薬の使われる病態は慢性疾患に偏っているとみることができますが，むしろ急性疾患にこそ頻繁に応用されたと考えるのが自然です．本来用いられてきた状況とはかけ離れていると考えることができます．

わが国の医療現場において，漢方はすでに多くの医師に使われ一般化していると言えるところまできたようです．ただ，未だ十分にその恩恵を享受しているとは言えないと感じています．西洋医学と漢方医学の間には病態把握に対する大きな隔たりがあり，西洋医学を学んだ医師が俄かに漢方理論に裏打ちされた漢方薬を使いこなすのは容易いことではありません．西洋医学が見事に実証され，再現性のある根拠をもって組み立てられていることから，実際の臨床ではこの病態認識を外すわけにはいきません．時代を経るに従って治療の幅も精密さも進んでいくのでしょうが，何処まで行っても医学に完璧がないのは理の当然です．西洋医学がどこまで進化しても一つの漢方薬治療が勝っているもともあり得ることです．西洋医学の文脈で検証されない，認知されない病態は不定愁訴，気のせいとして片付けるしかなく，不定愁訴の中には漢方的人体・病態認識で十分に感知できる不具合が存在することも事実です．

また，ある種の病態に対しては西洋医学が及ばない病態認識・治療手段が得られることがあります．こむら返りの芍薬甘草湯ばかりでなく，感染性胃腸炎に対する半夏瀉心湯，打撲・捻挫・骨折に対する治打撲一方，頭痛に対する呉茱萸湯や川芎茶調散の即効性は西洋薬の止痢薬，鎮痛薬を凌ぐ場合も少なくありません．これらの使用に当っては，西洋医学的病態認識だけだは適切な治療手段とはなり得ません．漢方医学的文脈からの治療方法の選択に委ねることが是非なく必要となります．

西洋医学は科学的検証に堪え得る認識を根拠として治療を展開しますが，漢方治療は数千年に及ぶ経験知を根拠として生体の不具合に立ち向かうとはよく言われる両医学の成り立ちの根幹です．「漢方医学を習得するには西洋医学的病態認識を一時棚上げして，漢方医学的病態認識を確固としたものにしなければならない」と言うフレーズもよく聞かれるところです．ただし，実臨床にあたっては，あくまでも西洋医学的病態認識を踏まえてとしておきたいところです．時代を経るに従って，あるいは西洋医的病態認識が精度を増すに従って，最高の古典と評される「傷寒論」の読み方も進化してきていると考えています．西洋医学の進化にともなって漢方治療も進化しつづけます．流行性感冒の原因がインフルエンザ・ウイルスの感染症であることが知られている現代では，「傷寒論」の麻黄湯の条文は正にインフルエンザ・ウイルス感染症の初期の病態に適応すると看破できます．ただし，西洋医学ではウイルスのみに注目して対応しますが，漢方はウイルスと生体の係りを考慮に入れた対応を指示しています．すなわち原因を認知できなかった漢方は生体の反応に視点を置き，悪寒なのか，熱感なのか，無汗の状態か，発汗の状態かなどを根拠に生体の病態を明らかにして治療方法を組み立てています．すなわち双方の視点にそれぞれ利点があります．西洋医学に基づく病名に対して漢方の視点をもつことは，病を立体的に観察しているように感じられます．

この章では漢方が得意な病態を参考として，漢方が現代でも十分に実臨床に役立つものであることを解きほぐして行きたいと思います．

I. 医学としての違い

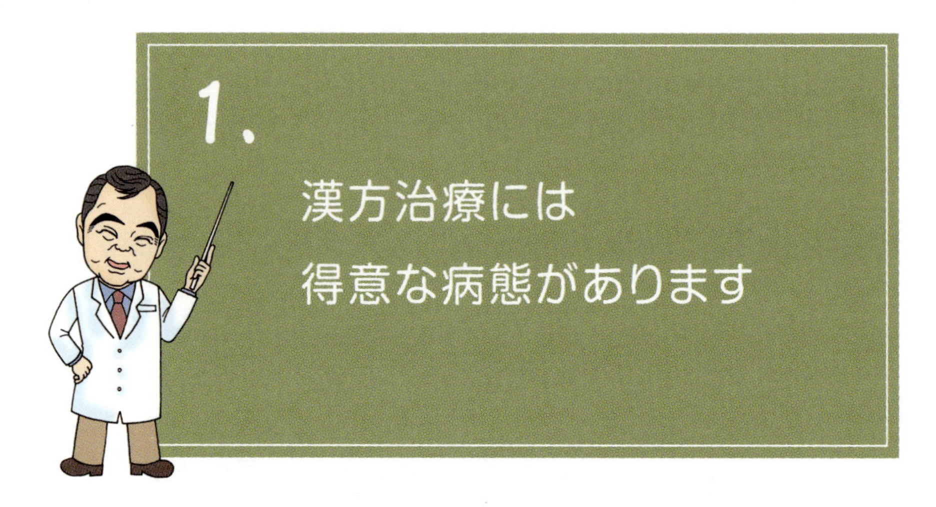

■ 1 こむら返りの症例

図 1-1 で示す症例 1 は高血圧の治療中の 77 歳の男性です．7 月上旬から家業の料亭が忙しくなり一日中立ち仕事．夜は足がつって眠れないといって来院されました．夏の厨房での仕事で夥しい発汗があり，便秘気味にもなったというのです．こむら返りは漢方薬の得意なところです．7 月 19 日に就寝前の**芍薬甘草湯**を処方．1 ヵ月後の 8 月 16 日に来院され「このあいだの便秘の薬はよく効いている」と．**芍薬甘草湯**を便秘の薬と勘違いしているようです．9 月 13 日に来院して「便秘が治ったのでもう漢方薬はいらない」と．「ところでこむら返りは？」「そういえばこむら返りはなくなっている」と．こむら返りは当然のこと**芍薬甘草湯**が特効的に効いてくれます．便秘に対する漢方治療の第一歩は弛緩性の便秘か，痙攣性の便秘かです．弛緩性の便秘には西洋医学と同様に大腸刺激剤である大黄剤が適応しますが，痙攣性の便秘に対して大腸刺激薬を使用すると腹痛の出現，あるいは却って便秘が増悪することもあります．こんなときこそ漢方です．この症例では**芍薬甘草湯**が腸管の痙攣を和らげて排便に有利に働いたと考えられます．

図 1-1

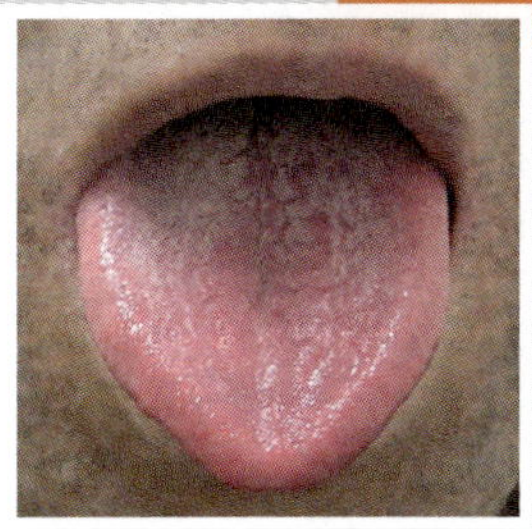

症例 1．77 歳　男性　料亭店主

主訴	こむら返り
既往歴	高血圧
現病歴	X 年 7 月上旬から家業が忙しくなり，一日中立ち仕事のため夜は足がつって 眠れなくなった
現症	身長 162㎝，体重 56kg．血圧 146/88mmHg，67/ 分，整． 胸腹部に問題なし
検査	N.D.
漢方所見	皮膚枯燥．剝白舌苔，舌下静脈（+）．嗄声がある．暑い厨房での仕事がつづいている．最近は便秘傾向となっているが，市販薬で腹痛が出現する
処方と経過	こむら返りを目標に就寝前に**芍薬甘草湯** 2.5g を投与 1 ヵ月後（8 月 16 日）「このあいだの便秘の薬はよく効いている」と 2 ヵ月後（9 月 13 日）　便秘もこむら返りも改善．廃薬 4 ヵ月後（11 月 8 日）　こむら返りが再発．**芍薬甘草湯**再投与

■2　芍薬甘草湯の使い方

表1-1を参照してください．**芍薬甘草湯**のもっとも重要な使用目標は‘急性の筋拘縮・攣縮をともなった疼痛’だといえます．ただし，その効き方は西洋薬の鎮痛剤でも，筋弛緩薬でも，抗コリン剤でもなく，西洋薬理学的範疇を逸脱しています．横紋筋，平滑筋いずれにも有効であることから‘こむら返り’ばかりでなく，‘腹痛の特効薬’ともいわれる漢方薬です．日常診療では痙攣性の便秘には特効的に働き，生理痛，胆石発作，尿管結石にも応用されます．ただし，炎症性（例えば虫垂炎など）の病態には無効であり，慢性的な肩こりにも目立った効果は実感できません．

痙攣性疼痛に有効であるとはいっても抗コリン剤とは明らかに作用機序が異なり，麻痺性イレウスにつながる便秘，視調節障害，眠気，口渇，排尿障害，倦怠感などの副作用の発現がありません．また，鎮痛効果を実感しますが，市販の胃腸薬にも使われているように胃粘膜障害もなく，アスピリン喘息を惹起することにもなりません．したがって非ステロイド系消炎鎮痛薬とも作用機序が異なり，夜間の空腹時の服用もなんら問題ないので助かります．

■3　こむら返りの治療法

漢方薬に馴染みのない医師は‘こむら返り’をどのように治療しているのでしょうか．当院に来院される患者さんの治療方法をみると，筋弛緩薬，ビタミン剤，マグネシウム含有のサプリメント，水分摂取の推奨などです．しかし，これらで満足することができずに来院される患者さんが後を絶ちません．ほんの少しでも漢方治療に馴染むと‘こむら返り’に難渋することがほとんどなくなります．**芍薬甘草湯**があるからです．夜間の‘こむら返り’には就寝前の**芍薬甘草湯**1包が劇的効果を示すことは衆知の事実です．8割程度の患者さんはこれで満足します．残りの2割の症例の対処方法を考えます．第一に**芍薬甘草湯**の効果持続時間の問題です．夜9時に**芍薬甘草湯**を服用して就寝．明け方4時過ぎてからの‘こむら返り’には効果がなくなっています．こんな場合には頓用で服用していただきます．服

表 1-1

芍薬甘草湯の使い方

夜間のこむら返り	就寝前の芍薬甘草湯 2.5g
効果持続	4～6時間
効果発現時間	平均6分（頓用でも有効）
空腹時に服用	胃粘膜障害はない
その他の効果	吃逆，尿路結石，腹痛をともなった便秘，胆石
合方	葛根湯（腰椎捻挫），猪苓湯（尿管結石）
	麻黄附子細辛湯加大黄（芍甘黄辛附湯；腰痛）
留意点	甘草が多い　→　血圧・低カリウム血症
	芍薬甘草湯は現代薬理学でいう筋弛緩剤ではない
	抗コリン剤でもない
効果のまとめ	筋拘縮・攣縮をともなった急性の疼痛に有効である
芍薬甘草湯が効かない場合	カルニチンの不足の補正 腎不全にともなう血中 Ca 値の低下には活性型 Vit.D 腎虚の兆候に補腎剤　血虚の兆候に補血剤

用後の効果発現時間は平均 6 分とかなり早いことから，‘こむら返り’を起こしてからでも十分に役に立つことになります．

芍薬甘草湯が効かない‘こむら返り’の対処として，羊肉に多量に含まれるカルニチンの不足を考えます．羊肉の摂取が可能であれば解決につながりますが，肉類を好まない方にはカルニチンの製剤が保険適応薬となっています．ただし，この薬剤は大変に高価であることが問題です．次に腎機能障害などで現れる特殊な例となりますが，血中カルシウム値の低下によって惹起される‘こむら返り’があります．この場合には，活性型ビタミン D（あくまでも活性型でなければなりません）が有効な場合があります．最後の対処法として，やはり漢方的治療方法です．漢方理論でいう‘腎虚’(p.235 表 5-6「腎虚・陽虚・陰虚の弁証基準」参照)‘血虚’（後述）の状態と捉えて，補腎剤（**八味地黄丸**など）・補血剤（**四物湯**関連処方）での対応が奏功することがあります．‘腎虚’とは頭髪の問題，歯の動揺，聴力減退，腰脚の倦怠など一種の加齢現象を指します．‘血虚’に関しては別に項を立てて詳述します．

■ 4　不定愁訴に頻用される加味逍遙散

図 1-2 に示した症例 2 は，胸部圧迫感を主訴に来院された 72 歳の女性です．通常の診療では，まず心血管系の問題，肺の問題などを考慮しなければなりませんが，近医の内科で検討されておりますので，重大な器質的疾患はまずないと考えられます．身体所見でも血圧，脈拍，内科診察でも問題点が浮上していません．ただ，血液検査で赤沈がやや亢進して抗 SS-A 抗体が高値を示していました．いわゆる Subclinical Sjögren 症候群が疑われる症例です．

問診では全身の違和感と倦怠感，発汗，フラつき，顔面のほてり，電車に乗ると動悸，口乾，水分摂取で腹部にポチャポチャと音がするなど西洋医学的病態認識ではまとまりがなく，原因を特定できずに不定愁訴といわざるを得ない症状です．ただ，この「まとまらない」「定まらない」複合的な愁訴も漢方的には明確なストーリー性が浮かび上がります．漢方所見では頬の細絡（毛細血管の怒張）を認め，舌下静脈が怒張しています．漢方的には‘血虚’

図 1-2

症例 2.
72 歳　女性

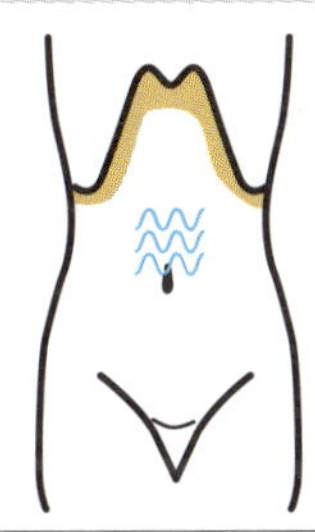
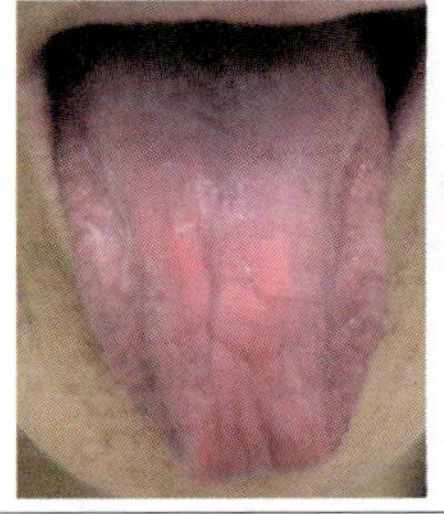
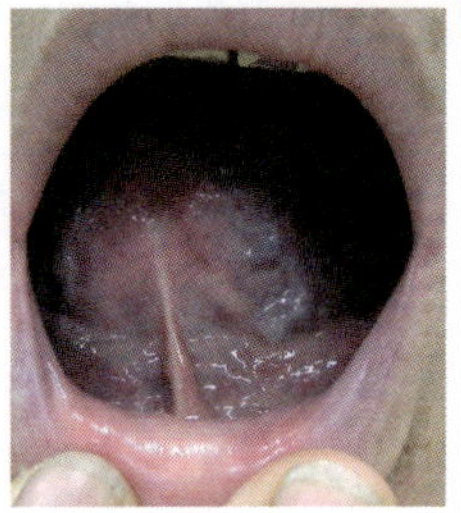

主訴	胸部圧迫感
既往歴	頚椎捻挫（交通事故）
現病歴	X 年 4 月 2 日胃部不快感とともに胸部圧迫感が出現して，近医診療内科を受診して自律神経失調症と診断された．グランダキシンとムコスタが処方された．4 月 6 日に症状が強くなり来院
身体所見	身長 151㎝，体重 53kg．151/74mmHg，72/ 分． 内科診察上特記事項なし
検査	N.D.
検査所見	T-C 248mg/dL，HbA1c 5.7%，ESR 32mm/ 時， 抗 SS-A 198.2，甲状腺 n.p.
漢方所見	小柄．褐色調の肌．頬に細絡．舌質燥紅色，舌下静脈（+++）．声に元気がない．全身の違和感と倦怠感，発汗，フラつき，顔面のほてり，足の冷え，電車で動悸，口乾，胃内停水，排便 1 日数回．切診で沈遅濇脈．胸脇苦満
経過	漢方所見を参考に**加味逍遙散** 7.5g/ 日を処方． 7 日後：気分不快が軽快．フラつき，冷えのぼせ，発汗などが軽快．しかし，排ガスが多く，電車に乗ると動悸 6 週後：症状はわずかな頭重感のみ． 1 年後：漢方薬は朝夕のみ服用している．

や‘瘀血’を考慮すべきです．声に元気がなく体力・体質的に‘虚証’と判断できるようです．さらに精神的愁訴から‘気うつ’の存在を感知します．したがって本症例には‘虚熱’‘血虚’‘瘀血’‘気うつ’‘水毒（すいどく）’の症候を診てとることができ，**加味逍遙散**証であると診断できます．

この症例を参考に一つの漢方医学的特質を考えてみます．

表 1-2 に漢方の得意な病態，漢方の出番と考えられる病態についてまとめでみました．**芍薬甘草湯**，**加味逍遙散**ばかりでなく，漢方医学的視点でなければ捉えられないという病態は数多く存在します．病態説明，治療方針の説明に漢方医学的用語を利用することで，患者さんの共感が容易に得られます．極論すれば，漢方医学は患者さんの訴えから派生した医学であるといえるからです．漢方の問診は患者さんに deep listening や enhanced listening と受け取られているようです．本書の頁を追っていただくうちに，紹介する漢方薬が役立つ病態をみていただけると思います．

表 1-2

漢方の出番と考える病態

- 西洋医学的には証明されていない病態，認知できない症状は数限りなく存在する
- 「まとまらない」「定まらない愁訴」にも明確なストーリーがあり，漢方的視点を持ち込むことによって，これらの複合的症状をそのまま受け入れることが可能となる
- 病態の全体像を把握する上で，あるいはもう一つの治療方法という意味で，漢方医学的病態認識は新しい手掛かりを与える
- 必ずしも科学的根拠が明らかではないにしても，漢方治療では患者さんの共感が得られる病態説明と治療説明が容易である
- 漢方の問診は deep listening や enhanced listening に役立つ
- 以上の結果として得られる漢方医学的治療方法は，数千年の経験知を根拠として，実臨床に役立ち，一種のパラダイムシフトを感じさせる

2. 漢方は西洋医学にない視点で治療します

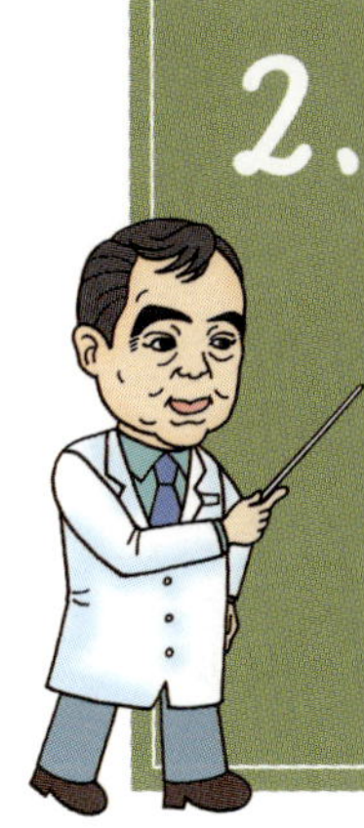

■1　くり返す膀胱炎の症例

図 1-3 の症例 3 は 75 歳女性です．関節リウマチ（stage Ⅳ, class Ⅲ）で当院通院治療中なのですが，毎年寒い時期には膀胱炎をくり返していました．今年も 2 月初旬から再発して，泌尿器科からオフロキサシンが処方されていました．3 月 19 日に再び膀胱炎症状，オフロキサシンにて改善，4 月 3 日再び膀胱炎症状です．オフロキサシンで下痢が出現するので漢方薬でなんとかならないかと来院時に訴えていました．身長 145㎝，体重 38kg と小柄で体力的には虚証と判断できます．体温は 37.1℃．脈拍は 93/ 分と数（さく）脈の状態です．尿所見では尿潜血（++），尿混濁があります．尿培養では E.Coli が 10^7/mL．起因菌は E.Coli と判断することができます．

漢方的診断に進みます．肌は枯燥．枯燥というのは枯れて乾いていることです．水分，栄養分が足りなくなった様子の肌の状態をいい，これを漢方では‘血虚’と捉えます．また，声が嗄れています．全身的にも乾燥の状態（中医学では陰虚と表現します）になっていることが覗えます．舌を観察すると，痩せていて薄い舌をしています．これを嫩（どん）と表現します．嫩舌は‘虚証’を意味し，さらに無苔ですので，体格，舌診ともに体力的には‘虚証’であると考えられます．さらに舌には裂紋（れつもん）（舌表面の裂孔）もあります．これは‘虚証’とか‘気虚’（気力がなくなっている状態）です．それから舌下静脈の怒張は瘀血の存在を意味します．さらに沈細弱脈と弱い脈なので

図 1-3

症例 3.
75 歳　女性

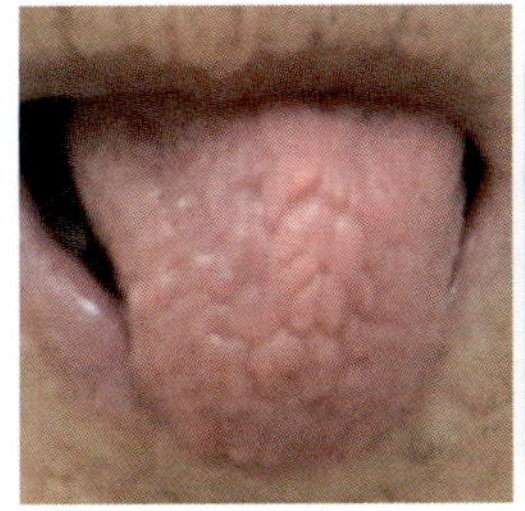

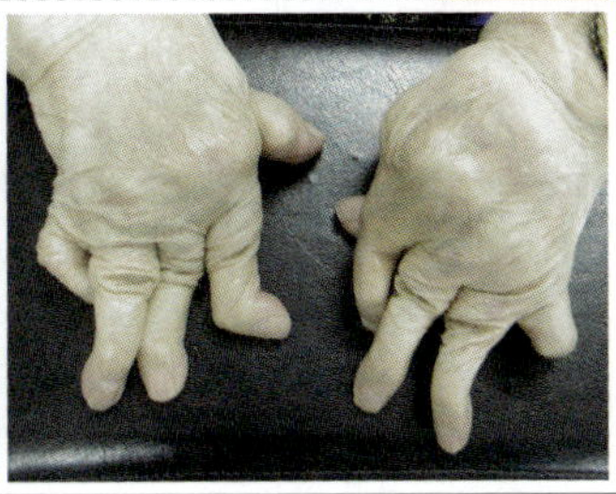

主訴	くり返す膀胱炎
既往歴	関節リウマチ（stage Ⅳ，class Ⅲ）
現病歴	X 年 2 月初旬から膀胱炎症状出現（毎年出現） 泌尿器科からオフロキサシン処方された 3 月 19 日再び膀胱炎症状 オフロキサシンにて改善 4 月 3 日再度膀胱炎症状にて来院
身体所見	身長 145㎝，体重 38kg．体温 37.1℃， 血圧 120/55mmHg，脈拍 93/ 分
検査所見	尿潜血 ++，尿混濁あり．ESR 40mm/ 時， CRP 0.56mg/dl
尿培養	E.Coli 10^7/ml
漢方所見	肌は枯燥，羸痩．舌診：嫩，無苔，裂紋，舌下静脈（++） 嗄声．関節リウマチはほぼ寛解状態．頻尿があり，残尿感が強い 陰部に熱感．沈細弱脈
経　過	X 年 4 月 3 日：**五淋散**を処方．その後膀胱炎症状なし 6 月 22 日：五淋散を廃薬 X + 1 年 3 月 3 日：尿培養陰性

‘虚証’です．

これらは西洋医学的視点では捉えられない症候ですが，漢方薬選択には役立つ所見といえます．漢方医学に馴染みのない医師にとっては，西洋医学で感知できず，漢方医学的考察から得られる症候は数限りなくあることに驚かれるのではないでしょうか．関節リウマチはほぼ寛解状態にありますが，体力が落ちて，頻尿，強い残尿感，さらに陰部に熱感が出現しているということになります．

4月3日に**五淋散**を処方しました．慢性の膀胱炎によく使われる処方です．体力を落とさないようにしながら膀胱の症状をとっていくというのが**五淋散**の効能です．この方には6月くらいまで**五淋散**を服用していただきました．慢性的にくり返すので6月くらいまで飲んでいただいたのですが，その後現在に至るまで膀胱炎の症状の出現がありません．漢方治療が福音となった症例です．くり返しオフロキサシンなどを使わなければいけない状況があったら，まずは漢方薬治療を考慮することが一つの選択肢として役立つと思います．

■2　五淋散の使い方

慢性的に膀胱炎をくり返す場合に，排尿を促し膀胱・尿道の炎症を鎮める作用があります．

抗炎症作用（漢方では清熱剤と表現します）が期待できる山梔子・黄芩が主薬となっているほか，沢瀉，木通，車前子，滑石も清熱利水剤です．したがって炎症を鎮めながら排尿を促す生薬構成が主体となっています．さらに当帰・芍薬・地黄は四物湯去川芎の構成で，補血（血虚に対する治療方法）と慈潤（潤す作用）を担っています．本剤は継続使用されることが多く，清熱利水の継続で身体の乾燥，血流の低下が惹起されることが危惧され，当帰・芍薬・地黄で血流を確保，身体の保護をさせていると考えられます．

体力的にはやや虚証から虚実間証といわれていますが，あまり拘らずに使用することができます．特筆すべきは，尿の培養によって有意な細菌感染があっても無くても効果が実感できる点です．留意すべき点として，胃腸虚弱の方に用いると胃もたれの症状が出現することがあることです．

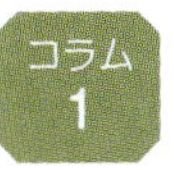

病原体を排除する抗菌薬，生態防御に働く漢方薬

1928 年にアレクサンダー・フレミングが青かびからペニシリンを発見したことを契機に，新たな抗生物質，さらには化学的に合成された合成抗菌薬が数多く使われるようになっています．その恩恵は計り知れません．

現代医療の視点からいえば，抗菌薬をもたない医学は原始的であると揶揄されるかもしれません．ただし，抗ウイルス薬，抗真菌薬を含めた抗菌薬を手にしたがために，病態を診る目が偏ってしまったのではないか，と漢方医学は教えてくれます．

膀胱炎に対するレボフロキサシンやインフルエンザ感染症に対するオセルタミビルは確かにその原因菌，原因ウイルスに対しての有効性が確立しています．しかし，膀胱炎の発病原因，インフルエンザ感染症の発症要因は原因菌，原因ウイルスのみの問題ではありません．『病気』とは，それらの病原体の感染と宿主側の状態が関与する複雑な状態と捉えることができます．

さらに生体にはもともとこれらの病原体に対抗する術が備わっていることを念頭に治療方法を模索することが，実臨床では肝要です．病原体を認知し，排除する西洋医学，生体側の異常を可及的速やかに元の状態に戻そうとする漢方薬といえるかもしれません．したがって，西洋薬と漢方薬の上手な組み合わせが新たな治療学となり得ると考えています．ちなみに，抗菌薬と漢方薬の組み合わせは何ら問題がなく，優れた治療効果が発揮されることを日々経験しています．

■3　急性腎盂腎炎の漢方治療

図 1-4 で示した症例 4 は 42 歳の男性です．基礎疾患として高尿酸血症があり，痛風発作の既往歴があります．来院前日の夜から悪寒戦慄が出現．朝になり 38.9℃の発熱と腰痛が出現して来院されました．検査所見では尿潜血（++），CRP7.22mg/dL，尿培養では E.Coli が 10^7/mL です．腎盂腎炎と診断して抗生物質の点滴を開始．経口薬は猪苓湯 7.5g/ 日を 3 日間投与しました．3 日目には解熱して排尿の状態も改善し，抗生物質の点滴は 2 日間のみで終了．**猪苓湯**を 2 日分追加処方して終診となった症例です．

この症例からの教訓．数千年の歴史をもつ漢方が抗生物質を発見できなかったことが悔やまれます．ただし，高熱であっても西洋薬の解熱鎮痛薬はむしろ病態改善には不都合です．解熱鎮痛薬は腎血流量を減じて病態改善に逆行してしまいかねないからです．その点**猪苓湯**は炎症を鎮め，尿量を増加させる効果をもっています．抗生物質と漢方薬の併用治療は頻用している治療方法で，気管支炎，肺炎もこの東西融合治療方針が役立っています．

猪苓湯は慢性的な腎盂腎炎に対して長期にわたり使用する場合がありますが，尿路奇形，膀胱尿管逆流現象，水腎症，その他の複雑な原因・病態の把握には西洋医学的な病態の検討がぜひとも必要となります．病態によっては**猪苓湯**がきわめて有用な治療薬であるとしておきます．

■4　泌尿器疾患の漢方治療

膀胱炎症状が出現すると，何が起因菌かということが西洋医学的思考の道筋です．菌を排除すれば事足りるということになります．これが感染症に対する西洋医学の常套手段ですが，漢方は別の視点で捉えます．本例のように細菌感染が明らかな症例はまだしも，抗菌薬無効，尿培養陰性，くり返す頻尿になると，膀胱炎症状があるにもかかわらず菌がいないとなると，西洋医学的には手がつけられなくなってしまします．

‘冷えが原因（これを‘寒邪’と表現します）となる膀胱炎症状がある‘ということが漢方の経験知です．冷えが原因なら温めればよいということになります．漢方薬には温める方向をもつ「温補剤」と冷やす方向に向かわせ

図 1-4

症例 4.　42 歳　男性

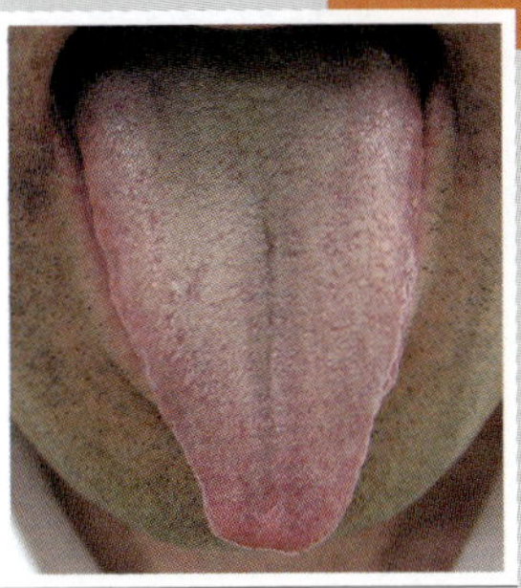

主訴	腰痛
既往歴	高尿酸血症，痛風
現病歴	昨日の夜から悪寒戦慄．今朝 38.9℃の発熱と腰痛が出現
身体所見	身長 170㎝，体重 78kg．体温 38.7℃ 血圧 133/85mmHg，脈拍 96/ 分
検査所見	尿潜血 ++．ESR 17mm/ 時．CRP 7.22mg/dl
尿培養	E.Coli 10^7/ml
診断	腎盂腎炎
漢方所見	腰痛で苦悶様表情，発汗，黄燥舌苔 尿が濃く，量が少ない，口渇は感じない
治療	抗生物質の点滴静注．猪苓湯 7.5g/ 日 3 日間投与

る「清熱剤」があり，ここに西洋医学と治療戦略の違いがあります．西洋医学的な炎症を漢方では熱証と捉えますから，炎症が強い場合は，清熱剤すなわち炎症を抑える漢方薬を使います．病態に対する戦略の違いです．西洋医学は菌を排除する，漢方はその病態を治すという治療戦略の違いが，膀胱炎の治療を通して際立ちます．

i）膀胱炎に対する漢方薬（表 1-3）

膀胱炎症状にもっとも頻用されている漢方薬は**猪苓湯**ですが，膀胱炎に対して筆者が好んで使っている漢方薬は**猪苓湯合四物湯**です．猪苓湯と四物湯を合わせた構造をもった漢方薬です．猪苓湯は排尿を促しながら膀胱・腎・泌尿器系の炎症を抑える薬能をもっています．一方の**四物湯**は‘血虚’（後述）の基本処方で，漢方的な血流改善薬といえる処方です．したがって温めながら炎症をとっているのが**猪苓湯合四物湯**です．

漢方医学的問診から膀胱炎というのは冷えて発症することが多いことがわかりますので，この漢方薬を使うことが多いということになります．先ほどの例のように，起因菌がはっきりしている場合には，抗菌薬に**猪苓湯合四物湯**を併用することが推奨されます．抗菌薬で起因菌を排除し，頻尿・残尿感など人体の不具合の調節は**猪苓湯合四物湯**に委ねる治療方法です．

ii）MRSA などの耐性菌に対する対応

漢方に足りないところは抗菌薬，抗ウイルス薬をもたないところです．生薬の解説書には抗菌作用ありと書いてありますが，西洋薬の抗菌薬，抗ウイルス薬の標的対象が明確であることと比較すると，漢方薬は焦点が曖昧で圧倒的に弱いといわざるを得ません．漢方治療を進めるにしても，西洋医学の抗菌薬，抗ウイルス薬の適切な運用が有用です．西洋薬で菌，ウイルスを排除して漢方薬で病態を治す，という視点がもてます．

抗菌薬，抗ウイルス薬がないからといって細菌感染に対して漢方薬がまったく無力であるとはかぎりません．もともと生体には免疫機能が備わっていることから，西洋医学的治療であっても細菌，ウイルスの増殖を抑制して，後は生体の免疫機能，修復作用を待っているということになります．

表1-3

膀胱炎の漢方治療

漢方薬の得意な病態

抗菌薬無効，くり返す頻尿，尿培養陰性

処方	症候
猪苓湯	熱証，排尿障害，血尿
猪苓湯合四物湯	寒証，血虚，頻尿，血尿
清心蓮子飲	頻尿，動悸，不眠，熱感，胃弱
五淋散	熱証，血虚，慢性的膀胱炎
竜胆瀉肝湯	熱証，排尿時痛，目の充血

肺炎に対しての抗生物質の効果は，生体の白血球が減少しているときには効果がないことが知られています．軽症の膀胱炎程度ですと無処置で自然治癒してしまうことはあまりにも当たり前のことです．ただし，MRSAの保菌者による膀胱炎の発症は，西洋医学的にも漢方医学的にも少し厄介な問題となります．西洋医学ではMRSAに抗菌作用のある薬剤を選択して対処しますが，常に耐性菌の出現に神経質にならざるを得ません．耐性菌の出現には新しい抗生物質を開発する．新しい抗生物質にも耐性菌が出現したら，さらに新種の抗生物質を開発することが必要になります．人類と感染症の果てしなき闘いです．人類が完全に根絶することができた感染症は天然痘だけだといわれています．現時点でも高病原性のインフルエンザの流行には世界中が恐れをなしています．半世紀前までは感染症が死亡原因の第1位を占めていました．医療環境が高度に発展したわが国でも，高齢者の死亡原因は二次的な感染症によるものが未だに脅威となっています．免疫機能低下，生理的機能の低下に対する有効な手段をもちあわせていないからです．

一方，漢方では目的の菌種を排除するのではなくて，生体側に働きかけてMRSAを排除する機能を強化することで対処しようとします．補剤と位置づけられる一連の漢方薬が用意されています（表1-4）．**補中益気湯**が代表的漢方薬です．補剤の介入によって有意にMRSAが減少したという臨床試験（西田茂史：Medical Tribune, 2002年1月17日号59ページ）があります．この場合，こむら返りの芍薬甘草湯のように即効性を期待するわけにはいきませんが，漢方治療はもう一つの有力な治療戦略となるのではないでしょうか．

表 1-4

代表的補剤とその証・目標病態

漢方薬	証	対応病態
補中益気湯	気虚	消化管の機能低下，気力・体力の低下，盗汗，免疫の脆弱性（易感染性）
十全大補湯	気血両虚	気力･体力の低下，栄養障害，骨髄機能低下，皮膚附属器の機能低下（肌の枯燥・盗汗）
加味帰脾湯	気血両虚	体力低下，不眠，ほてり･熱感，精神不穏，健忘，骨髄機能低下
人参養栄湯	脾肺気虚	気力・体力の低下，不眠，咳嗽・喀痰，盗汗，消化管の機能低下

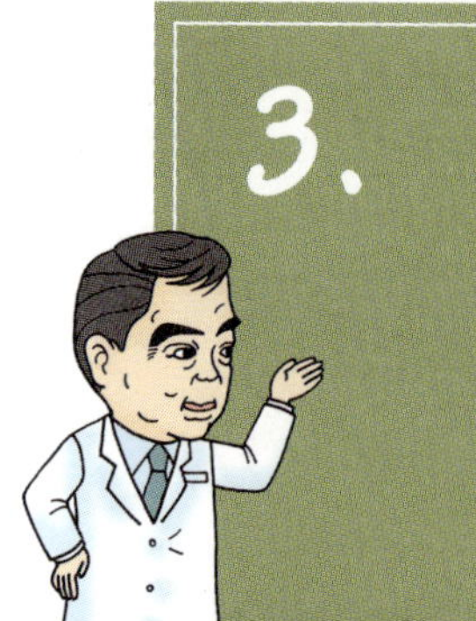

3. 漢方は心身一如の治療学といえます

漢方は如何なる疾患も器質的病態と精神的病態の双方が統合された状態と捉えます．

1995年の「ランセット」誌に，傷の修復時間にも精神的ストレスが関与することを証明した興味深いデータが掲載されました（図1-5）．器質的病態が精神状態によって治癒に至る期間が変わることを明らかにした論文です．漢方薬は器質的側面と精神的側面の両面から一つの疾病の治療に向かうことが基本的姿勢です．例えば**通導散**は月経異常，便秘，気うつを目標として頻用される漢方薬ですが，打撲によってできた大きな皮下出血の治療薬としても知られています．その構成生薬は，血流を改善させて皮下出血を早期に吸収させようとする駆瘀血の生薬に混じって，気うつに対する生薬である枳実・厚朴・陳皮が配合されています．打撲によってもたらされた肉体的および精神的ダメージの両面を治療しようとしていることがわかります．心身一如の治療学です．

■1　食欲不振を心身一如で考える

図1-6の症例5は，食欲不振を訴えて来院した76歳の女性です．胃もたれの症状が出現したのは6月上旬です．半年間で6kgの体重減少をきた

図 1-5

傷の修復時間にも精神的ストレスが関与する

・認知症患者の世話をする女性 13 名（ストレス群）と対照群 13 名
・皮膚にパンチで 3.5㎜の傷
・治癒までの日数を比較

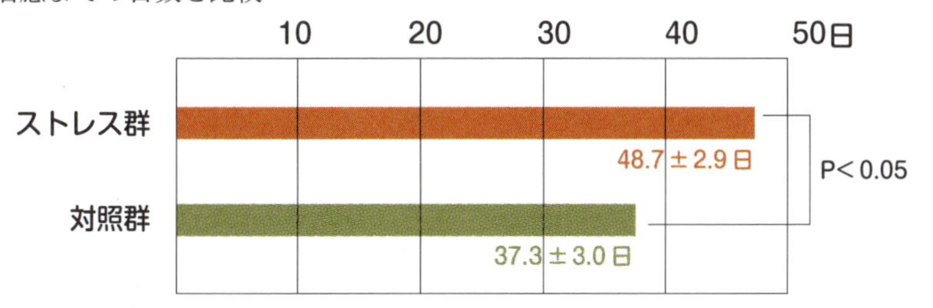

安西の講演スライドより引用：大野改変
(Kiecolt-Glaser JK, et al. Lancet. 1995 Nov 4;346(8984):1194-6)

図 1-6

症例 5.　76 歳　女性

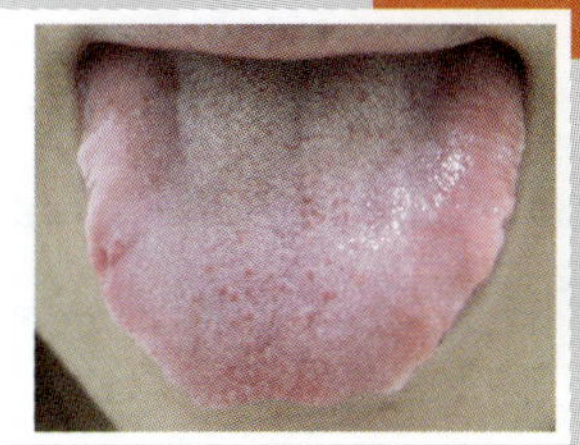

主訴	食欲不振
現病歴	6 月上腹部不快感が出現して食欲不振．少し食べるとお腹一杯． 半年間で 6kgの体重減少
身体所見	身長 157㎝，体重 44kg．血圧 102/66mmHg，脈拍 41/ 分
検査所見	Hb 9.5g/dL（貧血）．蛋白 7.0g/dL（低蛋白血症） 心電図；洞性徐脈 41/ 分．胃内視鏡；逆流性食道炎 (A)，表層性胃炎
漢方所見	青白い顔色．舌質淡色，歯痕，薄い白苔．舌下静脈（±） 体重減少（夏季にくり返す）．生来食が細く便秘の傾向にある 胃のあたりが重苦しい．排便時は軟便．倦怠感．水分摂取で胃のあたりがポチャポチャする．冷え症．沈細弱脈．心下痞鞕
処方	虚証・脾虚・水毒から**六君子湯**
経過	X年7月23日：初診．**六君子湯**を処方 8 月 9 日：胃のあたりがすっきりして気分がよい．食べる欲がでた．排便が毎日ある 9 月 4 日：食欲改善．体重増加傾向 10 月 17 日：怠さがなくて元気．体重 47kg．脈拍 66/ 分．Hb 9.5 → 11.6g/dL（貧血も治った！）

していました．来院時検査で貧血（Hb9.5g/dL），低蛋白血症（TP 7.0g/dL），心電図で洞性徐脈（41/分），胃内視鏡で逆流性食道炎（A）と表層性胃炎が認められています．西洋医学の観点から PPI（Proton pump inhibitor）とモサプリドが処方され，胃部の不快感は改善しましたが，食欲不振が改善しません．

漢方医学的考察では，倦怠感の訴えがあり‘虚証’（体質・体力が虚弱）です．歯痕舌，水分摂取で胃のあたりがポチャポチャする胃内停水の自覚症状があり‘水毒’の状態が観察されます．さらに舌質は淡白色，冷え症があり‘寒証’と診断され，治療薬として**六君子湯**の適応が示唆されます．**六君子湯**は‘虚証’（体力低下）・‘気虚’（気力の低下）・‘脾虚’（胃腸機能低下）・‘寒証’（冷えの状態）を目標に選択される漢方薬です．漢方医学的治療方針は，気力・体力を補って胃腸の機能を回復させようとします．

2　食欲不振の漢方治療

「胃もたれ」という症状に対して，現代医学は胃内視鏡などで器質的疾患を検討し，問題が発見されなければ症状に対して対症療法に専念することになります．その手段は消化管機能促進薬（ドパミン受容体拮抗薬；メトクロプラミド，ドンペリドン），消化酵素薬などを用いることになります．一方，漢方は別の視点での対応となります．体質的視点のみならず精神的視点にまで広げた視点をもって治療方法を選択します．漢方医学的に診れば，本症例の食欲不振の元となっているところに‘気虚’の存在を考慮する，すなわち精神的因子も含めての治療戦略となります．

会社を経営する気力・体力が充実した方で，不況の煽りで経営に難渋した挙句にイライラが募り，まわりに当たり散らすような精神状態からの胃もたれですと**六君子湯**の適応がありません．こんな症例には**黄連解毒湯**が適応します．**表 1-5** に示した食欲不振の漢方治療のそれぞれの適応病態をみていただくと，身体的状態とともに精神的状態が考慮されて漢方薬が選択されることがわかります．すなわち‘心身一如の治療学’となるわけです．

表 1-5

食欲不振の漢方治療

漢方薬	適応病態
六君子湯	気力・体力の低下が基．水毒傾向
補中益気湯	六君子湯より気力・体力が低下．全身倦怠感
黄連解毒湯	気力・体力充実．熱証．イライラによる食欲不振
小柴胡湯	胸脇・上腹部の膨満感．感染後の寒熱往来
大柴胡湯	体力充実し，胸脇苦満が高度．便秘気味のもの
平胃散	食後の胃もたれ．心窩部膨満感．下痢
半夏厚朴湯	気うつによる食欲不振．咽喉頭異常感．動悸
香蘇散	気うつによる食欲不振．心窩部の不快感．虚証

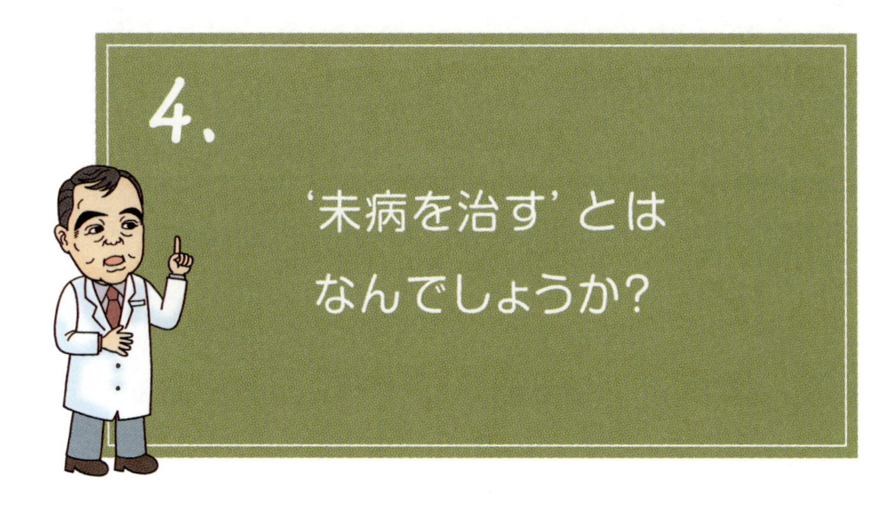

4. ‘未病を治す’とはなんでしょうか?

‘未病を治す’とは漢方医学のもっとも重視されている治療原則です.‘未病治す’と西洋医学の‘予防’とは異なる概念です.‘予防’とは一つの西洋医学的病名に対して,疾病の兆候の無い段階で疾病の発症を防ぐという意味あいで使われる用語ですが,‘未病を治す’とは人体が疾病の状態に偏った兆候が現れたら,軽症の段階で元の状態に戻してしまうという意味で使われます.考えてみますと,降圧薬による高血圧の治療,血糖降下薬による糖尿病の治療などは現代的な‘未病を治す’ということになるかもしれません.高血圧そのものは重症でないかぎり通常の生活になんの支障も感じさせないからです.

■1　膠原病が疑われた症例

図1-7の症例6は下肢の筋力低下を主訴に来院された48歳女性です.41歳のときにすでにレイノー現象が出現して膠原病が疑われています.某医科大学リウマチ・膠原病科での検査では抗核抗体陽性(speckled type),抗Centromere抗体1280倍,CK3593U/Lと強皮症,多発性筋炎などが疑われましたが,確定診断に至らず,外来にて経過観察されていました.CKは1300程度に軽快傾向にあったようですが,約1年の間持続していました.

図 1-7

症例 6. 48 歳　女性

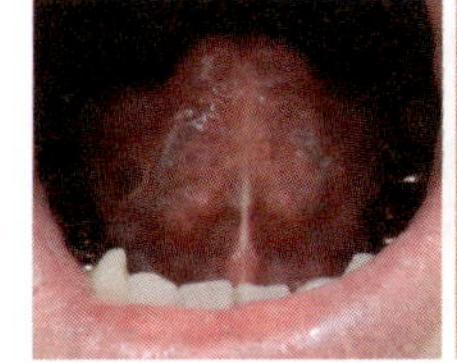
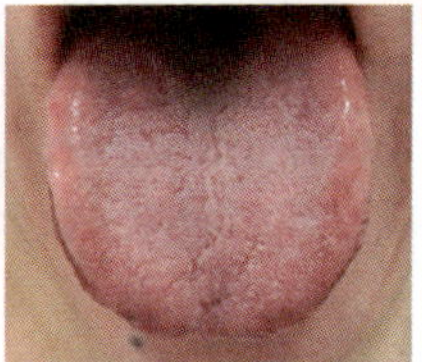

主訴	下肢筋力低下
既往歴	41 歳レイノー現象，43 歳嚥下困難，階段昇降困難
現病歴	X 年 11 月大学病院リウマチ膠原病科受診．ANA 80 倍 sp， 抗 Centromere 1280 倍，CK 3593IU/L を認められ入院精査 確定診断にいたらず退院．入院安静によって CK は改善傾向を示したが，外来通院中には正常化せず紹介で来院
身体所見	体温 37.2℃，身長 162㎝，体重 43kg 血圧 112/69mmHg．脈拍 90/ 分．胸腹部異常無し
血液検査	Hb 7.9g/dl，CK 1391 IU/L
漢方所見	血の気のない肌．筋の萎縮が診られる 湿白苔，裂紋，舌下静脈（+） 倦怠感．腰脚に力が入らない．下半身の冷え レイノー現象．熱っぽい．便秘．嗜眠傾向．細滑数脈 臍上悸，胸脇苦満．以上から体力的虚証・寒熱錯雑あり
漢方薬	柴胡桂枝乾姜湯 1 日 3 回＋血虚の便秘から潤腸湯 1 日 1 回

図 1-8

症例 6 の経過

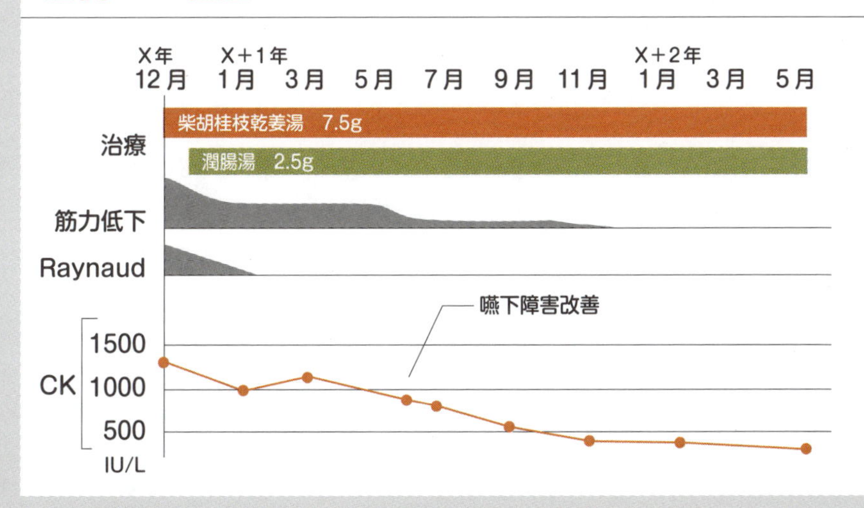

紹介にて来院されたときの状態は体温が37.2℃と高めで，筋肉は萎縮傾向が診てとれました．CKは1391 IU/Lと前院外来検査と同様でした．副腎皮質ステロイド薬の適応になりそうですが，ここで漢方治療を試みました．漢方所見から体力的に‘虚証’，寒熱錯雑，胸脇苦満（きょうきょうくまん），臍上悸から**柴胡桂枝乾姜湯**を1日3回と，血虚の便秘薬である**潤腸湯**を1日1回就寝前に服用いただきました．

図1-8に本症例の経過を示します．漢方治療を開始してから筋力低下が11ヵ月でほぼ改善．レイノー現象も翌年からは消失しています．CKも図に示すとおり正常値まで改善しました．服用7ヵ月を経た7月に「嚥下障害が改善した」と喜んでおられました．既往歴の嚥下障害も筋力の低下が原因であったようです．

2 高血圧が出現し始めた症例

図1-9の症例7は頭痛と動揺感を主訴に来院された77歳の男性患者さんです．腎機能障害の既往歴があります．5月の健診では血圧は正常でしたが，8月の上旬から朝の動揺感が出現して，血圧が162/80mmHgと上昇傾向になったとのことです．8月26日には頭痛も出現して来院されました．このときの血圧は148/83mmHgとやや高めになっています．朝の頭痛，動揺感を目標に**釣藤散**（p.268参照）を処方しました．2週間後の9月9日の来院時には，頭痛・動揺感は改善して血圧も129/62mmHgと改善していました．その後も継続して服用していただいています．

漢方薬には西洋医学でいう降圧薬はありません．**釣藤散**は高血圧の症例には頻用されますが，効能効果として「慢性に続く頭痛で中年以降，または高血圧の傾向にあるもの」と記載されています．高血圧を惹起するようなある種の精神的緊張（頑固な性格で精神神経系の緊張をともない，のぼせ，肩こりなどが出現する状態）が現れた病態に適応します．精神的な緊張にともなって血圧が上昇する病態を改善しているといえます．高血圧が常態になる前に役立つ漢方薬といえます．したがって「降圧薬を一生飲みつづけるのは嫌だから漢方薬に替えてくれ」とは外来でよく聞かれる訴えですが，ほとんど成功しないと心得てください．

図 1-9

症例 7. 77 歳　男性

主訴	頭痛
既往歴	腎機能障害（Creat 1.26）
現病歴	X年 8 月上旬から朝の動揺感が出現 血圧 162/80mmHg と高血圧が出現した X年 8 月 26 日頭痛も出現していると言って来院
身体所見	身長 158㎝，体重 65kg．血圧 148/83mmHg，91/ 分，整． 胸腹部に問題なし．
漢方所見	日焼けして健康そう．湿黄舌苔．舌下静脈（++） 動揺感とともに朝の頭痛が時々出現．浮弦脈．心下痞鞕
漢方薬	**釣藤散**
経過	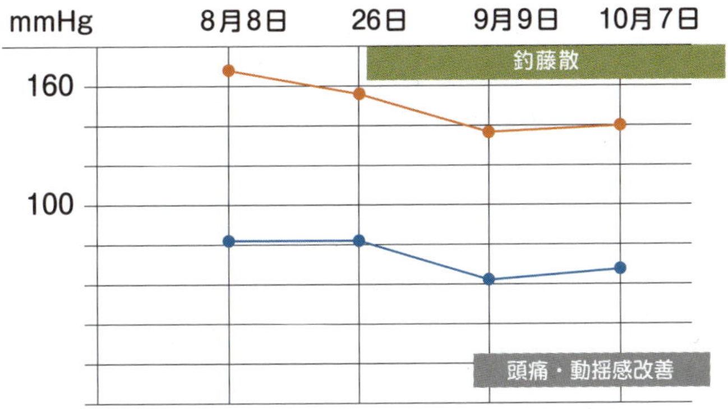

■ 3　肥満，高脂血症，糖尿病が指摘された症例

図 1-10 の症例 8 は典型的なメタボリック症候群の方です．若いころに痛風発作があり，尿酸のコントロールはしていたものの人間ドックに入るまでは健康のことは何も考えていなかったという方です．人間ドックで十分に指導を受けられた様子で，朝のランニングをはじめ，食事のコントロールもしっかりと計算し始めたとのことです．ただし，食事制限で排便が不調，朝のランニングで発汗して出勤に支障が出てきたとのことです．さらに夥しい発汗のためか，上背部に湿疹が出現したと言っています．漢方で何かよいダイエットはできないかと来院されました．

典型的な‘実証’‘熱証’の症例です．ランニングと食事制限は継続して，**防風通聖散**を服用していただくこととしました．服用後は，ランニング後の発汗が早く戻るようになり，排便，湿疹が軽快しました．その後の 1 年数ヵ月の体重の変化を几帳面に表（図 1-11）にしてもって来てくれました．無論，血糖降下薬，高脂血症薬の服用はなく，HbA1c も LDL-C も改善しています．**防風通聖散**がご本人の努力を後押ししたようです．肥満に対して単に**防風通聖散**を服用するだけではなかなか体重のコントロールに至りませんが，この症例のようにダイエット中には役立つ治療薬といえそうです．ご本人の努力と漢方薬が‘未病’のうちに治したと考えています．

図 1-10

症例 8.　59 歳　男性

主訴	メタボリック症候群
既往歴	痛風，尿管結石
家族歴	祖父が脳梗塞．父が心筋梗塞
現病歴	X 年 3 月に人間ドックに初めて入り糖尿病，高血圧，高脂血症を指摘され，漢方薬でダイエットしたいと来院
身体所見	身長 168㎝，体重 86kg．血圧 150/94mmHg，脈拍 82/ 分
臨床検査	A1c(NGSP) 7.6%，HDL-C 48mg/dL，LDL-C 163mg/dL
漢方所見	肥満，活動的な印象．声が太くてはっきりしている 老舌（引き締まって健康そうな舌），舌下静脈（+） とくに症状は何もない．便通良好だったが食事制限で便秘気味 ランニングを始めたが発汗で出勤に支障がある．汗で湿疹が出現 沈実脈．腹部膨満しているが腹力良好
処方	典型的な体質・体力的実証．肥満，便秘，熱証を目標に**防風通聖散**を処方

図 1-11

症例 8 の経過

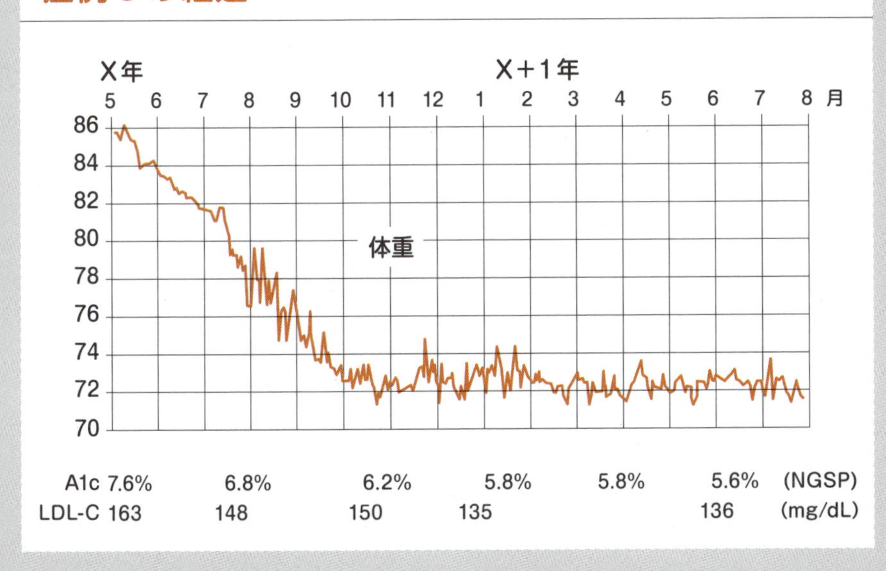

Ⅱ．漢方 —— 薬としての特質

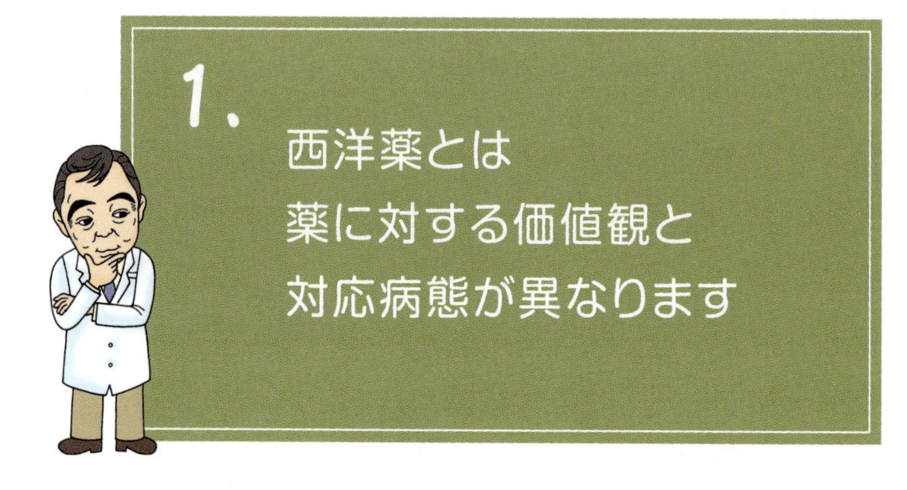
1.
西洋薬とは
薬に対する価値観と
対応病態が異なります

西洋薬は生体の部分に働き，刺激・抑制・排除によって強制的に状態を変更するように治療しようとします．また副反応を必要悪と甘受して，効果の高い薬を‘よい薬’とする価値観をもっています．抗癌剤や，近年，関節リウマチの治療にパラダイムシフトが起きたと賞賛されている生物学的製剤は，西洋薬の代表といえるかもしれません．本剤は，人体に有益な生理的反応の１点を強制的に抑制して炎症を強力に鎮静化させようとするものです．確かにその薬効は強力ですが，重篤な副反応に神経質な対応が求められています．

■ 1　漢方薬の薬としての価値観

漢方薬は，生体反応を援護する，いわば生体を本来あるべき姿，自然の状態に戻そうとすることを目的として創られています．副反応の少ない薬物をよい薬とする価値観をもっています．**表 1-6** に示すとおり，生薬解説書である神農本草経では‘無毒養命’の生薬を上品（じょうほん；上薬）としていることがこれを裏づけています．このなかに分類される生薬には人参，

表 1-6

漢方薬の‘薬’としての特質

西洋薬と薬の価値観が異なる

現代薬は 1 点集中的に効果の高い薬に価値を見出す.

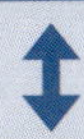

漢方薬は生体の状態とクロストークさせながら効果を発揮する.

①生体をあるべき自然の状態に戻そうとする

②分類は毒性によってなされている（神農本草経）

上品（上薬；無毒養命）：人参，黄耆，茯苓，大棗　ほか 120 種

中品（中薬；少毒養性）：麻黄，葛根，芍薬，当帰　ほか 120 種

下品（下薬；有毒治病）：大黄，附子，巴豆，半夏　ほか 125 種

③比類なき世代を超えた安全性が保証されている

数千年の歴史からの経験知を根拠として創り上げられている

黄耆，茯苓，大棗など120種があります．一つランクが下がった中品（ちゅうほん；中薬）は‘少毒養性’と定義され，麻黄，葛根，芍薬，当帰など120種類が記載され，最下位にランクされているのが下品（げほん；下薬）であり，これは‘有毒治病’と定義され，大黄，巴豆，半夏など125種が記載されています．西洋薬は，副作用はあるが切れ味の鋭い薬をよい薬と評価し，漢方薬は副作用の少ない薬をよい薬と評価しています．

古代において鮮血色をした辰砂（しんしゃ）（別名；朱砂（しゅしゃ）—硫化水銀HgSの鉱物）は不死不老の妙薬として中国の皇帝たちに珍重され，わが国でも飛鳥時代の持統天皇に愛用されていたと伝わっていますが，その毒性（水銀中毒）が知られた現代のわが国では使用されていません．ただ，中国では，黄連・生地黄などと配合して朱砂安神丸が不眠の特効薬として出回っています．わが国では基本的に危険な漢方薬は使用が控えられ，ちょっと大袈裟ですが，比類なき世代を超えた安全性が保証されているといえます．

■2　病態に対して異なった治療戦略をもつ漢方薬

西洋薬は病的な部分をターゲットとして作用させることが目的ですが，漢方薬は生体をまるごと相手にしようとします．西洋薬は1方向性をもつことが運命づけられているともいえます．生体の免疫機能，生理的反応を遮断することで副作用も出やすいということになります．無論，漢方薬も薬には違いないので副作用は皆無ではありません．

例えば発熱性疾患に対するNSAIDsの効果は，単に解熱することを目的として創られています．一方，漢方は単なる解熱薬をもちません．漢方も古（いにしえ）の時代には熱をなんとかしようとしたのは疑いようもありませんが，解熱だけを目的にしたのではなく，発熱性疾患を治療していく過程で，発熱に対して温める**麻黄湯**，**葛根湯**が，発熱以外の悪寒，咳嗽，項の痛み，ふしぶしの痛みなどの病証をまるごと相手にしたようです．結果的に，生体の発熱の反応を必ずしも不適切な反応とは捉えなかったということになります．

少しわかりづらい発想ですので具体例を示します．インフルエンザ・ウイルスは熱に脆弱性をもち，38.5℃以上で増殖が抑えられます．すなわち，インフルエンザ感染症において発熱は単に回避されるべき不合理な状態ではなく，ウイルス排除には有利に働いていると考えると納得できます．これは現代医学でも認知されていることで，**麻黄湯**や**葛根湯**の温める作用は，発熱性疾患に有益であることを教えてくます．しかし，高熱の状態が持続しては人体の消耗が進行してしまいます．**麻黄湯**，**葛根湯**のもう一つの役目が発表剤（発汗剤）であることは注目に値します．服用初期に体を温めること，時間をおいて発汗させることで，‘清熱’（熱を冷ます）の作用を併せもちます．したがって，漢方薬は生体に対して空間的・時間的に多方向性で多次元性に働いているといえます．ここも西洋薬と異なる特質です．それでも熱が下がらない場合には，**小柴胡湯**を代表とする柴胡剤や承気湯類などの漢方薬が後に控えています．

コラム 2 解熱鎮痛薬

ヒポクラテス（BC160 ～ BC377）はセイヨウシロヤナギ Salix alba の樹皮を発熱やリウマチの痛みの治療に使用．葉の煎じ薬を陣痛の緩和に推奨したといわれています．中国でも，歯痛には柳の小枝で歯間を擦って治療していたらしいことが知られています．

1830 年にはフランスの薬学者アンリ・ルルー（Henri Leroux）が Salix alba から活性物質を分離して salicin と命名しました．1857 年，salicin の話は江戸時代の日本にも伝わり，米沢藩の医師であった堀内適斎が著した『医家必携』でヤナギの皮の効用にふれて「この皮，苦味・収斂・解熱の効あり．近世，柳皮塩あり，撒里失涅（さりしん）といふ」と記しています．1897 年にはバイエル社のフェリックス・ホフマンがアセチルサリチル酸を合成しています．

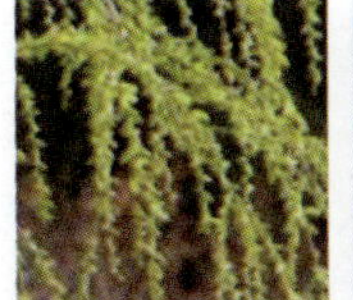
セイヨウシロヤナギ

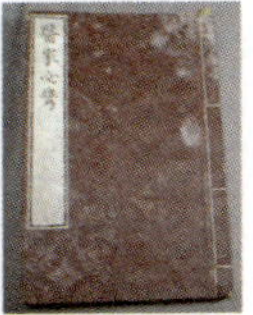
医家必携

西洋世界ではセイヨウシロヤナギから解熱鎮痛薬が始まり，漢方医もこれを承知していましたが，漢方医の世界では解熱鎮痛薬を使わずに熱性・疼痛性疾患に対峙していたことになります．近年，ことにインフルエンザ治療では解熱鎮痛薬を可能なかぎり回避して治療することが推奨されています．このあたりのエピソードが漢方医の世界に解熱鎮痛薬が広く取り入れられなかったことのヒントになるかもしれません．

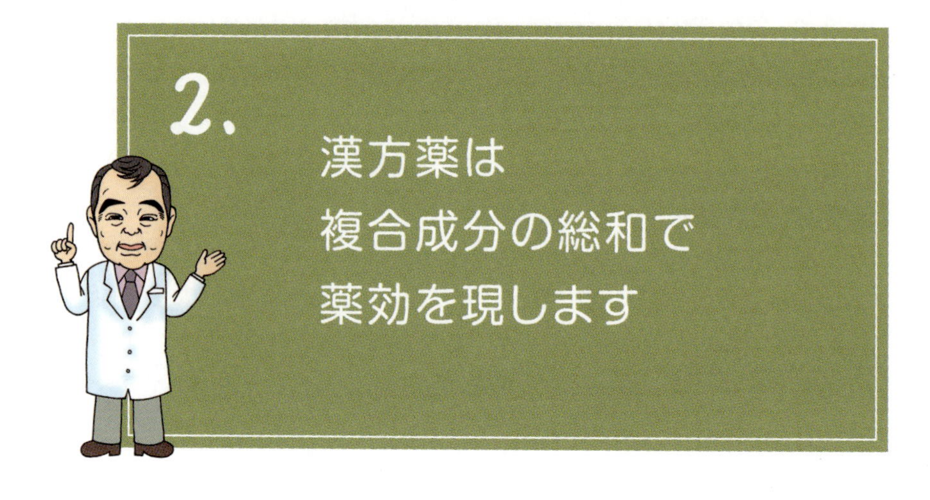

2. 漢方薬は複合成分の総和で薬効を現します

西洋薬はあくまでも単一成分から成り立っていることが原則ですが，漢方薬は生薬の組み合わせから創られています．さらにひとつひとつの生薬は多成分の集合体です．したがって，一つの漢方薬のなかには無数の成分が包含されていることになります．

■1 麻黄剤の諸作用

成分と効果の関係を考えます．麻黄が構成生薬の君薬(主役の生薬)となっている漢方薬は麻黄剤と呼ばれます．麻黄の成分であるエフェドリンの気管支拡張効果は比較的わかりやすい部分ですが，それだけでは漢方薬の効果を説明しきれません．図 1-12 に示すように，麻黄と杏仁が組み合わされると気管支拡張作用と鎮咳作用が現れます．例えば，**麻杏甘石湯**は麻黄・杏仁・甘草・石膏という４種の生薬から構成され，麻黄の主成分であるエフェドリンによる気管支拡張作用，杏仁に含まれるアミグダリンの鎮咳作用が知られ，気管支炎などに対して適応があることがわかります．**麻黄湯**のように麻黄と桂皮が組み合わされると悪寒を和らげ，発汗作用が出現し，麻黄と薏苡仁で利水作用 (後述．p.184 参照) となり関節水腫に効果があります．

また，**麻杏甘石湯**，**麻黄湯**，**麻杏薏甘湯**にはみな甘草が配合されていま

図 1-12

漢方薬の組み合わせの意味

①薬効の方向性を決定する＝漢方薬の薬能

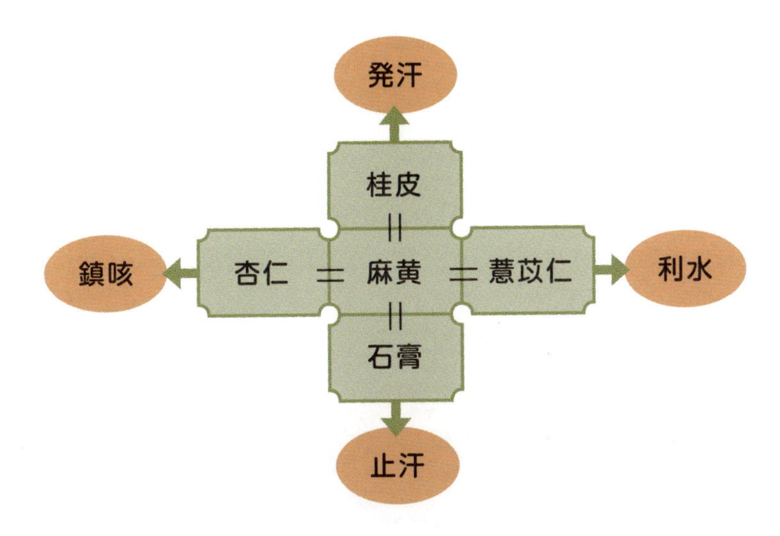

②薬効の効果を増強する（相乗効果）

芍薬と甘草（芍薬甘草湯）とすると芍薬の鎮痙作用が増強

③毒性の抑制（副反応の防止）

麻黄と甘草＝麻黄の頻脈・心窩部痛を防止

半夏と生姜＝半夏の‘えぐみ’を防止

す．麻黄は胃もたれ，動悸などの副反応が知られていますが，その部分を甘草が緩和していると考えられます．ちなみに，麻黄を構成生薬にもつ漢方薬は**麻黄附子細辛湯**を除くすべてに甘草が配剤されています．副反応を嫌う漢方薬の創り方の一端が覗われます．したがって，生薬を組み合わせることは，①薬効の方向性を決定する，②相乗効果が生まれる，③副反応を防止する，という意味合いが生じます．

■2 麻黄・杏仁の構成を考える

図 1-13 に示すように，**麻杏甘石湯**の石膏を桂皮に替えると**麻黄湯**になり，さらに**麻黄湯**の桂皮を薏苡仁に替えると**麻杏薏甘湯**になります．麻黄・杏仁の構成には変わりはないのですが，それぞれ異なった病態に対応しています．**麻黄湯**にも鎮咳作用を期待することができますが，しかし同様に麻黄・杏仁を構成生薬にもつ**麻杏薏甘湯**の鎮咳作用は希薄です．すなわち，漢方薬はすべての構成生薬の総和で，‘証(しょう)’と表現される特異的な病態に対応するものと捉えることができます．

もう少し漢方医学的視点を探ってみますと，**麻杏甘石湯**の麻黄と石膏が組み合わされると止汗の作用が出現します．皮膚附属器の汗腺に働きかけての止汗となります．ところが麻黄に桂皮が組み合わされると，発汗の効果が強く現れます．組み合わされる相手によって効果が逆転してしまいます．**麻杏薏甘湯**は麻黄と薏苡仁の組み合わせとなり，‘利水作用’が強化されることになります．総じて**麻杏甘石湯**は発汗をともなった咳嗽に適応となり，**麻黄湯**は悪寒・疼痛をともなった咳嗽が使用目標となります．**麻杏薏甘湯**は，風・寒・湿（風；急性移動性の痛み．寒；冷えによって増悪する痛み．湿；湿気により増悪し水腫が診られる痛み）が病因となった関節痛・筋肉痛に対して温め，余剰の水分に対し排出の方向をもって対応することが薬効の基本です．

図 1-13

漢方薬は組み合わせで薬効の方向性を決定する

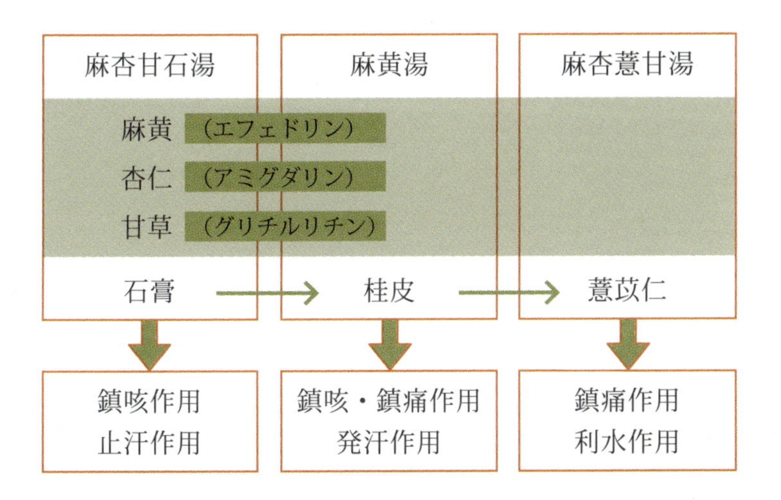

コラム 3

麻黄とは

麻黄科の *Ephedra sinica* Stapf　常緑小低木

成 分：l-ephedrine, l-N-methylephedrine, d-pseudoephedrine, ephedradineA, B, C　feruloylhistamine　タンニン

l-ephedrine から合成されたメンタフェタミンは戦時中に覚せい剤として使用されたヒロポンである.

薬理：中枢神経興奮作用，発熱作用，交感神経興奮作用，鎮咳作用，抗炎症作用，抗アレルギー作用

産地：中国東北部・モンゴルの乾燥地帯

味　：辛・微苦

性　：温

帰経：肺・膀胱

効能：解表・止咳平喘・利水消腫

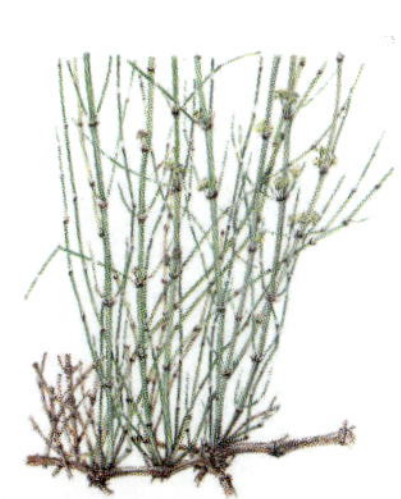

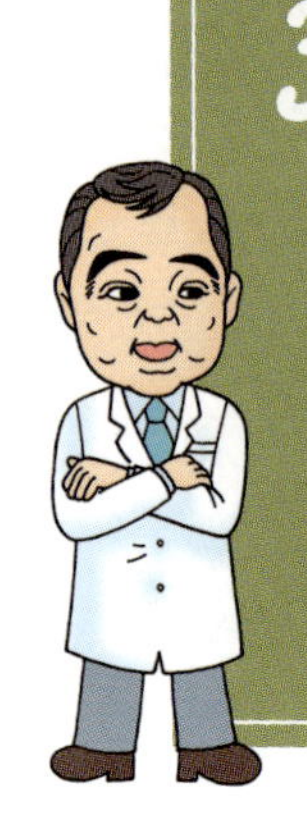

3. 漢方薬の組み合わせのもう一つの意味を考えていきましょう

■1　防已黄耆湯の構造

防已黄耆湯を例にとって考えてみます．図 1-14 で示す**防已黄耆湯**の生薬構成は防已・黄耆・蒼朮・大棗・甘草・生姜です．大棗・甘草・生姜が一つのまとまりを成しています．大棗はナツメで，それに甘草と生姜の組み合わせで‘補脾益気’という薬効が得られます．‘脾’というのは脾臓の脾と書きますが，西洋医学の脾臓と異なり，消化機能と読み替えていただいておおよそ間違いではありません．つまり，消化機能を補って気力を益(ま)す作用ということになります．消化機能とともに気力を補ってくれる組み合わせであり，**葛根湯**にも**小柴胡湯**にも配合されています．漢方薬によってはこの3種類の生薬のうち，それぞれそれなりの配合理由をもって大棗・甘草の2種，甘草・生姜の2種のみ配合されている漢方薬も見うけられます．気力・体力を下支えする基本構造ということになります．**防已黄耆湯**ならしめている生薬が防已・黄耆・蒼朮であり，この組み合わせが利水止痛（水腫・発汗など水分代謝系を整えて鎮痛の方向性をもつ）に働きます．

■2　防已黄耆湯の薬効

ここで**防已黄耆湯**の使用目標と応用について考えてみます．防已黄耆湯の西洋医学的な効能・効果をみますと，腎炎，ネフローゼ，妊娠腎，肥満症，浮

図 1-14

漢方薬の組み立て方 －防已黄耆湯の生薬構成－

漢方薬は２階立て構造をもつものが多い

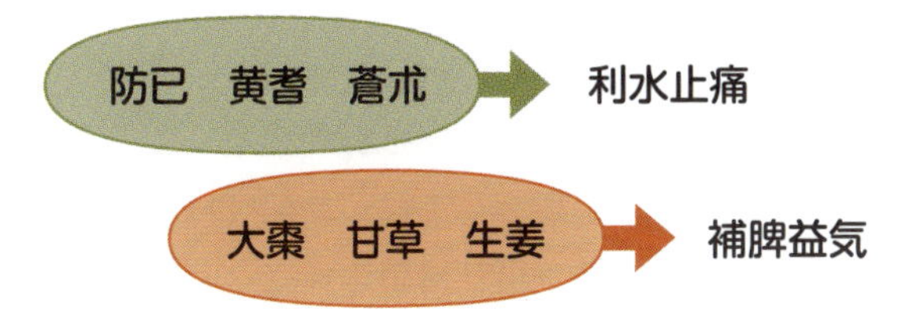

生薬の薬能　防已（利水・滲湿・止痛）
黄耆（補気升陽・固表止汗・利水消腫）
蒼朮（燥湿健脾・去風湿）

腫，多汗症，関節炎，癰，筋炎，皮膚病，月経不順などとあり，西洋医学的な病名間にはなんの脈絡もありません．しかし，漢方医学的病態認識ではこれらがつながってくるので不思議です．漢方医学的な病態として押さえておきたい病態は水肥り，汗っかき，浮腫で，**防已黄耆湯**を治療薬として選択する目標になります．

近年，**防已黄耆湯**がもっとも頻用されている西洋医学的病態は変形性膝関節症です．変形性膝関節症に対する防已黄耆湯の作用点と効果を考えてみます．**図1-15**に示したようになんらかの素因があって，膝関節に過度の負担が関節軟骨の損傷・骨の変形を惹起，関節滑膜に炎症を引き起こします．膝の疼痛から自律神経反射による血流の低下が出現し，これが長期にわたると膝周囲の筋力低下に連なり，膝のガタつきを生じ，再び滑膜の炎症へと悪循環します．炎症から関節水腫が出現して，これが膝関節への負担として戻ってきます．西洋医学的な対応は鎮痛薬，ヒアルロン酸の関節内投与，重症の病態では手術となります．対症療法に終始していることがわかりますが，鎮痛薬としてのNSAIDsは浮腫を生じ，体重の増加に拍車をかけてむしろ発現病態を悪化させかねません．

一方，**防已黄耆湯**は**図1-15**の矢印のところに働いてくれます．水肥りの肥満症の薬としても有名であり，「飲み始めたら膝が冷えなくなった」「関節液が溜まらなくなった」などの効果がみられます．NSAIDsと**防已黄耆湯**のどちらが変形性膝関節症の薬となり得るか一目瞭然です．

そこで患者さんに「膝関節症の薬をお出ししますね」と**防已黄耆湯**を処方すると，1週間後には「効きません」と言われてしまいます．患者さんは‘痛いから痛みをとってくれ’と来院しているのです．鎮痛という1点を考えると，**防已黄耆湯**の鎮痛作用はNSAIDsにおよびません．処方するときには「これは痛み止めではありません．痛かったら痛み止めを頓用で服用してください」との説明が不可欠です．

ちなみに筆者のクリニックでは，水腫をともなった変形性膝関節症ではまず関節穿刺にて水腫を抜き，ヒアルロン酸を1度だけ注入し，**防已黄耆湯**と頓用のNSAIDsを処方しています．ときに患者さんから「**防已黄耆湯**は利尿剤ですか？　頻尿になった」と苦情が来ることがありますが，これこそ**防已黄耆湯**が著効している症例です．ときに経験することです．「これはよく効いている証拠です．つづけてください」とお話しています．**防已黄耆湯**を含めた利水剤での多尿は，西洋薬の利尿剤とは違って強制的な利尿でないことがその根拠です．

図 1-15

変形性膝関節症と防已黄耆湯の作用点

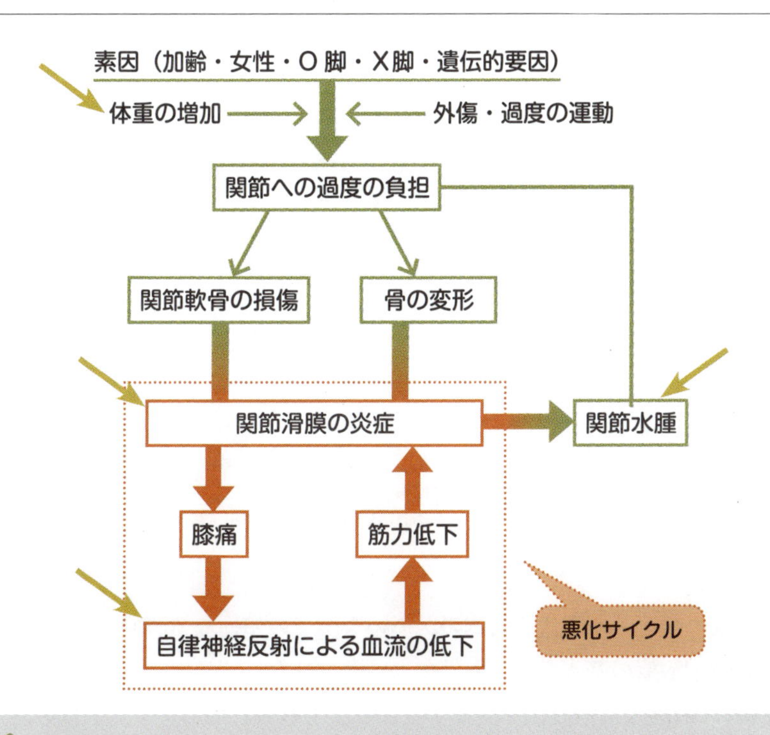

コラム 4 防已黄耆湯と関節リウマチ

筆者はリウマチ・膠原病を専門としています．当院において関節リウマチ（RA）に対してもっとも頻用している漢方薬が防已黄耆湯です．防已黄耆湯単独での RA 治療効果は軽微といわざるを得ないのですが，Lobenzarit，Salazosulfapyridine，Bucillamine に防已黄耆湯を併用することによって治療効果の増強が認められ[文献 1)]，いわゆる DMARD の escape 現象が回避されることを経験しています．これらの DMARD 使用中に escape 現象によって効果の減弱が認められた場合にも，防已黄耆湯を add on することでその効果を取り戻すことも希ではありません．さらに防已黄耆湯と Methotrexate の併用は効果を増強するとともに経済的有用性もあることが報告[文献 2)] されています．

文献 1）大野修嗣，鈴木輝彦：慢性関節リウマチに対するツムラ防已黄耆湯と Lobenzarit の併用療法．臨床リウマチ，3（2）：135-142，1991 7.
文献 2）大野修嗣，秋山雄次：関節リウマチに対するメソトレキサートと防已黄耆湯の長期併用効果と経済的有効性．日本東洋医学会雑誌，64（6）：319-325，2013

Ⅲ．治療学としての漢方

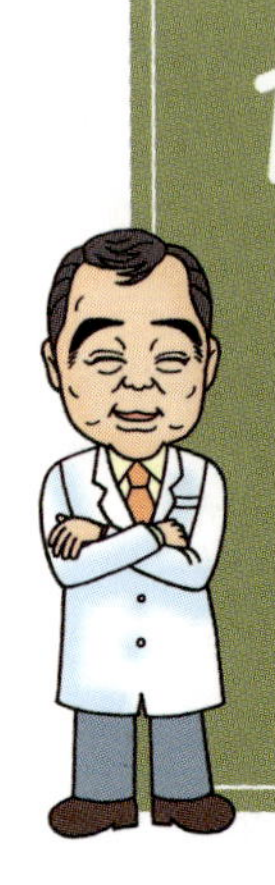

1．‘異病同治’と‘同病異治’とはなんでしょうか

高度に発達した現代の日本の医療のなかでの如何なる診療も，西洋医学的診断・治療の基本を外すわけにはいきません．西洋医学的診断を確定した後に，最適な治療方法を立案することが求められています．とはいえ，西洋医学的に診断が確定した疾病のすべてに適切な治療方法があるわけではありません．西洋医学は病名に対応した治療方法を基本に据えていますが，漢方は西洋医学的病名に拠らず，漢方医学的病態によって治療方法を選択します．病名のみに依拠した漢方治療は心もとないかぎりです．

西洋医学の視点からすると漢方治療は‘同病異治’‘異病同治’と呼ばれる治療方法となります．感染性胃腸炎に対する漢方治療を考えてみます．頻用される漢方薬として**五苓散**，**柴苓湯**，**半夏瀉心湯**，**人参湯**，**真武湯**，**啓脾湯**などさまざまな漢方薬が適応します．これを‘同病異治’と呼びます．**五苓散**は頭痛，二日酔い，周期性嘔吐症，発熱性疾患，新しいところでは慢性硬膜下血腫にも応用されています．これが‘異病同治’です．

表 1-7

異病同治と同病異治の例

異病同治

異病	同治
頭痛，二日酔い，周期性嘔吐症，発熱，慢性硬膜下血腫	五苓散
インフルエンザ，気管支喘息，花粉症，関節リウマチ	麻黄湯
インフルエンザ，感冒，肩こり，乳汁分泌不全	葛根湯
インフルエンザ，感冒，肩こり，頭痛，過敏性腸症候群	柴胡桂枝湯

同病異治

同病	異治
インフルエンザ	葛根湯，麻黄湯，柴胡桂枝湯，麻黄附子細辛湯
感染性胃腸炎	五苓散，柴苓湯，半夏瀉心湯，人参湯，啓脾湯
気管支喘息	麻黄湯，五虎湯，小青竜湯，神秘湯，柴朴湯
食欲不振	六君子湯，平胃散，半夏瀉心湯，黄連解毒湯

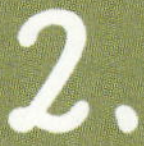

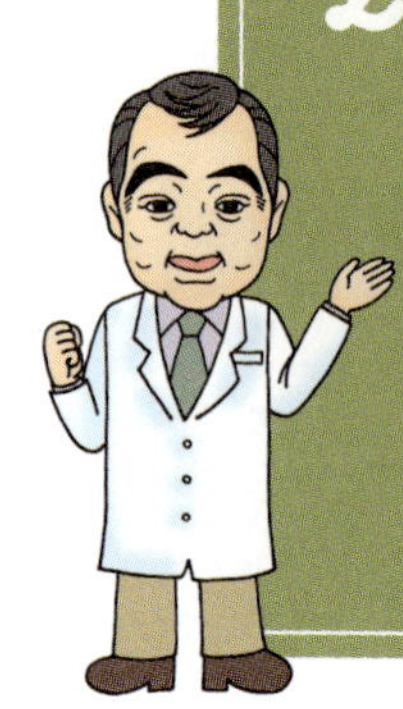

2. ‘不定愁訴’と漢方医学はダイナミックに結びつきます

西洋医学診断で‘不定愁訴’とされる症候はことのほか高率です．表1-8に示したように，Christopher Burtonは‘不定愁訴’を‘西洋医学的な現代までの知識では原因を特定できない症状’と定義して，最終的に診断が判明するのは10%であるとしています．専門医へ新規紹介された症例のうちの不定愁訴の有病率は，各科で開きはありますが41%から66%に上ります．この調査からも，西洋医学的病態認識では‘不定愁訴’となってしまう‘訴え’に対しては，漢方理論に依拠した漢方治療がその醍醐味を教えてくれるはずです．

漢方医学理論に基づく観察からは‘まとまらない’‘定まらない愁訴’にも明確なストーリー性があることが読み取れ，複合的症状をChristopher Burtonはbodily distress disorderとしていますが，これをそのまま受け入れることが可能となります．無論，限定的であることも確かですが，病態の全体像を把握する上で漢方医学的病態認識は新しい手掛かりを与え，患者さんの共感が得られる病態説明と治療説明が容易となります．

図1-16をご覧いただきたいと思います．主訴が「心窩部痛」であった症例9と症例10の漢方治療を比較したものです．西洋医学的には，胃炎，胃潰瘍，胃癌，膵炎などを疑って問診を進めます．重大な疾患が疑われれば，血液検査，内視鏡へと検査を進めます．両症例の胃内視鏡所見は表層性胃炎でした．漢方医学的な舌診，問診，切診から症例9は‘裏熱実証’‘気

表 1-8

不定愁訴

- 西洋医学的な現在までの知識では原因を特定できない症状を『不定愁訴』という
- 持続的な不定愁訴を呈する患者で最終的に診断が判明するのは10％である
- 不定愁訴は生理学的不具合・神経学的異常・心理学的異常，すなわち「生体の機能障害」と説明可能であるが，障害されている機能の本質は理解されていない場合が多い
- 専門分野への新規紹介例のうちの不定愁訴の有病率

婦人科	66%
神経内科	62%
消化器科	58%

循環器科	53%
リウマチ科	45%
呼吸器科	41%

参考：Christopher Burton:ABC of Medically Unexplained Symptoms.
Senior Lecturer in Primary Care,University of Aberdeen,UK

図 1-16

虚実・寒熱の違う 2 症例の漢方処方

症例 9

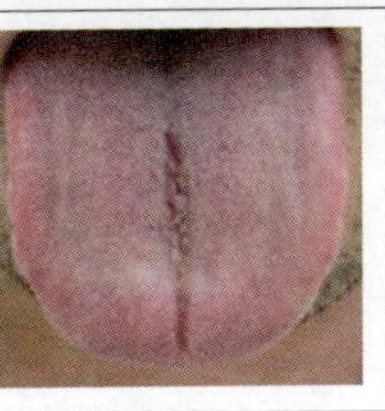

主訴	心窩部痛
舌診	黄苔，舌質暗紅色
問診	胸やけ，上腹部から背中にかけての痛みが持続．みぞおちの痞え．イラつき．胃内視鏡で表層性胃炎
脈診	数滑脈
腹診	心下痞鞕，腹力良好
証	裏熱実証．気逆

黄連解毒湯

症例 10

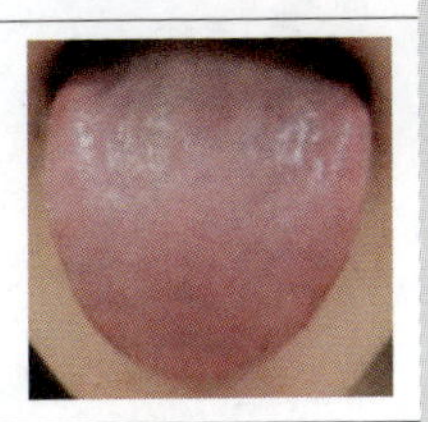

主訴	心窩部痛
舌診	舌質淡色，湿舌，無苔
問診	1ヵ月前からの空腹時の胃痛．軟便傾向．神経性胃炎と診断の既往あり．胃内視鏡で表層性胃炎と診断
脈診	沈微細
腹診	軽度心下痞鞕，腹力弱
証	裏寒虚証

安中散

逆’と診断され，**黄連解毒湯**が処方されました．一方の症例 10 は，漢方医学的診断が‘裏寒虚証’で**安中散**の適応がありました．内視鏡所見では同様の表層性胃炎ですが，治療薬は**黄連解毒湯**と**安中散**と異なっています．両者を漢方医学的にみると，後述する寒熱の理論（p.78 参照）からは対側にある処方となっています．症例 9 の患者さんには「胃のあたりに熱があり，イラつきが心窩部痛の原因」とお話をし，症例 10 の患者さんには「冷えが一つの原因です」などと説明ができます．

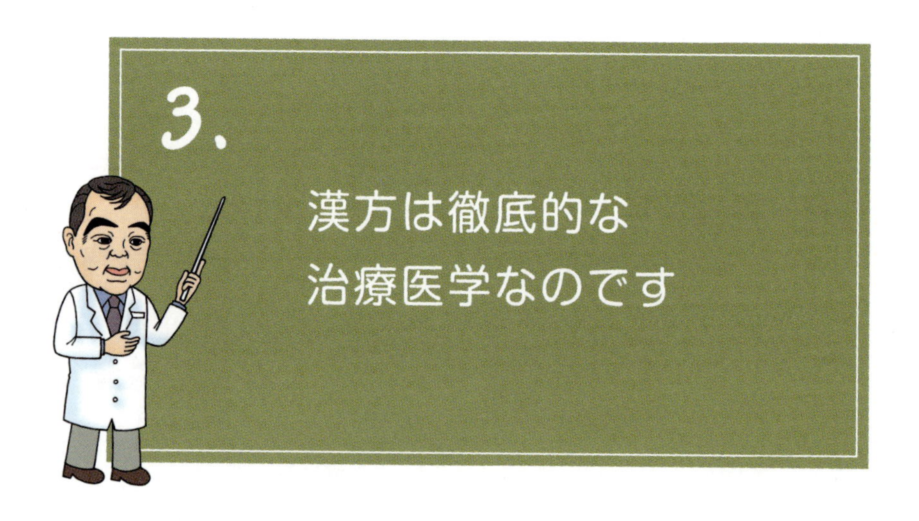

漢方の基礎理論として，‘陰陽”虚実”表裏”寒熱”六経理論”気血水”五臓六腑の理論’などの理論がありますが，これらの診断理論は西洋医学の病理診断医学とは異なり，治療のための診断理論といえます．すなわちその診断結果は，最終的に如何にしたら病める患者を自然なあるべき望ましい状態に戻せるかを目指した治療の指示となります．言い換えれば漢方は徹底的な治療医学なのです．西洋医学の診断と漢方の診断は別次元の診断技術と捉えていただきたいと思います．

Point!

第１章のポイント

1. 漢方医学的視点でなければ捉えられない病態は数多く存在する．それが漢方の得意な病態であるということができる．

2. 漢方医学は病態を『心身一如』の視点で認識している．いかなる疾病も器質的病態と精神的病態が混在すると捉えて治療方法を選択する．二重盲検試験の一つの盲点といえる．

3. 漢方医学ではもっとも尊重されるべき治療のタイミングは『未病』の段階であると教える．西洋医学的病態である「高血圧」「高脂血症」「初期の糖尿病」は漢方医学でいう『未病』にあたる．

4. 西洋薬は病態の１点に対して強い効果を発揮する薬物を優れたものとして扱い，副反応と効果を天秤に掛けながら治療に供する．一方，漢方薬は不可逆的副反応の出現を嫌い，長服が可能な薬物を優れた薬と考えている．西洋薬と漢方薬は薬としての価値観が異なる．

5. 漢方医学は徹底的な治療医学である．西洋医学的な要素還元理論に拠って立つ病態認識にとどまらず，さらに漢方医学的病態認識を付加することが漢方治療を成功させる一つの手段となる．

第2章

漢方の基礎理論

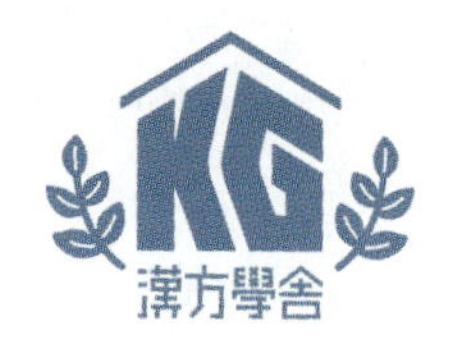

日本の伝統医学である漢方と現代の中医学では，その基礎理論に大きな隔たりが生じています．中医学は自己完結医学を目指して構築しているとみえます．その理由として，中国，台湾，韓国では，西洋医師と別の資格である中医師，韓医師の存在が根底にあると考えられます．中医学の基礎理論を覗いてみますと，整合性のとれた医学体系を目指してその理論を構築しようとしています．

翻ってわが国では，西洋医が漢方薬を処方しています．あらためて新しい医学体系をもつ必要性が希薄です．とはいっても漢方薬が漢方医学の視点で創られているとすれば，それを使いこなすには何がしかの漢方医学的病態認識が不可欠となります．

漢方薬の西洋医学的な病名だけに拠った使用方法は，心もとない仕儀といわざるを得ません．そこでこの章では，診療の実際にあたって必要不可欠と思われる基礎理論の部分について概説していきます．基本的には，日本の漢方医学理論を中心に据え，中医学理論は，事象の説明に有利な場合に，全体の構成を崩さない程度に織り込みました．

読み進んでいただくとおわかりいただけるように，精密に整合性が整っている理論とは言い難い理論です．しかし，漢方医学的理論は，論理学上「操作的定義」と考えていただき，不可解な点を甘受していただきながら読み進んでいただきたいと思います．操作的定義とは，本質が未だ解明されていない事象を対象にした，いわば作業仮説ともいえるものだからです．

本章では陰陽・虚実・寒熱・表裏について，理解の手助けになり，理論の容易な応用の一助となると考え，症例を交えながらの解説といたしました．それでは，漢方医学は如何なる理論をもって人体・病態・治療方法を指示しているのかをみてください．

1.

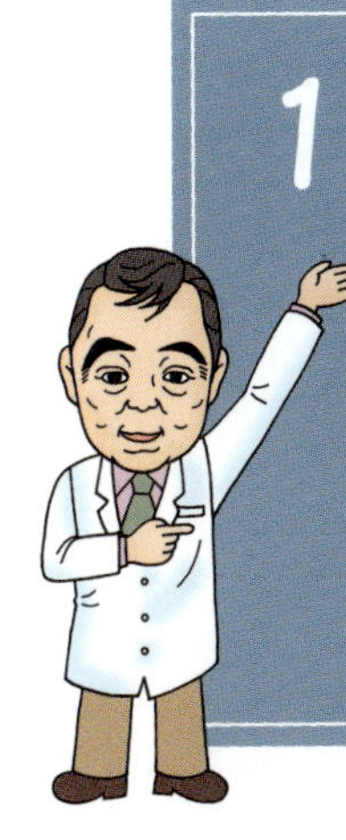

陰陽理論はどのように活用されるのでしょうか

■ 1　日本漢方と西洋医学の立場

陰陽理論とは森羅万象を２元論で把握しようとする古代中国哲学に源を発する哲学です．この思想を日本漢方では，人体の体質的側面を表現する方法として活用します．冷えの傾向，寒がり，汗をかきづらい，温かい飲み物を好む，軟便の傾向，血色が悪い，脈が沈んで触れにくいなどの体質を‘陰証’，暑がり，発汗しやすい，冷たい飲み物を好む，便秘の傾向，赤ら顔，脈は触れやすく力強いなどの体質を‘陽証’と表現します．

したがって，西洋医学的立場からは代謝の亢進した状態，熱を感じさせるようなある種の炎症状態を‘陽証’と表現し，代謝の低下した状態が‘陰証’と表現されます．つまり，乳幼児を‘純陽’と捉えたり，老人を‘陰証’と捉えたりして漢方薬選択の根拠とします．‘陰証’と診断された場合は，**当帰芍薬散**，**補中益気湯**，**桂枝加朮附湯**などの‘温補剤’が適応し，‘陽証’と診断された場合には，**黄連解毒湯**，**防風通聖散**，**白虎加人参湯**などの‘清熱剤’が適応することになります．

■2　中医学の立場

中医学(ちゅういがく)では‘陰陽’の概念を，人体の部位・機能・病態など基礎理論を総括する意味で用いています．**表 2-1** をみていただくと，病位（‘表裏’），病勢（‘虚実’），病性（‘寒熱’）を陰陽の２元論でまとめています．傷寒論に基づく六経理論における病期の概念も‘陽病期’（太陽・少陽・陽明の各病期），‘陰病期’（太陰・少陰・厥陰の各病期）に分別しています．さらに臓腑経絡理論，気血（血のなかに痰飲を含め，‘気’を‘陽’，‘血’を‘陰’とする．日本漢方では気血水）理論にまでその基本的概念として展開させていきます．

表 2-1

漢方の基礎理論
病態（病位・病勢・病性）の陰陽

	陰	陽
病位（表裏）	裏証	表証
病勢（虚実）	虚証	実証
病性（寒熱）	寒証	熱証

・陰陽理論は総括的な病態分類
・症候を陰陽に分別して，病態把握の一助とする
・傷寒論では太陽・陽明・少陽を「陽病」といい，
　太陰・少陰・厥陰を「陰病」という

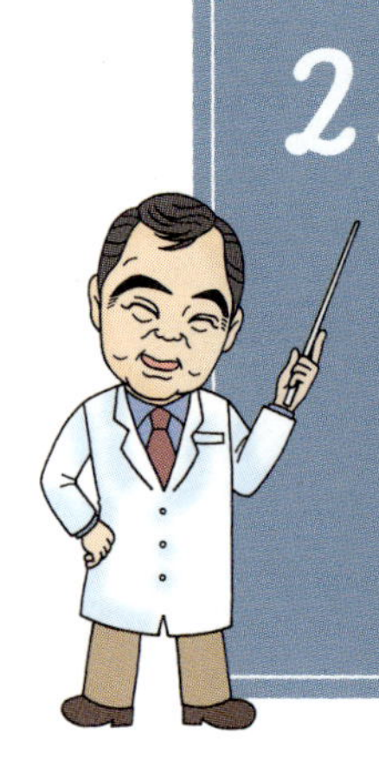

2. 陰陽の概念は人体の部位に当てはめて活用されてきました

■1　伝統医学理論の曖昧さ

人体に当てはめると**表 2-2** のようになります．‘陽気’はおおよそ‘気’の概念と同義語として差し支えありません．‘衛気’とは生体防御機能,‘陰血’とは漢方医学的‘血(けつ)’と同義語と考えて差し支えなく‘全身を栄養する物質的要素’であり, 営気とは‘全身の組織を栄養する機能’としておきます．表では筋骨を‘陰’としていますが, 後述の‘表裏’の概念の説明(p.100参照）では筋骨は‘表証’となっています．‘表証’とは陰陽理論の‘陽証’にあたり，伝統医学理論の全体像は整合性が釈然とせず，曖昧になる部分もあり，不興を感じることがありますが，この原因の一つが日本漢方と中医学，さらには日本漢方のなかの流派，中医学のなかの流派の差異に起因しています．

さらに伝統医学理論は実証された検証に堪え得る理論とは言いがたく，従前の理論に適合しない事象が発生したとき，その説明に新しい理論を積み重ねた結果と考えなくてはなりません．例えば,‘陽’にはそのなかにさらに‘陰’‘陽’があり，‘陰極まれば陽’‘陽極まれば陰’などとして理論を構築しています．寛容さをもって読み進んでください．

表 2-2

人体における陰陽

	陽	陰
部位	背部，上部	腹部，下部
組織	皮膚，六腑	筋骨，五臓
機能	陽気，衛気	陰血，営気
状態	興奮，亢進，動的	抑制，衰退，静的

■2　日本漢方と中医学の逆転現象

日本漢方と中医学の用語の定義の違いから生じる典型的な逆転現象を挙げておきます．日本漢方で‘陰虚証’とは，冷えの傾向，寒がり，汗をかきづらい，温かい飲み物を好む，軟便の傾向などの病証をもった‘陰証で虚証の人’となります．しかし中医学で‘陰虚’と表現される病証は，熱感，ほてり，乾燥傾向，便秘の傾向にある病態を示しています．真逆の病証となってしまっています．

中医学では‘陰液’と‘陽気’という概念を構築しています．**表 2-3** に‘陽気’と‘陰液’の機能をまとめました．‘陰虚’は‘陰液の不足’との読み替えが必要です．また‘陽虚’とは‘陽気の不足’と読み替えます．‘陰液’と‘陽気’がうまくバランスをとっているのが自然な健康状態ですが，例えば相対的に‘陰液’が不足すると，**表 2-4** に示すように‘陰液’の清熱の機能が低下して，のぼせ，ほてりなどの熱の病証が出現することになります．

陰陽理論の用い方には日本漢方と中医学では隔たりがありますが，両医学の意味するところに慣れてきますと，臨床の場では双方の理論が役に立つ病証に遭遇することがあります．あるときは日本漢方の陰陽理論，またあるときは中医学の陰陽理論を変幻自在に操っていただければよいと思います．理論体系をすべて把握する必要はありません．臨床的に両医学理論に接していると‘陰虚証’として温補剤の適応が考慮され，‘陰虚’として清熱剤が考慮されることに次第に違和感が薄れてきます．

日本漢方では，診断・治療の過程でブラックボックスの部分を温存してきました．しかし，西洋医学の進化にともなって漢方でいうブラックボックスに少しずつ光が当たり，むしろ西洋医学との統合的医療には有利に働いているようです．医学体系として自己完結的医学を目指している中医学的理論をも同様に日本漢方のなかに組み入れて考えることが可能となっています．

表 2-3

陽気と陰液の機能

陽気	
推動作用	成長と発育，臓腑活動，血液循環，神経活動
温煦作用	体温を維持，保温
防御作用	生体防御
固摂作用	出血，発汗，多尿，内臓下垂の制御
気化作用	肺機能の維持，消化機能の維持

陰液	
清熱作用	体温・自律神経系の調節（ほてり・のぼせ）
慈潤作用	消化管分泌促進（便秘），皮膚の保湿（口乾・枯燥）
鎮静作用	精神神経系（興奮の抑制・不眠の改善）
滋養作用	皮膚・皮下組織・内臓の栄養補給

表 2-4

陰液の不足

証	症状	適応生薬　と　代表的処方
陰虚火旺 陰虚陽亢	のぼせ，盗汗 イライラ 掌蹠のほてり 不眠 口乾	地黄・麦門冬 滋陰清熱剤＝六味丸 ＝六味丸合滋陰降火湯 ＝六味丸合麦門冬湯 (陰虚火旺は虚熱＝陰虚内熱)
陰虚燥結	兎糞　便秘	地黄・麦門冬・当帰・麻子仁・桃仁 慈潤の瀉下剤＝麻子仁丸 ＝潤腸湯

Ⅱ. 虚実

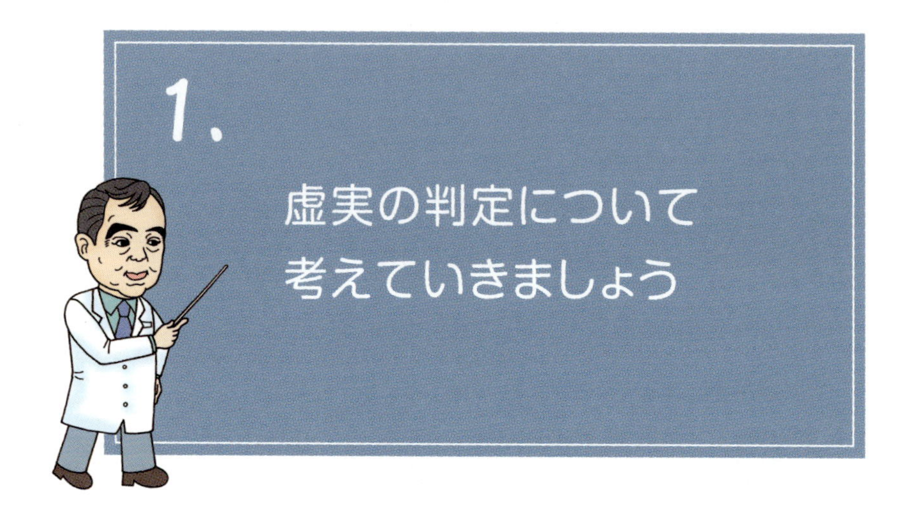

1.
虚実の判定について
考えていきましょう

虚実の判定には，**表 2-5** 示すように 3 つの側面からの考慮が必要です．

■ 1　体質的側面

第 1 は体質の側面です．生来の虚弱体質，食が細い，消化器が脆弱などとともに，消極的性格などは‘虚証’と診断されます．**図 2-1** は体質的に虚証が示唆され，**図 2-2** は体質的に実証が示唆される舌の写真です．

■ 2　体力的側面

第 2 は体力の側面です．慢性的に病状が長引き，体力が消耗した場合などは体力的に‘虚証’となります．これが体力的側面です．治療方法は，(虚証用の漢方薬で) 不足した部分を‘補う’ことで対処します．

その対側にある状態が‘実証’です．体力があり，抵抗力が強い場合ですが，これだけですと‘実証’は病気ではなくなりそうです．ある種の過剰状態と考えれば納得がいきます．免疫が行き過ぎて高度のアレルギー状

表 2-5

虚実の概念

体質（遺伝的側面）・体力（生活環境的側面）・病勢の状況などの３方面を総合して漢方薬選択にあたる

		虚証	実証
①体質的側面		虚弱体質 生来風邪引きやすい 食が細い 消化器が弱い 声が小さい 消極的性格・静的性質	頑丈な体質 風邪も引かない 大食傾向 消化器が強い 声が大きい 積極的性格・活動的性質
②体力的側面		疲れやすい 体力の消耗状態	疲れ知らず 体力充実
③病勢	病因	弱毒性の病因による病態	強毒性の病因による病態
	闘病反応	穏やかな症状	激しい症状
漢方他覚所見		舌：嫩舌，胖大，淡色 脈：弱脈，大脈，濇脈 腹：軟弱，心下振水音	舌：老舌，紅色 脈：実脈，弦脈，緊脈 腹：弾力に富む，緊張亢進

態になるとか，大食傾向からmetabolic syndromeに陥ってしまったなどの状態です．治療原則は，（実証用の漢方薬で）過剰な病因物質を発汗や瀉下で排出させる，すなわち‘削ぎ落とす’ことです．

体力的側面からの判定は中医学における‘虚実’に通じるところがあります．中医学では‘虚証とは精気の虚損’‘実証とは邪気（病因）が旺盛’と定義して，日本漢方と同様に虚証に対しては体力を補う治療，実証には攻法・瀉法で治療することを原則としています．

■ 3　病態の激しさ

もう一つの判断基準があります．第3の虚実は疾病の‘場’が穏やかなのか，激しいのかで分別します．穏やかな病態を‘虚証’として，激しい症状が出現している場合を実証とする考え方です．弱毒性の病因による病態では‘虚証’，強毒性の病因による病態では‘実証’となりやすく，それぞれ虚証用の漢方薬，実証用の漢方薬を選択することになります．

■ 4　漢方医学的他覚所見

i）舌診所見

図 2-1 は虚証が示唆される写真です．嫩（どん）とは舌体が薄くて小さい舌の表現です．無苔とは舌苔（ぜったい）がないものを指します．裂紋（れつもん）とは舌体に溝が現れたものを指します．胖大（はんだい）とは舌体が大きく，また厚いことを意味しています．これらは‘虚証’の体力・体質を表しています．

図 2-2 は実証が示唆される舌の写真です．舌体堅斂（けんれん）とは硬く引き締まった舌体を表します．舌質は紅色が強いことも‘実証’の舌の特徴です．

ii）脈診所見

両側の橈骨動脈に触れて脈診を行います．脈を圧して血流が簡単に途絶えてしまうものを‘弱脈’，橈骨動脈に軽く触れて触知し，深く圧しても触知する場合にこれを‘大脈’，もっともよく触れる圧し方で，立ち上がりがゆっくりなものを‘濇脈（しょくみゃく）（渋脈ともいいます）’と表現します．いずれも‘虚証’を意味しています．

図 2-1

体質的虚証が示唆される舌

無苔・裂紋

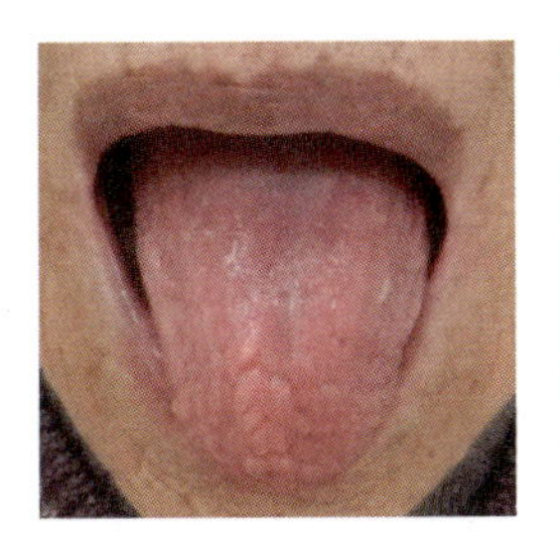

嫩・痩薄

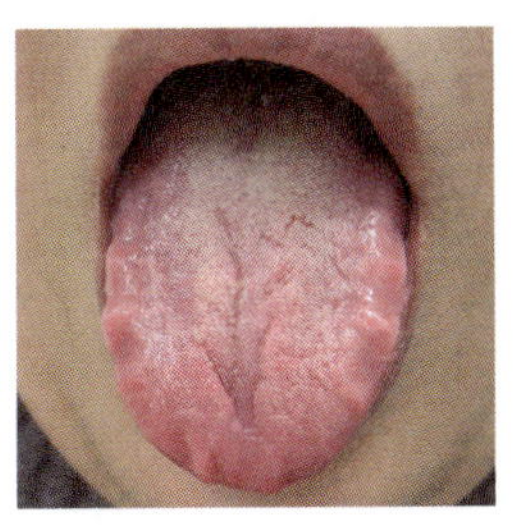

胖大・厚い白苔・裂紋

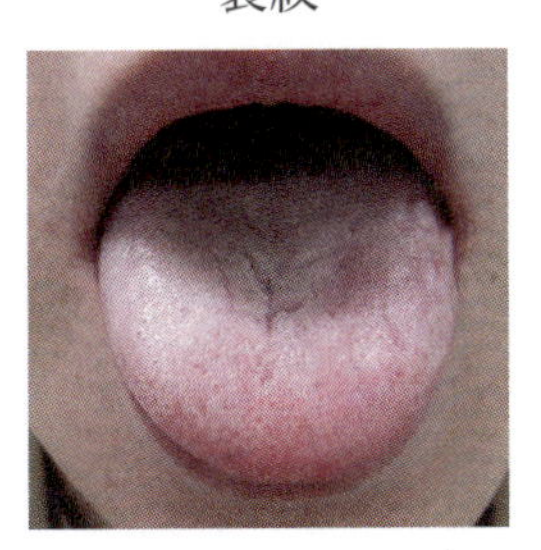

図 2-2

体質的実証が示唆される舌

舌体堅斂・舌質紅

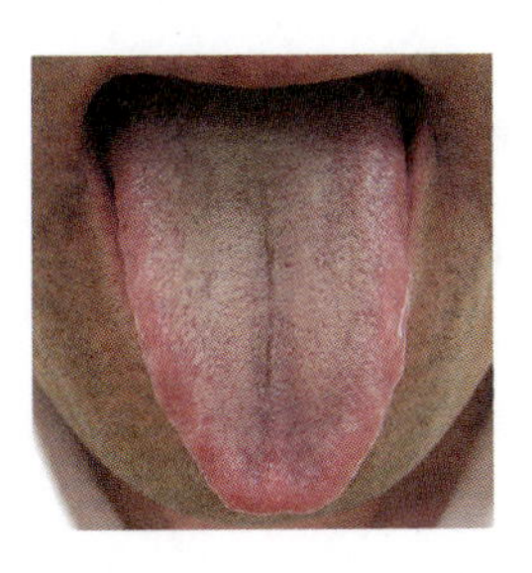

舌体堅斂・薄い白苔

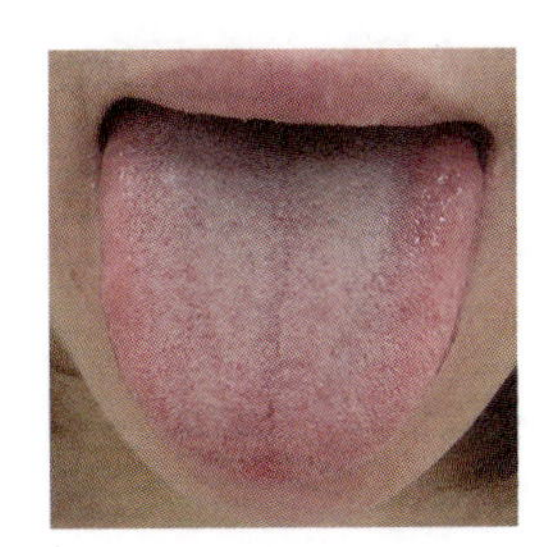

逆に脈を圧しても途絶えないものを‘実脈’といい‘実証’を意味します．‘実脈’のなかで，押し返してくるような緊張感のある脈を‘弦脈’と表現し，さらに強く触知するものを‘緊脈’と表現します．言葉で表現することはむずかしいところです．これには一種の慣れが必要です．さしあたって‘弱脈’と‘実脈’だけでも意識して慣れていただければと思います．

iii）腹診所見

腹力が軟弱なものが‘虚証’を示し，弾力に富むものが‘実証’です．この分別は意外と容易ですので，実践してみていただきたいと思います．

5　虚実の総括

この３つの側面をまとめると**図 2-3**のように表現できそうです．もともと体質が実証の人は，一旦病気になると，症状が比較的強く，反応亢進状態となります．体力的には消耗状態になりづらく，実証用の漢方薬が適応することになります．すなわち,図の右上の事象を中心に現れてきます．一方，体質的に‘虚証’の人が病気になると，病証はあまり激しくなくとも体力が消耗しがちです．すなわち，図の左下の事象に現れ，虚証用の漢方薬を選択することになります．

6　虚実の入り乱れた症例
── 体質・体力的虚証の症例に激しい症状が出現した場合

図 2-4の症例 11 は，痩身で舌は無苔で裂紋が顕著，弱脈．これらの症候は体質的には‘虚証’を示しています．インフルエンザに罹患して，悪寒が激しく，無汗，浮脈から実証用の代表的漢方薬である**麻黄湯**を２日間のみ処方しましたが，発汗があり１日で終了．次の日からは本来の虚証用の漢方薬である**六君子湯**に変更しました．この症例は‘虚実’の判定に依拠した診断・治療としては一般的ではありませんが，一つの象徴的症例だと思います．原則的には症例９（p.57）が体質・体力的な実証で実証用の漢方薬が適応し，症例 10（p.57）が体質・体力的な虚証の例で虚証用の漢方薬が選択されるべきですが，病勢の‘実証’‘虚証’も漢方薬選択の判断材料とするのが実臨床の智恵です．

図 2-3

体質・体力・生体の反応性の関係と適応する漢方薬

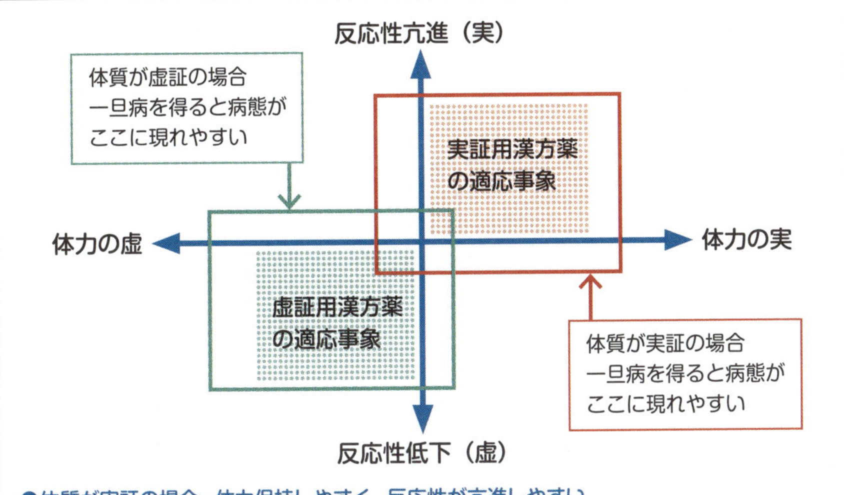

●体質が実証の場合，体力保持しやすく，反応性が亢進しやすい
●体質が虚証の場合，体力低下しやすく，反応性は亢進し難い

図 2-4

症例 11．78 歳　女性

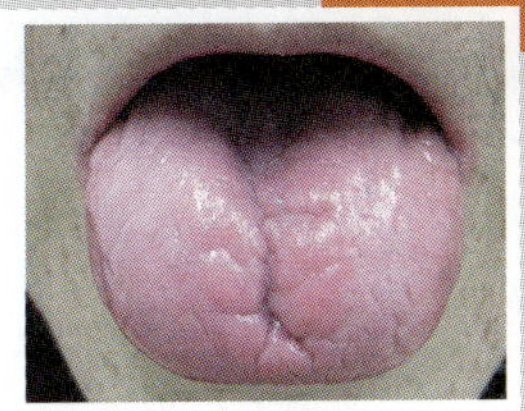

主訴	悪寒
現病歴	昨日から悪寒激しい．X年 1 月 10 日来院
身体所見	体温 38.9℃，体重 42kg，身長 155cm． 血圧 106/56mmHg，脈拍 99/ 分，咽喉の発赤顕著 胸腹部に異常所見なし
検査所見	インフルエンザ A 型　陽性
漢方所見	激しい悪寒，激しい咳嗽，強い腰痛．無汗．痩身 無苔，裂紋，舌下静脈（++）．浮数弱脈．腹力軟
処方・経過	1 月 10 日：体力・体質は虚証．しかし，病状が激しいことから実証用の漢方薬・麻黄湯を 2 日分のみ処方．麻黄湯は鎮咳作用が穏やかなためエプラジノン（レスプレン®）3 錠を併用 1 月 11 日：昨晩発汗があり，今朝は解熱．36.8℃．まだ食欲がないことから六君子湯を 3 日間処方

2. 虚証用漢方薬と実証用漢方薬についてみてみましょう

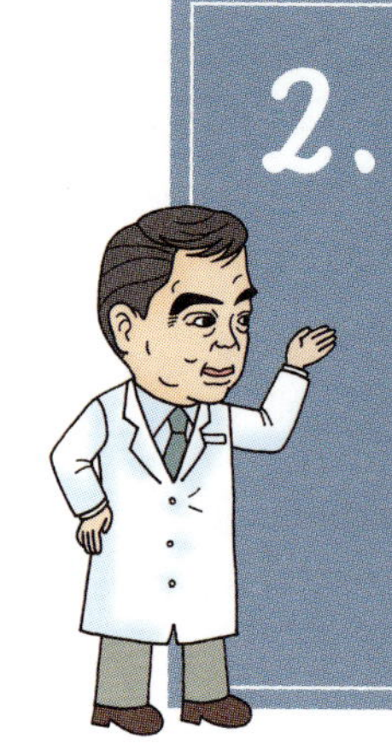

表 2-6 に，頻用される漢方薬を，疾患別で‘虚実’のどのあたりにあるかで並べてみました．おおよその目安になるかと思います．

‘実証’と診断された場合には**麻黄湯**，**大承気湯**などの麻黄剤，大黄剤を考慮します．逆に‘虚証’と診断された場合には麻黄剤，大黄剤などの処方群を避け，**十全大補湯**，**補中益気湯**などを代表とする参耆剤，温補剤を選択するのが安全です．便秘に対する処方を例にすると，‘実証’の体力があれば大黄剤が適応し，体力がなく‘虚証’と診断されれば大黄剤を避けて**小建中湯**，**大建中湯**，**加味逍遙散**などを考慮します．‘虚証’で大黄剤が必要な場合は**潤腸湯**，**麻子仁丸**など大黄の副作用が軽減される生薬構成をもつ処方が創られていることもありがたいかぎりです．

症例 11 のように食欲不振に対して**六君子湯**を服用している高齢者がインフルエンザに罹患して強い悪寒と高熱を発している場合には，**六君子湯**を一時休薬して**麻黄湯**を投与する場合もあります．平素は‘虚証’の体力であっても，激しい症状が出現すれば疾病の場を‘実証’として捉えて麻黄剤を短期間使用することもあります．まずは急性の病態を治療した後に穏やかな病態を治療せよという指示で，これを‘先急後緩（せんきゅうこうかん）’と呼び，一つの重要な治療原則です．

表 2-6

虚実と漢方薬

体質（遺伝的側面）・体力（生活環境的側面）・病勢の状況などの各側面を総合して漢方薬選択にあたる

	実証用 ⟷ 虚証用
感冒症状	麻黄湯　葛根湯　桂枝湯　参蘇飲
胃腸症状	大柴胡湯　大承気湯　三黄瀉心湯　五苓散　半夏瀉心湯　麻子仁丸　小建中湯　大建中湯　人参湯　真武湯　潤腸湯
婦人科系	桃核承気湯　通導散　桂枝茯苓丸　当帰芍薬散　温経湯　加味逍遙散
精神症状	釣藤散　抑肝散　桂枝加竜骨牡蛎湯
消耗性疾患	補中益気湯　十全大補湯

Ⅲ．寒熱

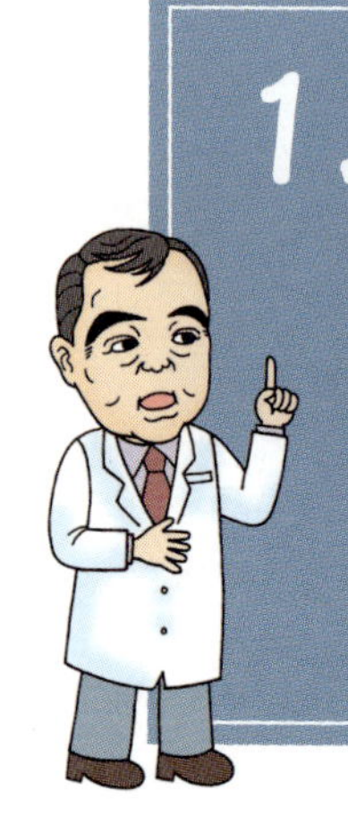

1. 寒熱の診断．そこには漢方の大きな特徴が窺えます

寒熱も漢方独特の概念であり，主に自覚症状に基づく局所および全身の冷えや熱感に関係する病状を示しています．必ずしも西洋医学の体温とは一致せず，‘寒証’とは漢方医学的に温めることによって改善する病態を指し，‘熱証’とは漢方医学的に冷やす（清熱する）ことによって改善する病態を示しています．少しややこしい話になってしまいましたが，これが漢方医学理論のミソです．

‘寒証’‘熱証’の症候を**表 2-7** に示しました．全身状態，胃腸，舌，脈の状態から判断し，温補をすべきか，清熱をすべきかを判定します．**図 2-5** に‘熱証’が示唆される舌写真を，**図 2-6** には‘寒証’が示唆される舌写真を示しました．‘温補’の漢方薬を利用するのか，‘清熱’の漢方薬を利用するのかの判断の根拠となります．

‘熱証’は西洋医学的視点からもその概念の把握は容易であり，西洋医学でいう炎症に類似した病態を示しています．‘熱証’に対しては西洋医学的治療方法がある程度確立されているようにみえますが，「体温は平熱だが熱感がある」「顔面のほてり」「赤ら顔」「多汗」などの症候にはよい解決策をもっていないようです．

図 2-5

熱証が示唆される舌

紫紅色舌

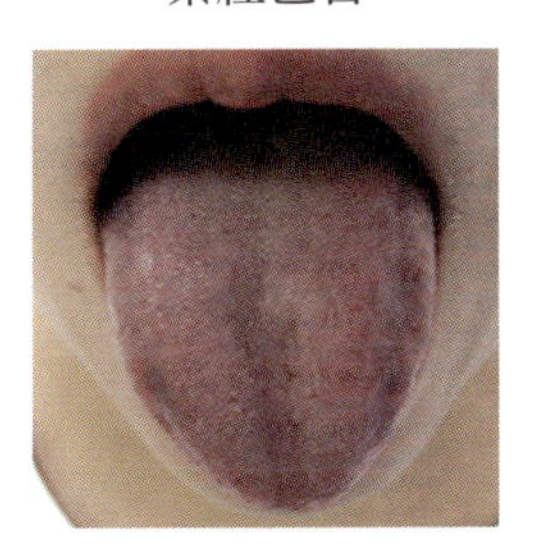

厚黄舌苔

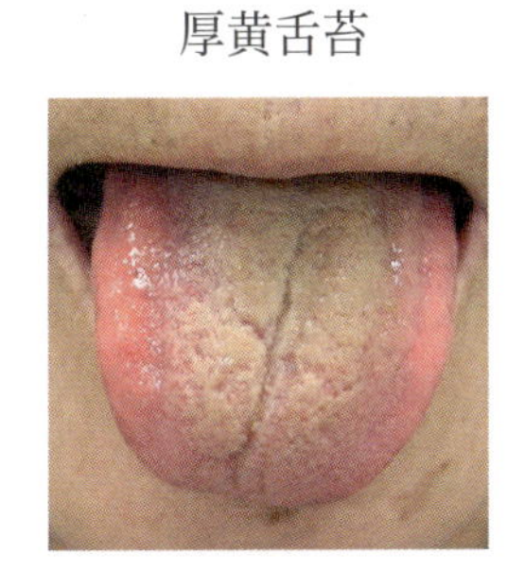

黄膩苔舌

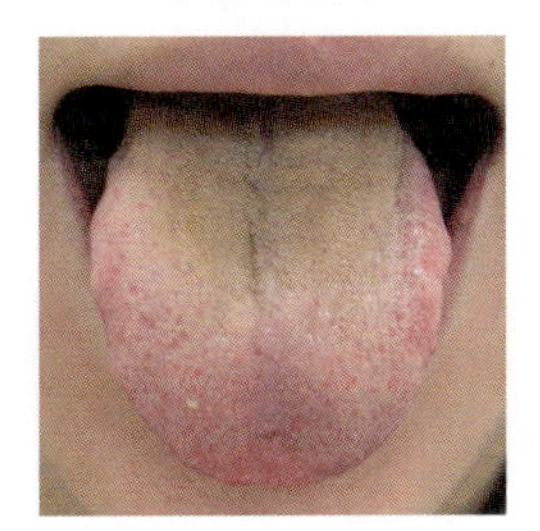

剥黄舌苔

図 2-6

寒証が示唆される舌

厚白苔

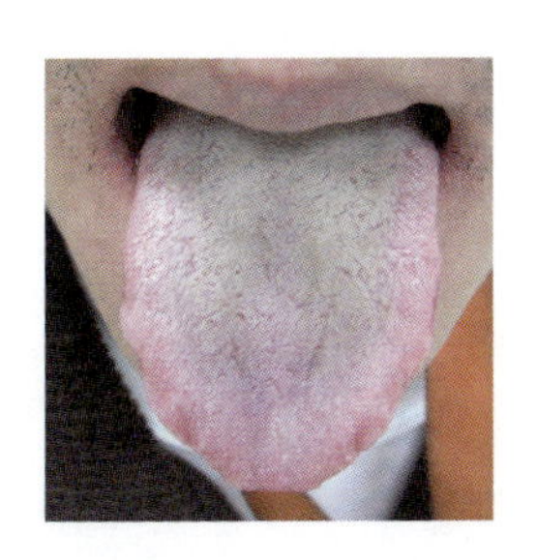

淡紅色の舌質・
歯痕舌

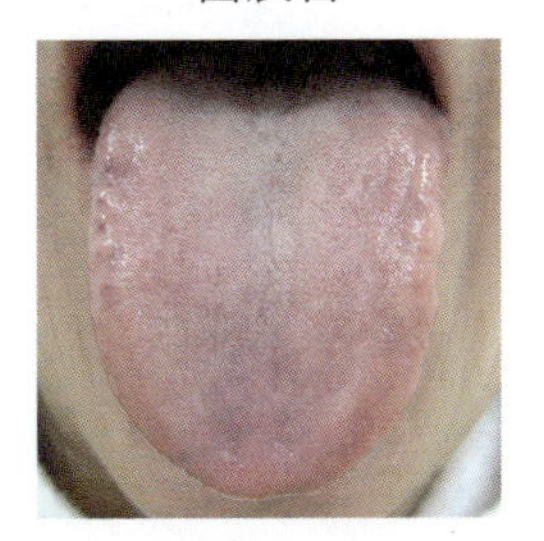

無苔・紫青色・裂紋

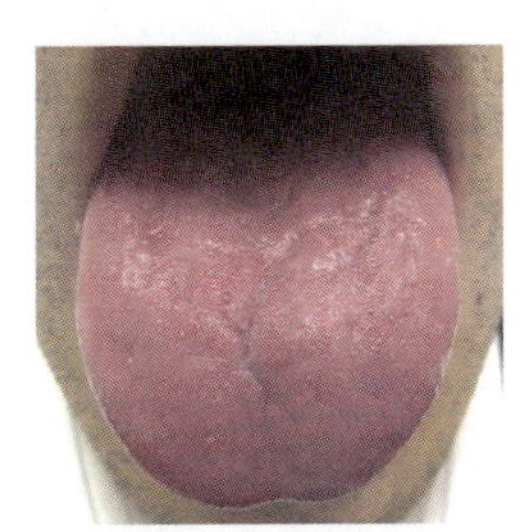

さらに西洋医学には‘寒証’に相当する概念がほとんど欠如しています.‘寒証’を診断，治療する手段をもつことが漢方の大きな特徴であり，漢方治療に親しむ意味が生まれます.‘寒証’と診断されれば，黄連・黄芩剤，石膏剤，大黄剤などを極力避けて，乾姜，附子，細辛などで温めることを考えます.

寒証用・熱証用と，‘寒熱’に対して中間的な漢方薬（代表的で頻用されている漢方薬）の例を**表 2-7** の下段に示しました.

表 2-7

寒証と熱証の症候と適応漢方薬

熱証には実熱・虚熱があるが，対応する漢方薬として便宜的にすべて熱証に含めた

	寒証	熱証
局所	患部の冷感	患部の熱感
全身	寒がり，無汗 冷えると痛む 皮膚の蒼白	暑がり，多汗 全身的に熱感がある 赤ら顔
胃腸	下痢傾向	便秘傾向
舌診	湿潤舌・白舌苔	乾燥舌・黄舌苔
脈診	遅脈	数脈
西洋医学的病態	副交感神経緊張状態 低体温 痙攣性便秘	交感神経緊張状態 高体温 弛緩性便秘
漢方薬	人参湯 真武湯 当帰四逆加呉茱萸生姜湯	半夏瀉心湯　黄連解毒湯 五苓散　白虎加人参湯 桂枝茯苓丸　大黄牡丹皮湯

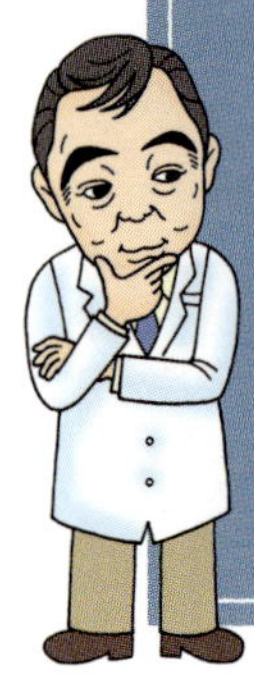

2. 寒熱の理論から漢方理論の秘密を知ろう

表 2-7 の西洋医学的病態の項をみてください．‘熱証’に弛緩性の便秘とあり，痙攣性の便秘が‘寒証’に分類されていています．ここに漢方医学の理論がどのように創られたかの秘密が隠されています．弛緩性の便秘には西洋医学的下剤である大腸刺激剤が有益ですので，漢方薬の大黄剤もまた適応します．大黄という生薬の薬能は第 1 義的には瀉下剤ではなく清熱剤です．瀉下作用は第 2 義的な取り扱いになります．激しい下痢状態に大黄を服用しても瀉下作用が出てきません．大黄は正常な腸内細菌の存在下でセンノサイドが分解されてレイン・アンスロンという活性成分が出現し，瀉下作用を発揮することは現代医学ではよく知られていることです．

大黄などの清熱作用をもつ漢方薬で治る病態を‘熱証’としたのです．先に‘熱証’ありきではなく，治療の現場から帰納法で構築された理論と考えると受け入れやすくなります．逆に，痙攣性の便秘に大黄剤を用いると，腹痛が生じることが多く不向きであることが臨床的にわかっていますから，大黄剤を使わずに，温補剤の大建中湯が活躍するわけです．**大建中湯**の生薬構成は人参・乾姜・山椒・膠飴です．すべて温める方向性をもっています．したがって，温めるとよくなる病態が‘寒証’ということになります．‘寒証’と診断されても大黄が必要な場合が勿論あります．こんなときには，芍薬を配合して腸管の痙攣性亢進状態を和らげることに配慮した**麻子仁丸**が有効です．漢方はまことに親切です．

表 2-8

清熱に働く石膏，知母，黄連，黄芩，黄柏，大黄，山梔子

石膏
天然の含水硫酸カルシウム
$CaSO_4 \cdot 2H_2O$
性味：甘・辛，大寒
薬能：清熱瀉火・解渇・除煩
処方：白虎加人参湯 ほか

知母
ユリ科のハナスゲの根茎
性味：苦・寒
薬能：清熱瀉火・滋腎潤燥
処方：白虎加人参湯 ほか

黄連
キンポウゲ科の根茎
性味：苦・寒
薬能：清熱燥湿・瀉火解毒
処方：黄連解毒湯 ほか

黄芩
シソ科のコガネバナの
周皮を除いた根
性味：苦・寒
薬能：清熱燥湿・瀉火解毒
処方：黄連解毒湯 ほか

黄柏
ミカン科のキハダの
周皮を除いた樹皮
性味：苦・寒
薬能：清熱燥湿・瀉火解毒・清虚熱
処方：黄連解毒湯 ほか

大黄
タデ科の大黄類の根茎
性味：苦・寒
薬能：清熱瀉火・通便・
活血化瘀
処方：三黄瀉心湯 ほか

山梔子
アカネ科のクチナシの果実
性味：苦・寒
薬能：清熱瀉火・涼血解毒
処方：黄連解毒湯 ほか

表 2-9

温熱に働く附子，乾姜，山椒，当帰，呉茱萸

附子
キンポウゲ科のハナトリカブトの塊根
性味：大辛・大熱
薬能：回陽救逆・散寒止痛・温脾腎
処方：真武湯，麻黄附子細辛湯など

乾姜
ショウガ科のショウガの根茎を
湯通し後，コルク皮を去り煮沸
して乾燥したもの
性味：大辛・大熱
薬能：清肺提気・祛痰排膿
処方：大建中湯，人参湯など

山椒
ミカン科のサンショウの成熟果皮
性味：辛・大熱
薬能：温中・止痛・祛湿
処方：大建中湯，人参湯など

当帰
セリ科のトウキの根で湯通しし
たもの
性味：甘・辛・温
薬能：補血・行血・調経・順腸
処方：当帰芍薬散，当帰四逆加
呉茱萸生姜湯など

呉茱萸
ミカン科のゴシュユの果実
性味：辛・苦・大熱
薬能：温中散寒・下気止痛
処方：呉茱萸湯，温経湯など

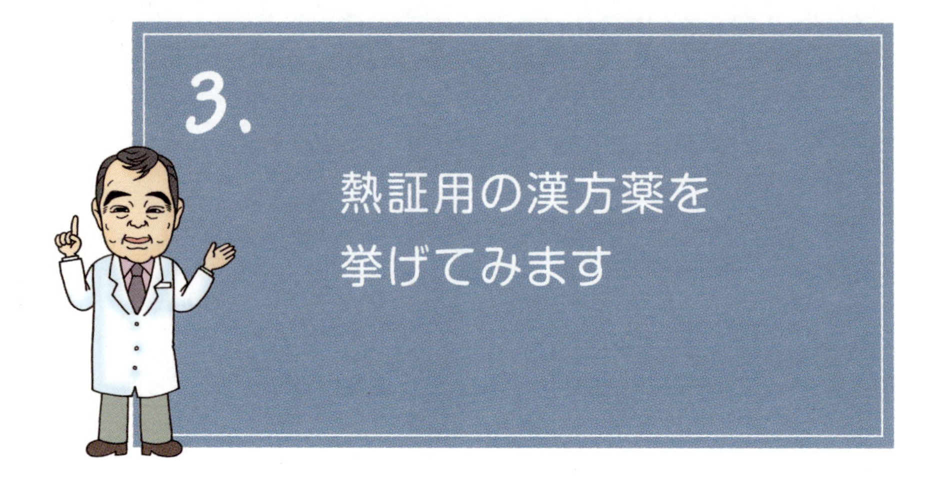

表2-10に清熱剤の代表的漢方薬を挙げました．石膏・知母・黄連・黄芩・黄柏・大黄などが‘清熱’の代表的生薬です（表2-8）．さらに**五苓散**や**猪苓湯**に配剤されている猪苓，**竜胆瀉肝湯**に配剤されている山梔子・竜胆・車前子・木通なども‘清熱’の方向をもった生薬ですので，清熱剤の仲間として並べてみました．

下段には西洋医学的薬物である非ステロイド系消炎鎮痛薬からみた清熱剤の特徴を示しました．解熱剤とはまったく別の角度からの治療方法となり，‘熱証’とは体温計で測れる発熱ではなく，ときとして漢方治療のほうが病態改善には有利に働くことも納得できます．

表2-10

熱証には清熱をする

清熱の生薬：石膏・知母・黄連・黄芩・黄柏・大黄・山梔子

	代表的処方
石膏剤	白虎加人参湯，越婢加朮湯，麻杏甘石湯
黄連・黄芩剤	黄連解毒湯，三黄瀉心湯，半夏瀉心湯
柴胡剤	柴葛解肌湯，大柴胡湯，柴苓湯
利水剤	五苓散，猪苓湯，竜胆瀉肝湯

清熱剤はNSAIDsとは作用機序が異なる
アラキドンサンカスケードを遮断しない 血管を収縮させない 胃腸を障害しない（黄連解毒湯は胃炎の治療薬になり得る） 腎機能を障害しない

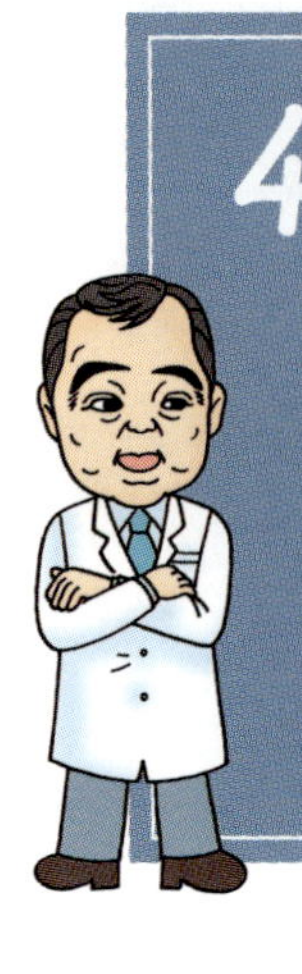

4. 典型的な熱証の症例を呈示してみます

■1　身体的熱証と精神的緊張を呈した症例

図 2-7 の症例 12 をご覧いただきたいと思います．胸やけを主訴に来院した 57 歳の男性です．仕事上のストレスが原因と思われる胸やけです．漢方所見からは，体格良好で‘実証’の体力・体質と診てとれます．赤ら顔，目の充血，胸やけから‘熱証’と捉えることができます．もう一つ，イライラがあり‘気逆’（後述．p.154 参照）と捉えることができ，総じて漢方医学的証は，‘実証’‘熱証’‘気逆’となります．**黄連解毒湯**を服用していただきました．秋まではこれで快適に過ごせるようになったのですが，12 月になって体に冷えを感じるようになったということで，**黄連解毒湯**を休止．翌年の 4 月には再び熱証の状況が出現して**黄連解毒湯**を再開しました．**黄連解毒湯**はまさに清熱剤の代表です．

季節変動など，環境の因子を考慮に入れた治療となることも漢方の特質です．温める方向性をもつ漢方薬，冷やす方向性をもつ漢方薬が経験的に知られています．無論，‘寒熱’には中立的に働く漢方薬もあります．

■2　西洋医学的に高熱が出現した症例

西洋医学的に高熱が出現し稽留熱を呈した症例です．図 2-8 の症例 13 は 33 歳，女性で事務職に就いています．近医で精査されたのですが診断

図 2-7

症例 12.
57 歳　男性
製造業中堅企業の営業部長

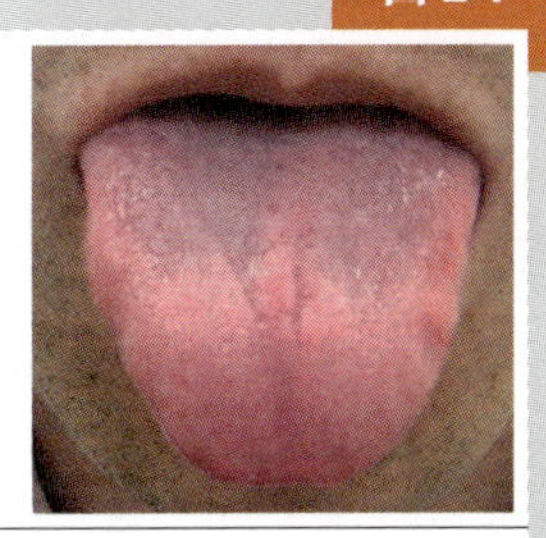

主訴	胸やけ
既往歴	高血圧（アムロジピンで治療中）
現病歴	X年４月に人事異動があり，当地に着任．従業員との軋轢が生じて胸やけ，胃痛が出現．市販薬を服用していたが，便秘の傾向が出現．６月 30 日に来院
身体所見	体温 36.5℃，身長 172cm，体重 70kg，血圧 144/90mmHg，脈拍 87/ 分．内科診察に異常なし
検査所見	６月上旬に健診を受けて血液検査，胃内視鏡に異常なし
漢方所見	体格良好．赤ら顔．目が充血．歯痕舌，舌質は紅色，舌下静脈(+)．新しい職場で神経を使って睡眠不足．胸やけ，胃痛があるが食欲は落ちていない．市販薬を服用しなければ便秘はしない 晩酌はビール 700mL/ 毎晩（イライラから酒の量が増えた） 弦数脈．腹力良好で心下痞鞕あり
漢方薬	実証・熱証と判断して黄連解毒湯１日３回食前服用とした
経過	２週間後に来院．睡眠がとりやすくなって胸やけが軽快．便秘なし．気分も落ち着いて晩酌の量が減ってきた．継続服用を希望 12 月の忘年会の季節になったが，十分に酒が楽しめる，としかし，冷えを感じるようになったという．黄連解毒湯は清熱剤の代表なので休止 X＋１年４月，再び黄連解毒湯を求めて来院

が確定していません．既往歴に特記事項はありません．当院での検査でも確かに炎症所見は高度なのですが，発熱の原因がはっきりしませんでした．漢方所見からは顔面紅潮，黄舌苔，自覚的熱感，数脈などから‘熱証’と診断できます．まずは熱証用の漢方薬から適切な 1 剤を選択します．熱証のほかに発汗，強い口渇があり**白虎加人参湯**を処方しました．

図 2-9 に経過を示します．4 日後の 12 月 14 日に来院したときにはすでに 36.8℃と発熱は改善．1 週間後の検査で初診時 21.68mg/dL であった CRP が 6.27mg/dL と低下，白血球数は 7210/μL と正常化しました．発熱がつづき，炎症反応が高度であったため，**白虎加人参湯**は X + 1 年の 1 月 19 日まで継続しました．1 月 12 日の検査では CRP も白血球数も正常化しています．

本症例は西洋医学的に発熱と高度の炎症所見が得られ，漢方医学的にも典型的な‘熱証’でした．病因が特定できなくても漢方医学的な対応が可能であることを示しています．

図 2-9

症例 13 の経過

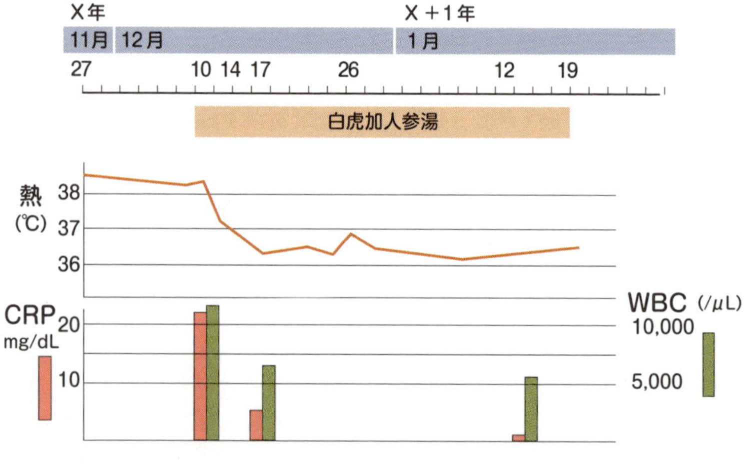

X年
11月 12月
X＋1年
1月
27 10 14 17 26 12 19
白虎加人参湯
熱 (℃) 38 37 36
CRP mg/dL 20 10
WBC (/μL) 10,000 5,000

図 2-8

症例 13．33 歳　女性　事務職

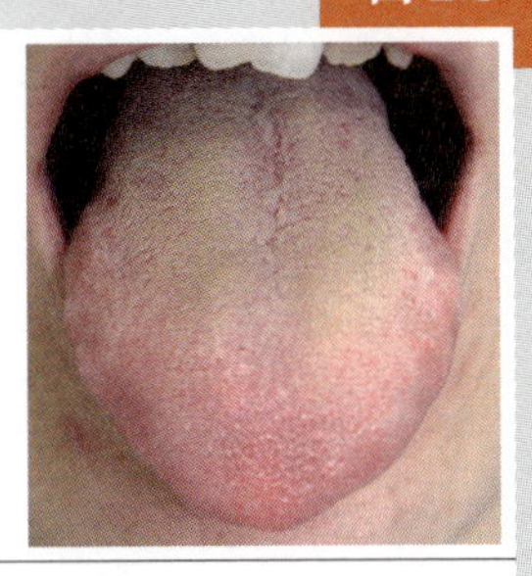

主訴	稽留熱
現病歴	X 年 11 月 27 日頭痛，咽頭痛，悪寒戦慄，38.7℃の発熱．近医から抗生物質，解熱剤 解熱剤の服用にて 6 時間は 37℃台に解熱 同年 12 月 10 日熱が改善しないといって来院
現　症	身長 162cm，体重 50kg，血圧 102/66mmHg，脈拍 104/ 分，整．聴診上胸部には異常所見なし．神経学的にも異常所見なし
検査所見	赤沈 64mm/ 時．CRP 21.68mg/dL．WBC 12130/μL．血小板 43.5 万 /μL．IgA 485mg/dL
漢方所見	中肉中背．顔面紅潮．歯痕（+），黄舌苔．舌下静脈（++）
問診	頭痛，不眠，自覚的には悪寒なく熱感，手足に冷えがある 口渇あり尿量がやや減少．食欲良好．便秘・下痢なし 細滑数脈（熱証）．腹診で発汗を触知，臍上悸
処方	顔面紅潮・黄舌苔・数脈から熱証，口渇あり　→　**白虎加人参湯**

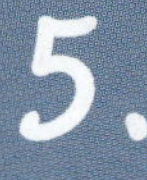

5. 寒証用の漢方薬を挙げてみます

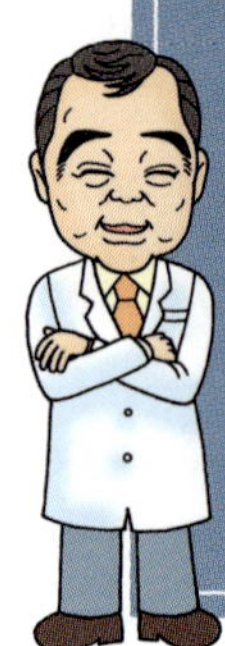

表 2-11 に‘寒証’に対する代表的処方と温補剤の特徴を挙げてみました．附子，乾姜，当帰が寒証に対して温める作用をもつ代表的生薬です（**表 2-9**）．これらの生薬が配合されている漢方薬を処方するときには，なんらかの冷えの状態が感じ取れることが重要となります．

例えば**桂枝加朮附湯**は冷えて痛む神経痛・関節痛，真武湯は冷えて痛む下腹部痛，**麻黄附子細辛湯**は悪寒ばかりが前面にでた感冒に有効ということになります．乾姜剤の**大建中湯**は腹部の冷えと疼痛，**人参湯**は冷え・下痢と上腹部の不快感（嘔気など）を目標として選択されます．**苓姜朮甘湯**は腰帯部の冷えと疼痛，下肢の冷えが適応目標になります．手足の冷え，凍瘡などには**当帰芍薬散**，**当帰四逆加呉茱萸生姜湯**が用いられています．

附子剤，乾姜剤，当帰剤はいずれも「冷え」というキーワードが一つの目標となっていることがわかります．

表 2-11

寒証には温補をする

温補の生薬：附子・乾姜・山椒・当帰・呉茱萸

	代表的処方
附子剤	桂枝加朮附湯，真武湯，麻黄附子細辛湯
乾姜剤	大建中湯，人参湯，苓姜朮甘湯
当帰剤	当帰芍薬散，当帰四逆加呉茱萸生姜湯

温補剤に相当する西洋薬はない

附子は温めながら鎮痛する
乾姜は身体内部（消化管）から温める
当帰は血流を改善させながら温める

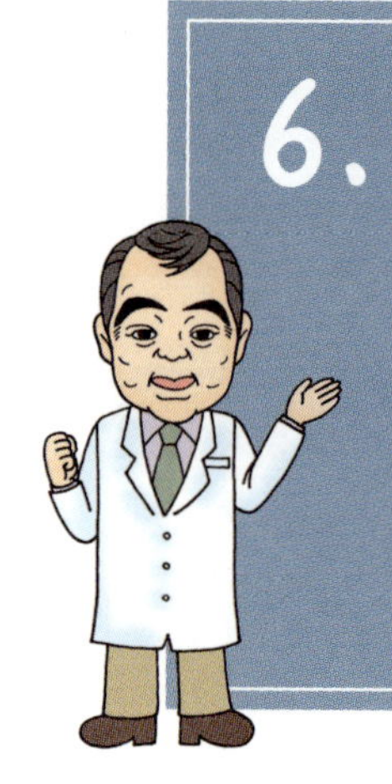

6. 典型的な寒証の症例を呈示してみます

■1　手足の冷えと浮腫を訴えた症例

図 2-10 の症例 14 をご覧いただきたいと思います．一般外来でよく見かける症例です．冷え症，浮腫，月経不順の訴えがあり，とくに「浮腫が気になってしょうがない」という方です．他院でフロセミドを処方されていたようですが，対症療法的にフロセミドを服用するのは賛成できず，処方を断りました．2ヵ月後に前回の説明に納得したらしく，漢方治療を希望して来院されました．顔色不良，痩身，肌の枯燥，細絡(さいらく)などの漢方所見から‘血虚’(後述．p.174 参照) と診断されます．また，浮腫，歯痕舌から‘水毒’(後述．p.184 参照) の存在がありそうです．‘浮腫が気になってしょうがない’が来院の契機なっていましたので，‘水毒’に対する代表的漢方薬である**五苓散**をまず服用していただきました．フロセミドの中止で案の定浮腫が悪化．もともとの‘血虚’の症候を目標に**当帰芍薬散**に変方すると，3ヵ月後ごろには尿量の増加と冷えの改善が得られ，6ヵ月後に月経不順が，1年後には浮腫が改善しました．

当帰芍薬散は補血剤（‘血虚’に対する治療薬）と利水剤（‘水毒’に対する治療薬）の両方の意味があります．漢方薬の利水剤は西洋薬の利尿剤と異なり，強制的に排尿する作用ではなく，血管内と細胞，細胞間の組織などの水分の調整作用（水分の偏在を適正化する）と考えると，1年という治療期間が必要であったことも頷けます．

図 2-10

症例 14．33 歳 女性

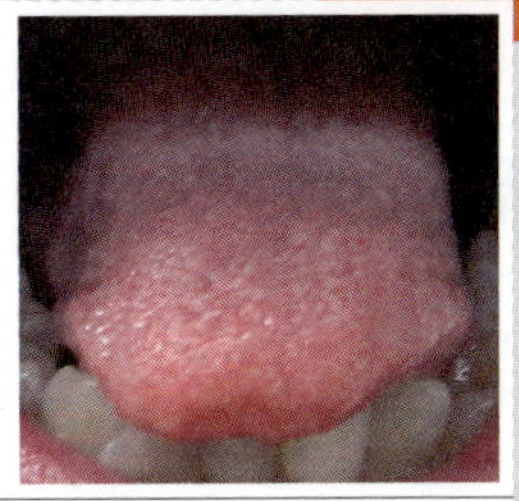

主訴	冷え症，浮腫，月経不順
現病歴	X 年 2 月 11 日「浮腫みがあるのでフロセミドが欲しい」と来院． 血液検査その他異常を認めず処方せず X 年 4 月 16 日「フロセミドを止めたいので漢方薬治療を希望」 して来院
身体所見	身長 158cm，体重 42kg，血圧 98/60mmHg，脈拍 83/ 分，整． 内科診察に異常なし
漢方所見	顔色不良．痩身．肌は枯燥．背部と大腿部に細絡 嫩舌，歯痕舌．舌下静脈（++）．月経不順があり．食欲なし 浮腫みが心配で飲水量が少ない．尿量減少．全身が浮腫みっぽい 夏のクーラーや冬が辛い．心下振水音，弱脈
経過	典型的水毒で五苓散 7.5 g 分 3 で処方 1 ヵ月後にフロセミド中止で浮腫みが増悪．2 ヵ月後に月経不順 肌の枯燥，細絡から血虚と診断 また浮腫から水毒もあり．当帰芍薬散に変更．3 ヵ月後には 尿量 が多くなった 今年は冷えを感じない．6 ヵ月後には 月経不順が改善 1 年後，フロセミドなしでも浮腫みっぽさがない

■2　冷えによる下痢，腹痛が出現した症例

図 2-11 の症例 15 は下痢，腹痛を訴えて来院した 36 歳の男性です．X 年 1 月から明け方の腹痛と下痢があり，4 月 4 日に来院されています．漢方所見から‘寒証’と診断することは容易で，明け方の下痢をとくに‘鶏鳴瀉（けいめいしゃ）’と称して**真武湯**のよい適応といわれています．**真武湯**はまた寒証用の漢方薬としても知られています．服用 2 週間で体温の上昇傾向があり，快適になってきたようです．2 ヵ月後には体温が 36.6℃まで上昇．頭痛，眩暈，下痢が改善しました．胃痛に対しては冷えの体質をもつ人の胃痛に適応がある**安中散**を併用して，快適な生活が送れているようです．この症例に使われた**桂枝加朮附湯**も冷えて痛む神経痛には効果があり，すべての症状が温補する方向の漢方薬で改善しました．冷えがさまざまな症状を惹起することが窺える症例です．

図 2-11

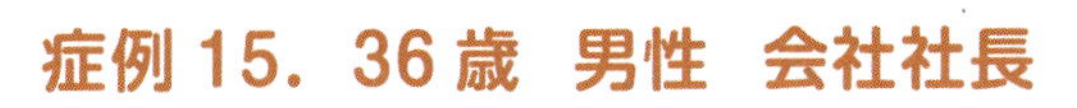

症例 15．36 歳　男性　会社社長

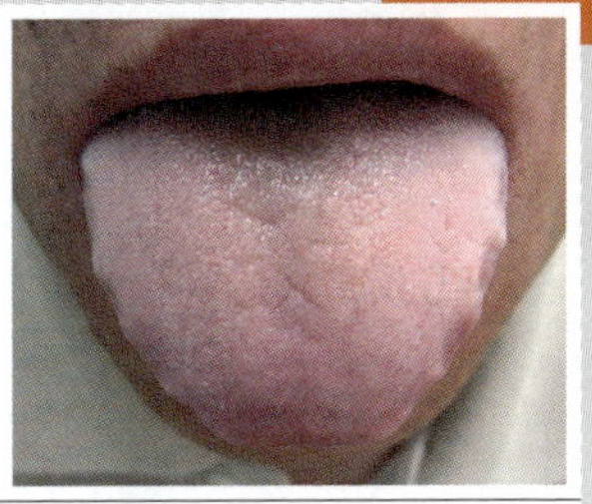

主訴	明け方の腹痛と下痢．低体温
既往歴	小児期に腸重積
現病歴	青年期から低体温．昨年の暮れからは頭痛がときに出現． X年1月から明け方に腹痛をともなった下痢が出現．X年4月4日に来院
身体所見	体温 34.8 ～ 35.1℃．血圧 120/78mmHg, 脈拍 66/ 分
漢方所見	顔面は青白い．歯痕，淡紅色，白苔，裂紋．やさしい口調．気力はある．頭痛，眩暈，明け方に腹痛と下痢．洪大にして弱脈，腹診では全体に軟で寒
経過	初診；青白い顔色．白苔をともなった淡紅色舌から‘寒証’．明け方の腹痛をともなった下痢（鶏鳴瀉）．以上を参考に**真武湯**を4月4日に処方 4月18日：体温 35.9℃．快適と 6月6日:体温 36.6℃．頭痛，眩暈，下痢が改善．下肢神経痛が残存していたので**桂枝加朮附湯**を併用 7月7日：下肢神経痛改善．胃痛出現し桂枝加朮附湯を中止して，**真武湯**に**安中散**を併用 10月4日：**真武湯合安中散**で快適に過ごしている

7. 冷えの診断と病型・生薬・漢方薬を考えていきましょう

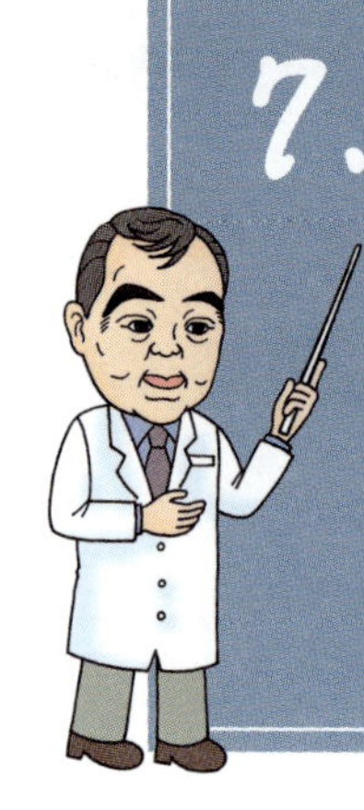

■1 ‘冷え’の症候

表2-12に‘冷え症’の存在を示唆する症候を挙げてみました．このなかの症候の一つでもあればなんらかの‘冷え’の状態があるとしておきます．しかし‘冷え’と‘熱’の症候が混在している症例がむしろ多数派です．どちらに傾いているかを判定して漢方薬の選択にあたります．

ほぼ直感的にわかりやすい症候が並んでいると思いますが，下痢の傾向，痙攣性の便秘，湿舌，白苔，遅脈などは直感的な感覚では俄かに納得することができません．痙攣性の便秘に関しての考え方は前述しました（p.14参照）．下痢に対して処方する頻度の高い漢方薬は温補剤であることから，下痢の傾向を‘冷え’と捉えることができると考えていただければ納得できます．

■2 ‘冷え’の型と対応する生薬・漢方薬

表2-13に冷えの型と対応する生薬・漢方薬を列挙しました．‘冷え’を型分類する意味は，その型に対応する生薬・漢方薬があるからです．

全身型とは体の芯，胃腸系，末梢すべてに冷えを感じるとか，‘熱寒’の診断で‘寒証’と診断される場合を指します．中心型とは腹部・胸部に冷えの主座があると考えられる場合です．末梢型とは主に四肢末梢の冷えを

表2-12

冷え症（寒証）の漢方医学的診断

	代表的処方
自覚所見	冷える，寒がる，無汗 厚着の傾向，温かい飲み物を好む 下痢の傾向，痙攣性の便秘
他覚所見	皮膚の蒼白，手足が冷たい 湿舌，白苔，遅脈，腹壁の冷感
環境因子との相関	寒冷刺激に弱い（冷房が苦手） 温熱刺激を好む（夏は気分よい） 症状が冬に増悪する

表2-13

‘冷え’の主座・病態・生薬・処方

冷えの主座	病態	生薬	代表的処方
末梢型	水の偏在 血流障害	当帰・川芎 乾姜・呉茱萸	当帰芍薬散 苓姜朮甘湯 当帰四逆加呉茱萸生姜湯
中心型	血流障害	山椒・乾姜・良姜	大建中湯　当帰湯 安中散
全身型	熱産生の低下	附子・乾姜	麻黄附子細辛湯 真武湯　人参湯
上熱下寒	気逆	桂皮・甘草	桂枝茯苓丸　加味逍遙散 桃核承気湯

意味しますが，このうち苓姜朮甘湯は腰帯部から下肢にかけての冷えが目標となる漢方薬です．特殊な例として‘上熱下寒’と捉えられる症候があります．手足の‘冷え’と上半身（とくに顔面）の‘ほてり’を訴えた場合です．西洋医学的には病名として，また病態としてなんら感知しない病証なのですが，日常診療では頻繁に遭遇する症状であることは衆知の事実だと思います．漢方医学では‘気の上昇’‘気逆’と捉えられます．桂皮・甘草の組み合わせや山梔子が配合されている漢方薬が適応します．この上熱下寒は下半身の‘寒証’が重要な要素となっているようです．

図 2-12

優勢症状から鑑別する冷えに対する漢方薬

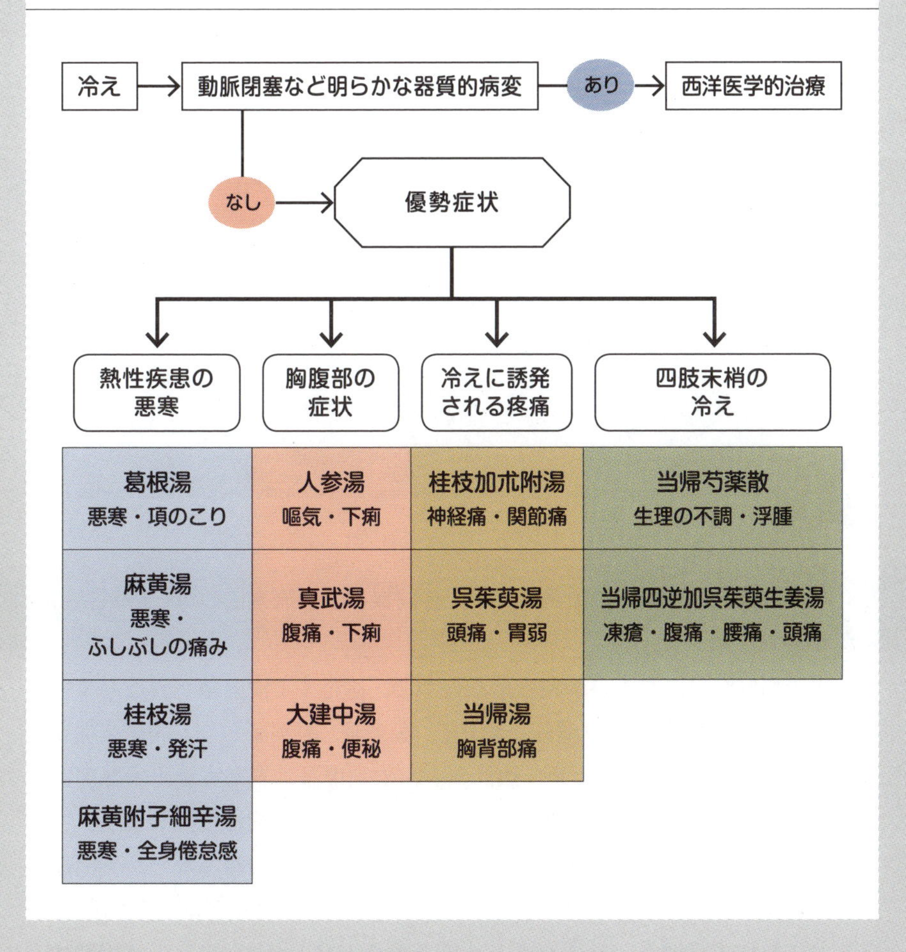

Ⅳ．表裏

1. 表裏の概念の意義とはどんなものでしょうか

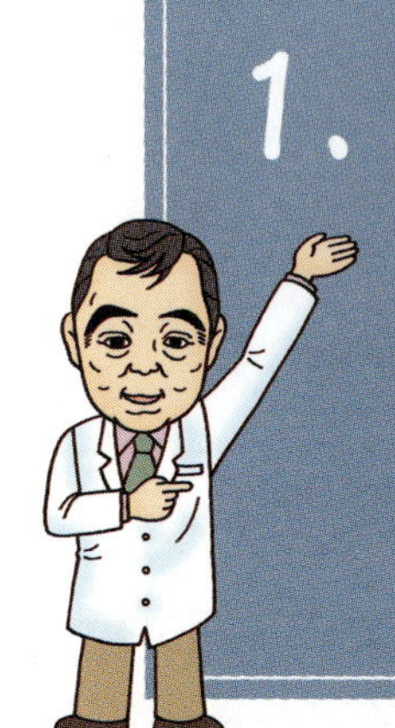

表裏の概念は‘陰陽’‘虚実’‘寒熱’と同様に，治療方法の選択の根拠になります．

病変部位が表にあるのか裏にあるのかで，適応する漢方薬が異なります．‘虚実’と組み合わせて表虚証，表実証，裏虚証，裏実証として病態を捉え，さらに‘寒熱’も組み合わせて表熱実証，表熱虚証，表寒実証，表寒虚証，裏熱実証，裏熱虚証，裏寒実証，裏寒虚証のように病態を把握します．

疼痛疾患を例に挙げると，‘表’の痛みなのか‘裏’の痛みなのかで治療方法が異なることは自明のことです．冷えて痛む関節痛などは‘表寒証’として**桂枝加朮附湯**が，熱感をもった関節痛などは‘表熱証’として**越婢加朮湯**が適応することになります．一歩進めて，‘半表半裏’と‘表裏にわたる’病態も考慮します．表2-14に‘表裏’の概念の意義をまとめておきました．

表 2-14

表裏の概念の意義

- 病変部位の主座はどこかで治療が異なる
- 疾病の病態の表現方法の 1 つ：ex. 表虚とは易発汗性を表す
- 表裏・虚実・寒熱を組み合わせて病態を捉えて，処方選択の 1 つの根拠とする：
  表熱実証，表熱虚証，表寒実証，表寒虚証，裏熱実証，裏熱虚証，裏寒実証，裏寒虚証
- 八綱弁証とは表・裏・寒・熱・虚・実・陰・陽の網をかけて病態を診ることを意味する
- 処方選択には他に①半表半裏，②表裏にわたる，の 2 つの病位も考慮する

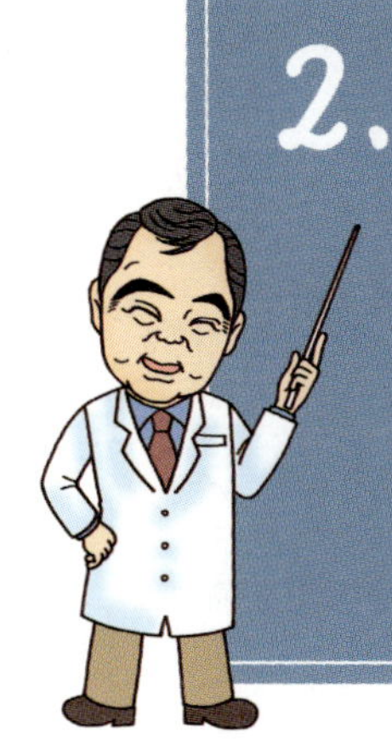

2. 表裏の概念で病態の主座を知る

疾病の場として‘表’‘半表半裏’‘裏’の３部位に分けて治療方法を選択します．図 2-13 に表裏の概念で示される病変部位とその代表的症状を図示しました．

身体表層部に相当する皮膚，筋肉，関節などに症状があれば‘病態の主座は表にある’と表現します．肺，肝臓など横隔膜周囲に症状があれば‘半表半裏’と表現し，その他の内臓，消化管に症状があれば‘裏’と表現します．ここで中枢神経系の症状が‘裏’に分類されていますが，少々違和感があるかもしれません．**大承気湯**を例に挙げて考えてみます．傷寒論・陽明病篇に『陽明病，脈遅，汗出ずと雖も，悪寒せざる者は其の身必ず重く，短気，腹満して喘し，潮熱あり，手足濈然(しゅうぜん)として汗出ずる者は大承気湯之を主(つかさど)る』とあり，また『傷寒六七日，目中了了たらず，睛和せず，表裏の證なく大便難身微熱の者は，急に之を下せ，大承気湯に宜し』とあります（注；『短気』は息切れ，『睛和せず』は眼球の調節障害，『表裏の證なく』は‘半表半裏’の症状がないことの意）．したがって，腹満・便秘（胃腸系）とともに‘熱’と眼球運動（中枢神経系）の不具合を，同時に**大承気湯**という一つの漢方薬で対応していることになります．翻って腸管と中枢神経系を‘裏証’に分類する証左です．

図 2-13

表裏の概念で病変部位・症状を表現する

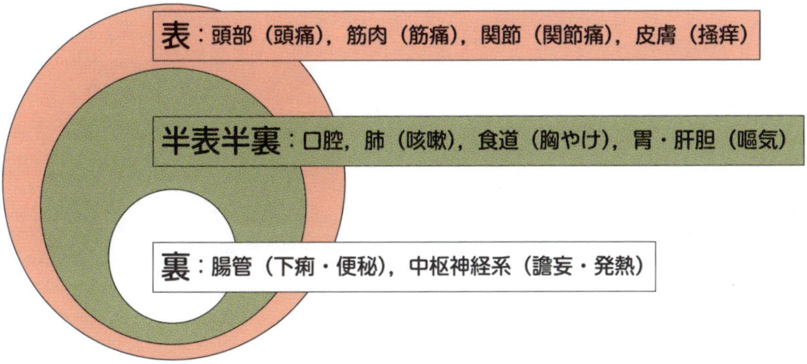

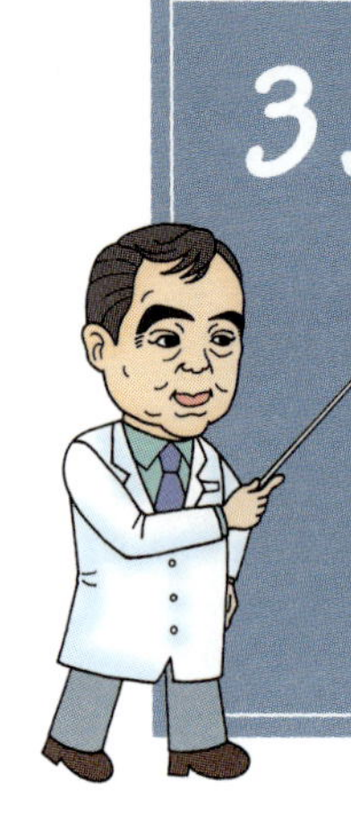

3. 表裏の病態とその症状についてみていきます

表 2-15 に‘表裏’と‘寒熱’，‘表裏’と‘虚実’を組み合わせた病態の症状を挙げました．実際の臨床では**表 2-16** に示したように，‘表裏’‘寒熱’‘虚実’の 3 方向から診た判断を組み合わせて適応する漢方薬を選択することになります．‘表寒虚証’以下の病態概念は‘八綱弁証’の結果です．

先に挙げた**表 2-14** では‘半表半裏’の病位の記載がありますが，‘半表半裏’は‘外感病’（発熱性疾患）の診断のときに例外的に用いられるもので，‘裏証’の範疇に入ります．また，**防風通聖散**や**麻黄附子細辛湯**が適応する病態は表から裏までにわたる病証です．‘表裏’の概念から逸脱した病態と考えれば整合性がとれます．**表 2-14** では**柴胡桂枝乾姜湯**を‘半表半裏虚証’としましたが，‘寒熱’の診断からはどちらともいえません．また**大柴胡湯**は，一般的に‘裏熱実証’に対する漢方薬とされていますが，‘半表半裏’の概念をもち込むと‘半表半裏熱実証’となります．ここでは便宜的に追加表現としています．

‘表’に疾病の場（表証）があれば，麻黄剤，桂枝剤などの発表剤（発汗を促す）を用いて病毒を追い出すことになりますが，‘実証’であれば**麻黄湯**，**葛根湯**，‘虚証’であれば**桂枝湯**，**参蘇飲**となります．‘半表半裏’にあれば病毒を柴胡剤で和解（わげ）すること，‘裏’にあれば大黄剤などで病毒を瀉下することが治療原則です．

表2-15

表裏の概念の意義

	病態分類	症状
表証	表寒証	悪寒，頭痛，冷えると痛む関節痛・筋痛
	表熱証	熱感，熱感のある関節痛・筋痛
	表虚証	自汗，皮膚附属器の機能低下
	表実証	無汗
裏証	裏寒証	下痢，温めると治る腹痛
	裏熱証	冷飲食を好む，熱感をともなう腹痛・下痢
	裏虚証	消化管の疲弊
	裏実証	便秘，腹満，圧痛，精神神経系の障害

表2-16

表裏の概念から処方を選択する

病態の主座	寒熱	虚実	表裏・寒熱・虚実の組み合わせ	代表処方
表	寒証	虚証	表寒虚証	桂枝湯
	寒証	実証	表寒実証	麻黄湯
	熱証	虚証	表熱虚証	桂芍知母湯
	熱証	実証	表熱実証	越婢加朮湯
裏	寒証	虚証	裏寒虚証	人参湯
	寒証	実証	裏寒実証	桂枝加芍薬大黄湯
	熱証	虚証	裏熱虚証	半夏瀉心湯
	熱証	実証	裏熱実証	大承気湯

特殊な例

半表半裏	寒（熱）証	虚証	半表半裏虚証	柴胡桂枝乾姜湯
	熱証	実証	半表半裏熱実証	大柴胡湯
表裏にわたる	熱証	実証	表裏熱実証	防風通聖散
	寒証	虚証	表裏寒虚証	麻黄附子細辛湯

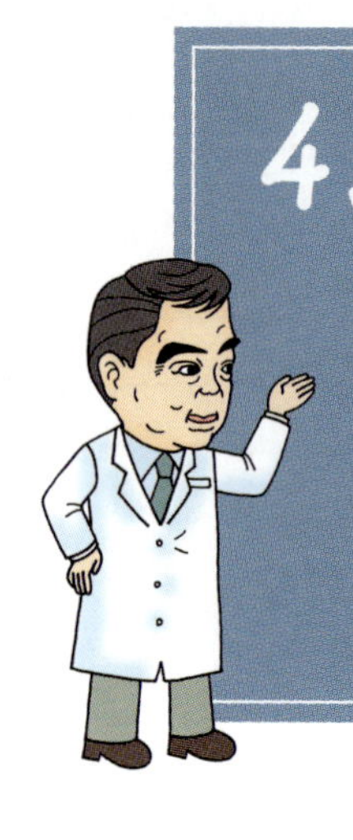

4. 表寒実証から裏寒虚証となった症例を挙げてみます

図 2-14 の症例 16 はあまりにも一般的な感冒の症例です．悪寒戦慄からは‘表の寒証’と診断できます．無汗は‘表の実証’です．したがって，表寒実証用の**麻黄湯**，**葛根湯**などの漢方薬が適応です．本症例は項(うなじ)のこりと頭痛が辛いということで，**麻黄湯**ではなくて**葛根湯**を処方しました．次の日には発汗して解熱したのですが，下痢・腹痛が出現して来院．裏寒虚証の病態が現れたために**桂枝加芍薬湯**に変更して，2 日後には症状が改善しました．

39.8℃の発熱がありましたが，自覚症状は強い悪寒です．こんな場合には‘熱証’ではなくて‘寒証’と判断します．あくまでも自覚症状を優先する病態認識で，温める**麻黄湯**や**葛根湯**が適応することになります．本症例の病態はまず‘表’に病態の主座があり，解表剤の代表である**葛根湯**を用いて‘解表’．悪寒，項のこり，頭痛などの‘表証’が軽快した後，‘裏’の症状に移ったことから，裏寒証用の**桂枝加芍薬湯**に変更した症例です．病態の主座がどこにあるかを知り，その場に合った治療方法を選択する上で，‘表裏’の概念が重要となることを教えられます．

図 2-14

症例 16．24 歳　男性

主訴	悪寒，戦慄
現病歴	昨日夕方から悪寒，頭痛，発熱，倦怠感，腰痛，嘔気が出現
現症	身長 172cm，体重 64kg，血圧 113/74mmHg，脈拍 98/ 分．体温 39.8℃．咽頭炎．胸部に異常所見なし
検査所見	インフルエンザキット（陰性）
漢方所見	悪寒，項のこり，頭痛が辛い．発汗なし 老舌，紫紅色，薄白苔．浮数緊脈．腹力良好，やや寒
証と処方	症状から表寒証，発汗がないことから実証，したがって表寒実証と診断 葛根湯 1 日 3 回 3 日分処方
経過	次の日には発汗して解熱したが，下痢，腹痛で再来．沈弦数脈，腹皮拘急（両側腹直筋の緊張）を認め，裏寒虚証と判断して桂枝加芍薬湯に変更 2 日後に改善

5. 葛根湯の作用機序をみてみましょう

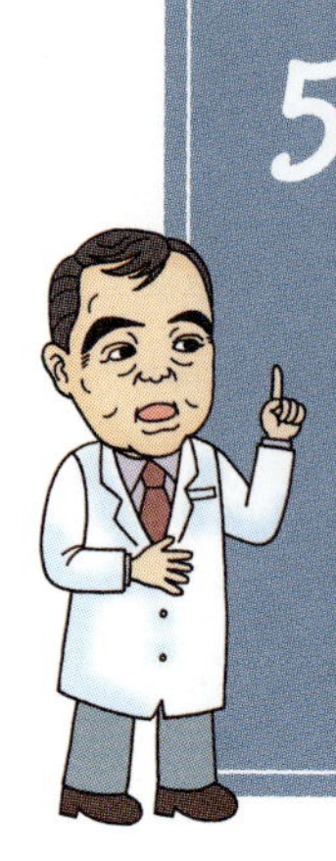

葛根湯はIFNにより誘導されるIL-1 αを抑制（文献）することなど，現在までの漢方薬の薬理学的作用の検討を基にその機序を図示すると，図2-15（白木公康：医学のあゆみ．別冊．34-38，2003）のようになります．一方，アスピリンはアラキドン酸カスケードの下流のシクロオキシナーゼからPGE2に至る経路を抑制することが知られていますので，**葛根湯**のサイトカインに対する効果はアスピリンとは別の機序であることがわかります．さらに自験の検討で，**葛根湯**を服用して顕著な発汗が認められた症例では，NK細胞活性が上昇していることも確かめられています．ウイルス感染に基づく生体の異常に対して効果的であることが，これらの検討で次第に明らかになってきていることは，臨床の実感をよく反映していると思います．

文献：
Kurokawa, M. et al. : Kakkon-to suppressed interleukin 1 α production responsive to interfern and alleviated influenza infection in mice. J. Tradit. Med., 13:201-209, 1996

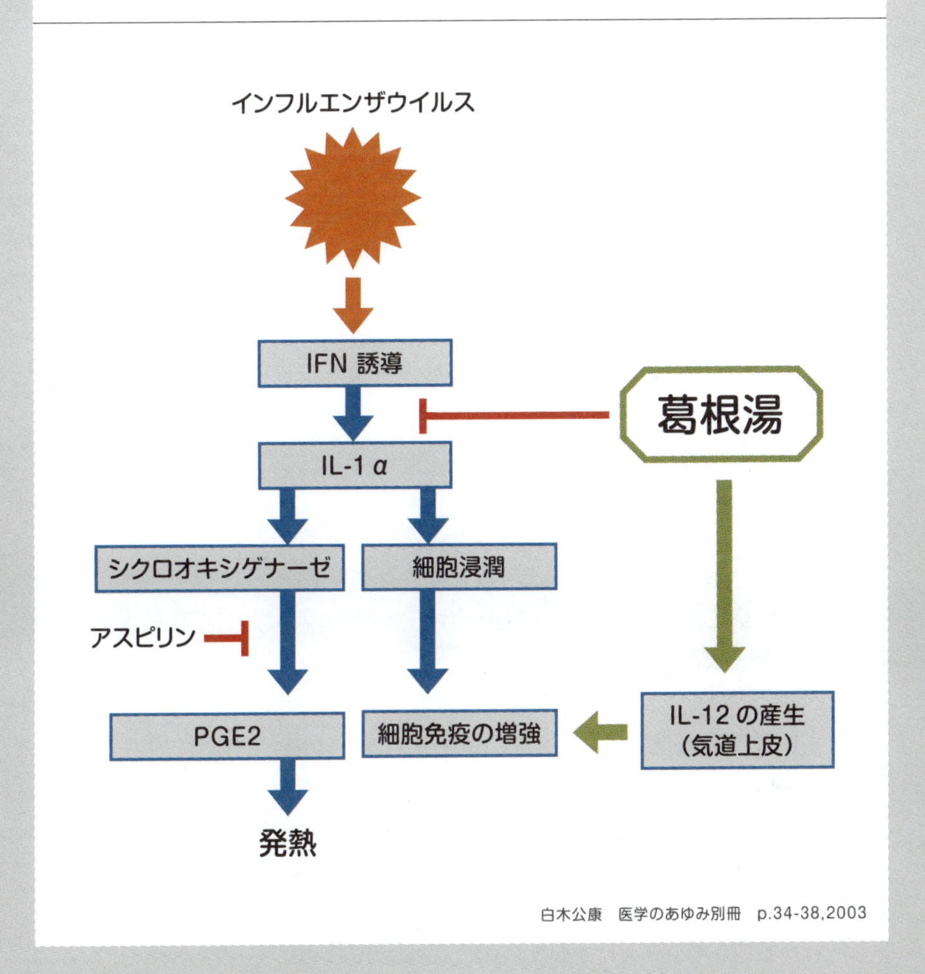

図 2-15
葛根湯の作用機序
インフルエンザウイルス
IFN 誘導
葛根湯
IL-1 α
シクロオキシゲナーゼ
細胞浸潤
アスピリン
PGE2
細胞免疫の増強
IL-12 の産生
（気道上皮）
発熱
白木公康　医学のあゆみ別冊　p.34-38,2003

Point!

第2章のポイント

1. 漢方医学は基礎理論として陰陽・虚実・寒熱・表裏の理論をもっている．これらの概念は治療方法を考案する上での手掛かりとなっている．西洋医学の病理学的病態認識とは一線を画している．

2. 陰陽理論は日本漢方と中医学では大きくその概念が異なっているが，臨床の経験からそれぞれ役立つ場面を有している．日本漢方の『陰虚証』と中医学の『陰虚』とはその症候が逆転していることに，その違いがよく現れている．

3. 虚実の概念では，日本漢方と中医学の双方の概念を統一すると臨床の経験とよく合致する．体質的側面，体力的側面，病気の勢いの3方向の視点から病態を観察し，治療方法の選択となる．

4. 寒熱の概念は西洋医学で捉えきれない病態の把握に役立ち，とくに『寒証』の概念は西洋医学の視点が希薄な病態である．例えば「冷え症」「ほてり」「冷えのぼせ」は西洋医学では捉えどころのない病態としてしか扱えない．

5. 表裏の概念によって人体のどの部分に病気の主座があるのかを考察し，主として治療する場所が『表』にあるのか『裏』にあるのかを明らかにしいる．病態の主座が『表』にあるのか『裏』にあるのかで，自ずと治療方法が異なることは自明のことである．さらに『表』は皮膚附属器などの機能，『裏』は消化管を意味する場合がある．

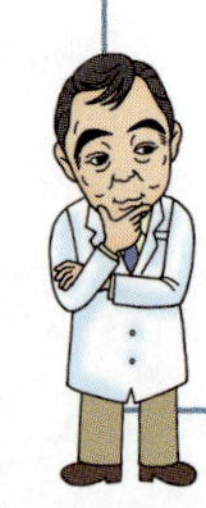

第3章

六経理論

第2章の図 2-14 の症例 16（p.107）は高熱が出現した症例でした．熱性疾患をみたら六経理論（六病位の理論）を応用して対応します．傷寒論の理論です．ただ，日本漢方では熱性疾患ばかりでなく慢性疾患にも六病位の理論として応用されています．

熱性疾患に対して西洋医学は，発熱の原因がウイルスなのか，細菌なのか，はたまた自己免疫疾患なのかと，さらにはどんなウイルスなのか，どんな細菌なのかと詳細に検索しています．原因が明らかになればおおよその予後が明らかになって，一応の解決ということになります．如何に漢方医学に手練れの医者でも，予後判定には漢方医学理論だけでは不足です．予後の診断には，西洋医学的解析が欠かせません．逆に西洋医学的な医学の進化は予後を見きわめることが最重要課題であったといえるかもしれません．

実は，ここに西洋医学の一つの弱点がみえてきます．少々乱暴な視点ですが，病理学的病名を追い求めるが故に，病名が決まるとその時々の病人の個性を軽んじる素地が生まれてしまいます．また，時間経過を追って変化する病態を捉えるという作業が疎かになりかねません．漢方医学に習熟することの価値はこのあたりにもそうです．同じ病名でも‘虚証’なのか‘実証’なのか，病態の性質は‘寒証’なのか‘熱証’なのかを見きわめて，個々の症例に合わせて治療に進みます．さらに，時間経過とともに病態が変化することを捉えて治療方法を選択するのが傷寒論の‘六経理論’です．病態に時間軸を加味して治療方法を選択することに腐心しています．‘徹底的に治療学’であるといわれる所以です．

コラム5 傷寒論

傷寒論は，神農本草経，黄帝内経と並び漢方医学の三大古典の一つであり，後漢末期に現在の中国河南省南陽県の出身とされている張仲景が著したとされている．元は《傷寒雑病論》であり，西晋時代になって王叔和によって再編集された．この傷寒雑病論の『傷寒』の部分が《傷寒論》として今に伝わり，雑病を扱った部分が《金匱要略》として伝わっ ている．

現伝している傷寒論には《宋板傷寒論》《金匱玉函経》（いずれも宋代に校正医書局によって校定出版された），《註解傷寒論》（成無己），《康平傷寒論》《康治本傷寒論》などがある．古来「その言，精にして奥．その法，簡にして詳」とされ，簡略であるが故に時代とともに著されている病態に対してさまざまな解釈が付与されている．

われわれの医学が進化するにしたがって解釈が変わることからも，傷寒論は進化しつづけるとも考えられる．正に奥義が簡略な文体のなかに閉じ込められているようでもある．

わが国では江戸時代中期より古方派の勃興をみて，俄かに傷寒論への回帰の機運が高まり，現在でも漢方医学を語るにもっとも重要な古典となっている．現在の中医学では，傷寒論の理論と，清代に始まった《温病論》を統合して熱性疾患に対する理論として用いられているが，わが国では傷寒論を『六病位』の理論として急性熱性疾患ばかりでなく，慢性疾患にも広く応用している．

Ⅰ．傷寒論医学

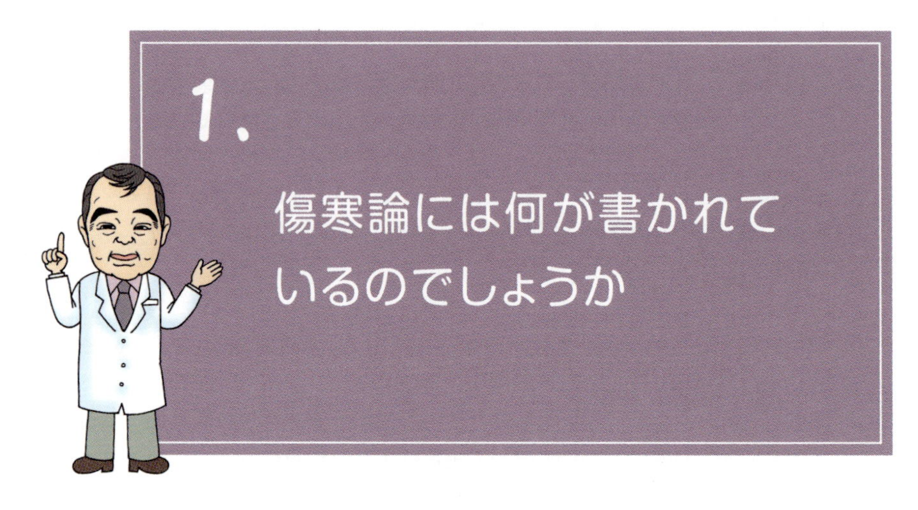

1.
傷寒論には何が書かれているのでしょうか

■1　ストレス学説と傷寒論の類似

傷寒論では**図 3-1** に示すように，熱性疾患を‘太陽病期’‘少陽病期’‘陽明病期’‘太陰病期’‘少陰病期’‘厥陰病期’の６つの病期に分けて，それぞれの病期に対応した治療方法を解説しています．

多くの場合，熱性疾患は‘太陽病期’に始まり，‘少陽病期’‘陽明病期’‘太陰病期’‘少陰病期’‘厥陰病期’の順に進行するとされています．ただし，熱性疾患の初発は‘太陽病期’以外の‘太陰病期’，また‘少陰病期’から始まる場合も稀ではありません．‘少陰病期’から始まる場合をとくに‘直中の少陰’と呼び，感冒の初期でも**葛根湯**ではなく**麻黄附子細辛湯**が適応する病態であることに注意喚起しています．

この傷寒論の理論・治療戦略と，1952 年に発表されて，当時の医学界を一世風靡したハンス･セリエのストレス学説が奇妙に附合しています．ストレス学説は人体に掛かるストレスを自律神経系で説明しています．ここではインフルエンザ感染症を例にとってみます．**図 3-2** をご覧ください．

ストレス学説は科学的な思考から生まれた概念で，警告反応の時期を副交感神経緊張から交感神経緊張に切り替わる時点としていますが，傷寒論

図 3-1

六経理論

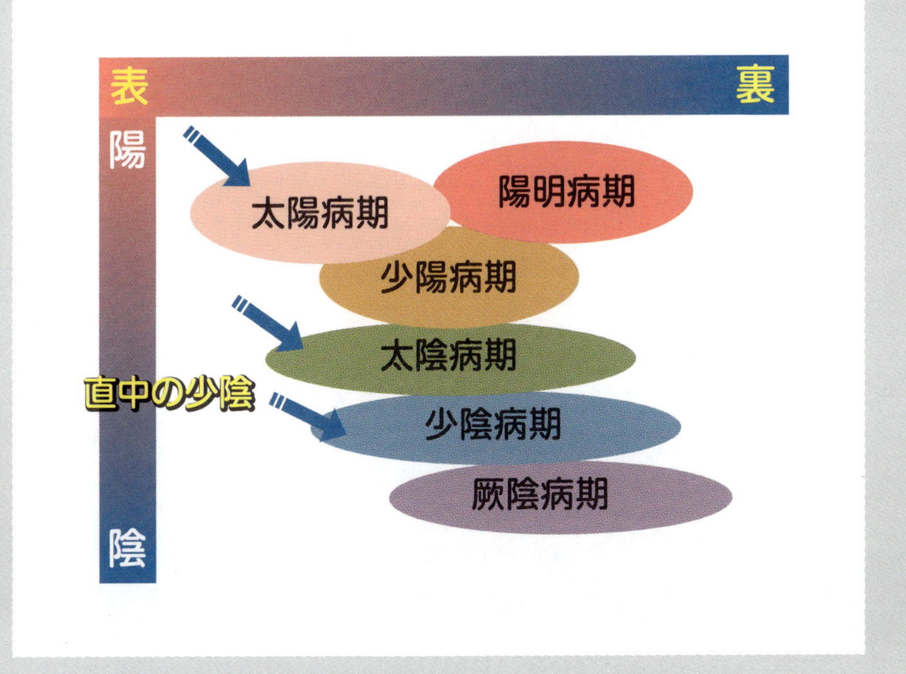

は治療の視点で捉えていることから少々のずれが生じています．おおよその類似をインフルエンザ感染を例にとってみてみます．

i）警告反応

インフルエンザ・ウイルスが咽喉粘膜に付着すると，「なんとなく怠い」「ぞくぞくする」「風邪を引いたかな」などの症状が出現しますが，これがストレス学説の警告反応です．自律神経系が副交感神経優位の状態となります．傷寒論でいう‘太陽病期’にあたります．

ii）抵抗期

つづいて抵抗期です．交感神経系が優位になった状態です．傷寒論の‘少陽病期’‘陽明病期’にあたります．

iii）疲弊期

インフルエンザ感染によって体力が消耗してくると疲弊期に入り，再び副交感神経系に傾きます．傷寒論の‘陰病期’にあたりますが，傷寒論ではさらに‘太陰’‘少陰’‘厥陰’の各病期に細分化して病態を捉えています．

■2　傷寒論ではさらに治療方法まで記載されている

ハンス・セリエはストレスによる自律神経系の変化を明らかにしましたが，1800年前に書かれた傷寒論には，すでにその病態の変化が記載されていました．さらに，それぞれの病期に合わせた治療方法まで述べられています．警告反応期（≒‘太陽病期’）は麻黄剤が主役になりますが，麻黄は周知のごとく交感神経緊張の方向へ導きます．すなわち，麻黄が配合されている漢方薬で，副交感神経緊張状態を改善させる方向に導いていることになります．抵抗期のうち‘少陽病期’では柴胡剤を中心に治療します．柴胡自体に中枢神経系の抑制効果が確認されています．これは交感神経の緊張を緩和していると考えられます．

同じく抵抗期の‘陽明病期’に使われる漢方薬の代表が**大柴胡湯**や**大承気湯**です．**大柴胡湯**は柴胡剤であり，**大承気湯**の構成生薬は大黄・芒硝・枳実・厚朴です．枳実・厚朴の組み合わせは鎮静・鎮痙の効果が確認され，やはり交感神経の緊張を解す方向に導きます．つづいて疲弊期（≒‘陰病期’）です．陰病期のもっとも特徴的な‘少陰病期’に使われる代表的漢方薬が

図 3-2

ハンス・セリエのストレス学説と傷寒論

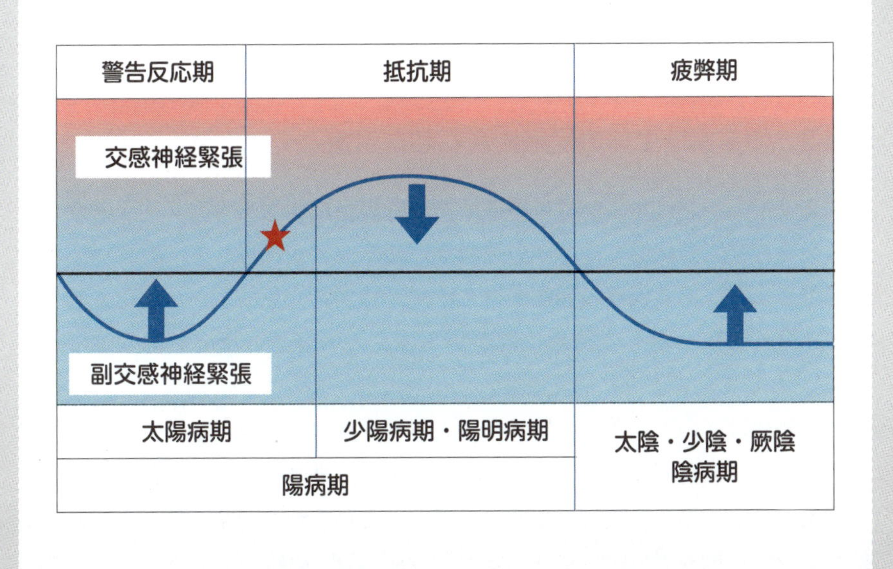

麻黄附子細辛湯です．またまた麻黄剤です．副交感神経優位に振れた自律神経系を戻そうとしていることがみてとれます．ストレス学説の自律神経系の振れ方からだけでも，漢方薬の有効性と理論の的確性に驚嘆させられます．

■3　漢方薬は生体の反応に合わせた治療

ここで，インフルエンザに感染した場合の自然経過を考えます．初期の副交感神経緊張状態では，体の違和感，悪寒などが出現して，発熱反応が出現します．ある程度の発熱が得られて，代謝系，免疫系が活性化されると，発汗して解熱して治癒に向かいます．この発熱の反応を傷寒論では‘是’としているように思えます．

傷寒論はこのウイルスに抵抗する人体のシステムに合わせて，それを援護するように治療することを指示しています．発熱する時期に**葛根湯**，**麻黄湯**といった温める漢方薬を使えと指示しているからです．熱感と悪寒をくり返す状態を‘往来寒熱（おうらいかんねつ）’と称して‘少陽病期’の特徴であり，そろそろ熱の処理が必要な時期になると柴胡剤が適応します．稽留熱，弛張熱の時期を‘陽明病期’と定義して，熱の処理に向かいます．熱で人体が消耗することを回避させようとしているようです．病態が遷延して疲弊期に入るすと，生体のシステムを立て直すことを目的とした漢方薬の適応が指示されています．経過の全体を通して，生体の防御システムに即応しての治療であることが窺われます．

■4）太陽病期と少陽・陽明病期の境は‘発汗’が目安となる

図 3-2 をみますと，‘太陽病期’は交感神経の緊張の時期まで入り込んでいます．★で示した時期はすでに交感神経緊張状態となっていますが，この時期に麻黄剤を投与することが適切なのでしょうか．前述の生体の免疫システムの考察からは，まだ交感神経を緊張させようとしています．したがって，その生体のシステムに合わせて麻黄剤でそのシステムを援護していると考えれば納得できます．

‘太陽病期’の麻黄剤から，‘少陽病期’‘陽明病期’の漢方薬への変更点を発汗が始まる時期と考えると，**葛根湯**，**麻黄湯**は発汗が始まればもう用済みとなるわけです．その使用目標が‘悪寒’‘無汗’だからです．発汗が始まっていればすでに次の処方にしろ，との指示になるわけです．

無論，‘太陽病期’においても発汗の状態をみることがありますが，この場合には‘表虚’と捉えて**葛根湯**，**麻黄湯**で発汗させ過ぎるのは不利として，**桂枝湯**などで対応することを指示しています．実は**桂枝湯**も発汗剤です．ジトっとした不快な発汗に対して，穏やかにもう少し発汗を促して，さっぱりさせる効果が感じられます．時間軸を考慮した治療戦略とともに，個々の体力・体質に合わせた治療戦略をもっているといえます．

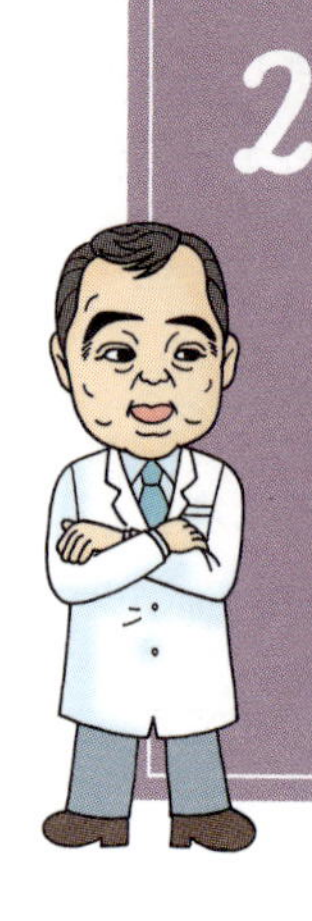

2. ‘陽病期’の病態と代表的漢方薬をみてみましょう

（表 3-1，表 3-2）

■ 1　太陽病期

i ）病態

熱性疾患の初期で，病の主座がまだ‘表’にあると表現される病態です．病証は悪風，悪寒，頭痛，項背部のこり，ふしぶしの痛みなどの症状が出現する病期です．‘脈診’では‘浮脈’であり，発熱の状況では‘数脈’となります．合わせて‘浮数脈’と表現します．‘脈診’の‘浮脈’や‘数脈’は比較的わかりやすい脈象なので，熱性疾患に遭遇したらぜひ‘脈診’を試みてください．‘浮数脈’を感知したら‘太陽病期’かな，と考えてください．

悪風とは風が吹くと寒気を感じ，悪寒は風が無くとも寒気を感ずることを指します．また，傷寒論には‘中風’と‘傷寒’という 2 種類の病態が現れています．金匱要略でいう‘中風’とは脳血管障害類似の病態を指していますが，傷寒論でいう‘中風’とは自汗（自然に発汗）と‘緩脈’を特徴とし，より軽症の病態を指します．『太陽病，発熱汗出で，悪風，脈緩の者は，名づけて中風と為す』とあります．‘脈緩’が穏やかな病態であることを暗示しています．‘虚実’の項（p.70 参照）で述べたように，病気の場が軽いときには‘虚証’と判断するとしたように‘中風’と診断されれば**葛根湯・麻黄湯**よりも**桂枝湯**が適応する病態を指しています．‘傷寒’は悪寒などの症状が激しい病態を指し，とくに高熱があれば‘浮数脈’に‘緊脈’（下から

表 3-1

陽病期の病態

病期	病位	病態
太陽	表	悪寒・悪風，項背部のこり，ふしぶしの痛み 浮数脈
少陽	半表半裏	往来寒熱，心煩，食欲不振，悪心・嘔吐 白舌苔，沈脈・弦脈，腹診で胸脇苦満
陽明	裏	稽留熱・弛張熱，熱厥，便秘，尿量減少 譫妄，口渇，顔面紅潮 乾燥舌・黄舌苔．脈は有力 腹診で心下痞鞕

表 3-2

陽病期の代表的漢方薬

病期	虚実	代表的漢方薬
太陽	実証	葛根湯，麻黄湯，大青竜湯
	虚実間証	桂麻各半湯，桂枝二越婢一湯
	虚証	桂枝湯，参蘇飲，香蘇散，小青竜湯
少陽	実証	大柴胡湯，黄連解毒湯，麻杏甘石湯
	虚実間証	四逆散，小柴胡湯，半夏瀉心湯，清肺湯
	虚証	柴胡桂枝湯，柴胡桂枝乾姜湯
陽明	便秘	大承気湯，三黄瀉心湯，調胃承気湯
	＋瘀血	桃核承気湯，通導散，大黄牡丹皮湯
	口渇	白虎加人参湯
	尿量減少	猪苓湯，竜胆瀉肝湯

叩いてくるような脈象です）の要素が混在してくる場合が多く，これを‘浮緊数脈’と表現します．

ii）適応する漢方薬

実証：葛根湯，麻黄湯，大青竜湯が適応します．**大青竜湯**は**麻黄湯**でも発汗が得られないような‘実証’の極にある場合に使用する漢方薬で，顆粒剤では**麻黄湯**と**越婢加朮湯**を合方して作ります．だたし，麻黄の量が過量となるので，動悸，胃腸障害，不眠，尿閉に留意する必要があります．朝夕２回の服用に止める考慮も必要になります．

虚実間証：桂麻各半湯，桂枝二越婢一湯が適応する病態です．**桂麻各半湯**は**麻黄湯**を使いたい症候があり，すでに軽度の発汗が現れた場合に適応します．症候が‘太陽病期’（本来は悪寒・悪風）を示しているのに熱感のほうを強く訴え，発汗している場合には**桂枝二越婢一湯**が適応します．**桂枝二越婢一湯**は**桂枝湯**に麻黄・石膏が加味された処方で，石膏によって清熱し，麻黄・石膏で止汗の方向に導きます．**大青竜湯**の杏仁を芍薬に置き換えた生薬構成で，‘虚実間証’に適応します．咳嗽があれば杏仁が配合された**大青竜湯**のほうが適しています．

虚証：胃腸虚弱など‘虚証’と判断されれば**桂枝湯，参蘇飲，香蘇散**が適応し，水様性鼻汁や水様性の喀痰があれば**小青竜湯**が適応します．悪寒，咳嗽，項のこりがあり，胃腸虚弱もあって‘虚証’と診断される患者さんの感冒の初期にもっとも頻用される漢方薬は**参蘇飲**です．**葛根湯**を使いたいが，麻黄が心配というときに役立ちます．ぜひ試してみてください．

■2　少陽病期

i）病態

病の主座が‘半表半裏’に位置する，あるいは‘表’から‘半表半裏’に侵入した病期を‘少陽病期’と捉えます．熱状（‘寒熱’の状態）は悪寒と熱感が交互に出現する状態が特徴的です．これを‘往来寒熱’と表現します．**表3-1**に示す‘心煩’とは「胸苦しい」「胸中が落ち着かない」「咳が出そうな感じ」など，胸部・胸中の不快感を表現したものです．‘少陽病期’でもっとも特徴的な症状は，食欲不振，悪心・嘔吐です．すなわち，消化器症状が出現した病期を指します．‘胸脇苦満’（胸部～胸脇および上腹部の重苦しい詰まった感覚）も‘少陽病期’を特徴づける自覚症状です．さらに腹診での季肋下の圧痛・抵抗もまた‘胸脇苦満’と表現します．自覚症状と他覚所見を同じ用語で表現しているのが，現代医学からすると厄介ですが，このまま使っていきます．

まとめていうと，熱性疾患で上腹部の胃腸症状が現れたら‘少陽病期’をまず考えます．

ii）適応する漢方薬

実証：大柴胡湯，黄連解毒湯，麻杏甘石湯が適応です．**大柴胡湯**と**黄連解毒湯**は‘熱’と消化器症状に応用しますが，**麻杏甘石湯**は熱と咳嗽に適応があります．

虚実間証：四逆散，小柴胡湯，半夏瀉心湯，清肺湯が代表的漢方薬です．**四逆散**には柴胡・芍薬・枳実・厚朴の４つの生薬が配合されています．黄芩による間質性肺炎や肝機能障害はよく知られていますが，この**四逆散**は黄芩が入らない柴胡剤という特徴をもち，黄芩にアレルギーがある症例には便利な柴胡剤です．また，構成生薬が少ないことから，ほかの漢方薬との合方に頻繁に使われています．

虚証：柴胡桂枝湯，柴胡桂枝乾姜湯などが適応します．**柴胡桂枝湯**は**小柴胡湯**と**桂枝湯**の合方です．**小柴胡湯**は‘少陽病期’の漢方薬，**桂枝湯**は‘太陽病期’の漢方薬です．そこで‘太陽病期’と‘少陽病期’の‘併病’の状態に適応すると解釈されています．すなわち，頭痛と食欲不振が同時に現れた病証です．**柴胡桂枝乾姜湯**は柴胡剤のなかでもっとも温める力の強い漢方薬です．‘陽病期’ですから一般的には‘清熱’を期待するのですが，‘少陽病期’のほかの特徴を具えて，なおかつ‘寒証’にある病証に適応があります．

■3　陽明病期

i）病態

病が‘裏’に入り，‘裏熱’の症候を示す病態を指します．傷寒論では『陽明の病たる，胃家実是なり』とあり，胃腸系に病態の主座があり，おおよそ便秘に偏ると解釈すれば納得できます．病証としては，口渇，排便少なく，尿量減少，顔面紅潮，舌の乾燥などがあり，現代医学的には脱水かな？と思わせる病態です．表 3-1 に稽留熱，弛張熱とありますが，漢方医学的には‘身熱’(体表の熱で高熱を指す)，‘悪熱’(強く暑がる熱を指す)，‘潮熱’(じわじわと熱が高くなる様子を指す) などと表現されます．‘熱厥(ねっけつ)’とは体が熱くて手足が冷えている症候を指します．‘表裏’の項 (p.100 参照) で前述したように，譫妄など中枢神経系の症状も‘陽明病期’の症候として捉えています．

この病期を一言でいうと，「脱水かな」と考えさせられる病証です．これを診たら‘陽明病期’としてください．

ii）適応する漢方薬

ほとんど‘実証’向きの漢方薬が使われます．‘清熱作用’のある石膏，柴胡，黄連，黄芩，大黄などが構成生薬となっている漢方薬が用いられます．承気湯類 (**大承気湯**，**小承気湯**，**調胃承気湯**)，大黄を含む‘駆瘀血剤(くおけつざい)’(**桃核承気湯**，**大黄牡丹皮湯**，**通導散**)，白虎湯類 (**白虎湯**，**白虎加人参湯**)，‘熱’と‘水毒’に対する利水剤 (**猪苓湯**，**茵蔯蒿湯**，**竜胆瀉肝湯**) などが適応します．

iii）陽明病期の症例

図 3-3 の症例 17 は，腹痛と発熱の症例です．日常的に頻繁に遭遇する病態ですが，どうも虫垂炎のようです．漢方医学的には‘陽明病期’‘瘀血’と診断され，右の下腹部圧痛が顕著であったことから**大黄牡丹皮湯**を処方しました．当初から虫垂炎が疑われましたので，血液検査を至急でオーダーして，次の朝一番で来院するよう約束しておきました．すると穏やかな表情で来院．「ほどよい排便があり，腹痛もだいぶよい」と．しかし，届いた至急の検査で高度の炎症所見が得られましたので，抗生物質の点滴を開始することにしました．3 日後の 8 月 7 日には症状が改善．発熱なし．検査で炎症所見も軽快していましたので，抗生物質は中止．**大黄牡丹皮湯**を 4 日分処方して治療終了としました．

こんな症例を日々経験しています．漢方薬の即効性が実感できる場面です．意外とダイナミックに効いているのかもしれません．ただし，漢方が抗生物質を発見できなかったことは真に残念です．抗生物質と漢方薬の併用療法は，わが国の医療のもっとも得意とするところかもしれません．十分に活用していただきたいところです．

図 3-3

症例 17．33 歳　女性

主訴	腹痛
既往歴	胆石症
現病歴	X 年 7 月 27 日腹痛出現して近医受診．PPI，ドンペリドン，整腸剤を投与された．腹痛の改善がなく，37.4℃の発熱が出現して 8 月 4 日に来院．
身体所見	身長 166.5cm，体重 53kg，体温 37.9℃，血圧 97/42mmHg，脈拍 81/ 分．腹部全体に圧痛を認めた．
検査所見	ESR 80mm/ 時，CRP 20.17mg/dL，WBC 13710/μL.
漢方所見	腹痛で苦悶様表情．発汗．舌は黄白苔，舌下静脈怒張（++）．排便少量．腹痛のために食欲なし．浮緊数．臍上悸，右下腹部に圧痛．
証と処方・経過	陽明病期・瘀血． 8 月 4 日：熱証．右下腹部の圧痛を目標に大黄牡丹皮湯を処方． 8 月 5 日：約束どおりに午前中に来院．体温 36.8℃．排便あり．腹痛軽減．高度の炎症反応のため抗生物質を追加点滴． 8 月 7 日：ほどよい排便があり，腹痛軽快．赤沈 50mm/ 時，CRP 1.69mg/dL，WBC 7790/μL．抗生物質終了．大黄牡丹皮湯を 4 日分投与で治療終了とした．

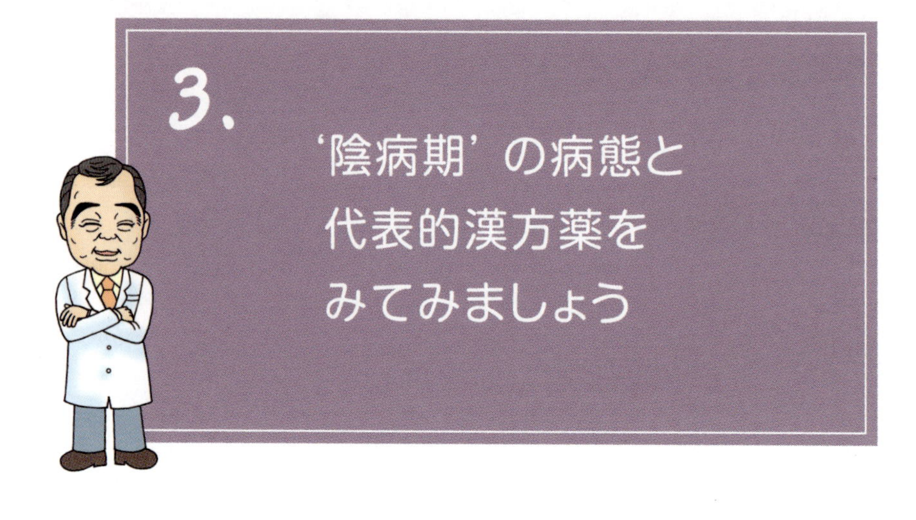

3.
'陰病期'の病態と
代表的漢方薬を
みてみましょう

'陰病期'の特徴は'少陰病期'に顕著に現れていますので，'少陰病期'だけご記憶いただくとおおよその見当がつきます．

■1　太陰病期

i）病態

'裏寒証'の病態を指していますが，'寒証'が少しばかり'表'にも現れている病態です．ただし，この場合の悪寒は軽度であり微寒と表現したいところです．熱性疾患でも直接この病期から始まる場合もありますが，通常は罹病期間がやや長くなり，気力減退と'裏寒'に基づく悪心・嘔吐，腹満，下痢，腹痛など消化器症状が前面に出てきた病証と捉えることができます．'少陽病期'の病証にも悪心・嘔吐，心窩部不快感が現れますが，'少陽病期'は原則的に胸脇の'熱証'です．'太陰病期'は熱感がなく冷えに傾いていること，下痢がよりはっきりしていることなどで鑑別します．

ii）適応する漢方薬

治療は症状と'腹診'（腹壁の状態）から漢方薬を選択します．'太陰病'で心窩部に抵抗があれば（'心下痞鞕（しんかひこう）'）**人参湯**，**呉茱萸湯**などが適応し，'腹皮拘急'（腹直筋攣急）が認められれば桂枝加芍薬湯類（**桂枝加芍薬大黄湯**，**小建**

表 3-3

陰病期の病態

病期	病位	病態
太陰	表～裏	気力減退，冷えや貧血様の症状 悪寒，下痢，悪心・嘔吐，心窩部不快感 沈細脈・弱脈．心下痞鞕，腹皮拘急
少陰	表～裏	全身倦怠感，悪寒，四肢末梢の冷え 下痢，食欲不振，顔面蒼白，微細弱脈
厥陰	表～裏	意識レベルの低下，精神不穏 完穀下痢，顔面紅潮，四肢の寒冷

表 3-4

陰病期の代表的漢方薬

病期	虚実	代表的漢方薬
太陰	虚実間証	桂枝加芍薬大黄湯，桂枝加芍薬湯
	虚証	桂枝人参湯，人参湯，苓姜朮甘湯
少陰	虚実間証～虚証	麻黄附子細辛湯
	虚証	真武湯
厥陰	虚証	四逆湯，茯苓四逆湯（人参湯＋真武湯）

中湯，当帰建中湯，黄耆建中湯，帰耆建中湯**）が適応します．これらに類似して腹壁の軟弱性と冷えを目標に使用される**大建中湯**も‘太陰病期’の処方であり，この**大建中湯**を含めて建中湯類とも呼ばれています．また，**当帰四逆加呉茱萸生姜湯**，**当帰芍薬散**などの補血剤も‘太陰病期’の処方と位置づけられている漢方薬です．

iii）太陰病期の症例

過敏性腸症候群の漢方の基本薬が**桂枝加芍薬湯**です．便秘しても下痢しても使うことができます．図 3-4 の症例 18 は典型的な過敏性腸症候群の症例です．腹痛，下痢は軽快傾向を示したようですが，食欲が出ないということで，**桂枝加芍薬湯**と同様に太陰病期の処方とされる**六君子湯**を併用しました．**桂枝加芍薬湯**と**六君子湯**を合方すると**桂芍六君子湯**という漢方薬になります．腹脹などで西洋薬が使いづらいときには，漢方薬がもう一つの選択肢になり得ます．とくに過敏性腸症候群は漢方医学の得意な‘心身一如’の対応が役立ちます．

■2　少陰病期

i）病態

気力減退，冷えの状態がはっきりした病態で，‘陰病期’の代表的病態です．太陰病からさらに気力，体力が疲弊した病態です．傷寒論少陰病篇には『少陰の病たる，脈微細，但寝ん（ただいね）と欲す也』と記載されています．‘裏’ばかりでなく‘寒’が‘表’にも現れ，手足厥冷が出現し，全身的な冷えが特徴です．‘少陰病期’にも発熱はありますが悪寒ばかりを感ずることが多く，熱感を感じてもそれは気力，体力が疲弊した後の‘虚熱’と捉えて，‘陽明病期’に使用される清熱剤は避けるのが賢明です．体温計で熱があれば解熱剤となりがちな西洋医学では感知しない病態になります．疲労困憊と冷えを目標に‘少陰病期’を診断することになります．

ii）適応する漢方薬

適応する漢方は**麻黄附子細辛湯**，**真武湯**，**附子理中湯**（人参湯加附子）な

図 3-4

症例 18．57 歳　男性

主訴	腹痛
生活環境	2 児の父，代々つづく会社の社長
現病歴	X 年 3 月から下痢が持続．大学病院で過敏性腸症候群としてラモセトロン，ロペラミド等で治療されていた．ラモセトロンで腹脹．食欲不振，腹痛が改善しないと来院．ロペラミドのみ服用中
身体所見	身長 168cm，体重 63kg，血圧 122/81mmHg，脈拍 88/ 分．胸腹部に聴診上・触診上問題なし
漢方所見	穏やかな所作．薄白苔，舌質淡紅色．舌下静脈（+） 仕事で神経を使い疲労気味．生来の冷え症があるが辛くはない 腹痛があり，下痢となることが多い．沈細脈．腹皮拘急
処方と経過	太陰病期，虚実間証．腹皮拘急を目標に桂枝加芍薬湯を処方 1 ヵ月後：腹痛と下痢は軽快したが食欲が出ない．六君子湯を併用 6 ヵ月後：胃腸が蘇った．ロペラミドが不要になった 1 年後：時々ロペラミドを服用しているが良い状態だと

どすべて寒証用の漢方薬です．温めること，気力を補うことを目的とした漢方薬です．**麻黄附子細辛湯**はご高齢者の感冒（咽頭痛，悪寒，倦怠感，咳嗽，発熱）には欠かせない処方であり，**真武湯**は‘少陰病期’の**葛根湯**とも呼ばれています．

iii）少陰病期の症例

図 3-5 の症例 19 をご覧ください．この方は一人で自営業を切り盛りしています．疲労困憊しいるにもかかわらず，仕事に追われているようで，とにかく早く症状をとりたいとのことでした．**麻黄附子細辛湯** 1 剤に信用がおけなかった様子で，処方を受けた薬局から「抗生物質はどうした」「解熱剤も欲しい」と仰っていますが，と連絡が入りました．再度来院していただいて苦肉の策，クロルフェニラミン・ベタメタゾン配合薬を心ならずも処方，となりました．次の日にはすべての症状が改善して，3 日後に「お礼を」と来院された．さすが一人で商店を切り盛りしている方です．律儀な方でした．薬の説明書きからセレスタミンは鼻汁の薬，**麻黄附子細辛湯**が主役であったと理解していただいたようです．

■ 3　厥陰病期

i ）病態

臓腑の疲弊が極限に達した病態であり，‘裏寒証’の極致に相当します．‘陰陽’が錯雑し，却って顔面の紅潮（‘真寒仮熱’；病態の本体は‘寒証’で表面的には‘熱証’にみえる）や‘上熱下寒’（上半身のほてりと四肢の冷え）を観察することもあります．‘完穀（かんこく）下痢’とは‘脾虚’（消化機能の低下）の極致に相当し，完全な未消化便を排出し，‘消渇（しょうかつ）’（高度の口渇）が出現する病証です．治療手段として漢方薬しかなかった時代には，こんな病態も漢方薬で治療せざるを得なかったことは想像に難くありません．‘食欲不振があるからといって瀉下の治療をすると下痢が止まらなくなる’と傷寒論では注意喚起，警告しています．現代医学に慣れ親しんだわれわれにとっては，このあたりは十分に対応できる目をもっていると考えてよさそうです．

これらの症候からは重篤な病態が想像できますが，‘厥陰病期’に用いる

図 3-5

症例 19．69 歳　女性

主訴	悪寒
生活環境	ご主人が他界した後，自営業を引き継いで切り盛りしている
現病歴	X 年 10 月 18 日寒気がした．19 日倦怠感を感じ 38.2℃の発熱市販薬を服用．悪寒，咽頭痛，咳嗽，水様性鼻汁が辛く 10 月 20 日来院
身体所見	身長 155cm，体重 54kg，体温 37.4℃．血圧 100/78mmHg，脈拍 73/ 分．咽喉発赤．胸腹部に聴診上問題なし
漢方所見	顔面蒼白．舌無苔，舌質淡白色．舌下静脈（±） 仕事をつづけて疲労困憊．食欲はある．下痢なし．仕事が休めない 沈遅細弱脈．腹力軟
処方と経過	少陰病期，虚証．傷寒（熱性疾患）．麻黄附子細辛湯 1 剤を処方 「鼻水たらしていては仕事になんないので強力な西洋薬も欲しい」と．クロルフェニラミン・ベタメタゾン配合薬を追加 3 日後に来院．服用翌日にはすべての症状が改善した

漢方薬は必ずしも重篤な病態だけに使われるとはかぎりません．西洋学的病態判断から軽症と考えられる症例にも‘厥陰病期用’の漢方薬を処方する機会は少なくありません．

ii）適応する漢方薬

温めることによって臓腑の機能回復を図ることがもっとも重要で，**茯苓四逆湯**，**通脈四逆湯**，**通脈四逆湯加猪胆汁湯**などが適応します．**茯苓四逆湯**は**真武湯合人参湯**で類似処方となり頻繁に使用しています．

iii）厥陰病期に対する処方が役立った症例

図 3-6 の症例 20 は，手術をくり返し，短腸による消化不良に陥った症例です．西洋医学的には中心静脈栄養に頼る以外に方法がありません．漢方医学的には‘厥陰病期’と捉えることができ，治療手段をもっています．さすがに改善傾向が得られるまでには年余の服用が必要でしたが，少しでも食事が可能となって通院も 1 ヵ月に 1 度．ご本人にしてみれば漢方治療が福音となった症例です．

図 3-6

症例 20．70 歳　男性

主訴	下痢
既往歴	消化器癌にて 4 回の手術
現病歴	X 年 3 月 10 日，連日の点滴が必要との紹介状を持参して来院
身体所見	身長 166cm，体重 42kg，体温 37.2℃，血圧 106/80mmHg，脈拍 84/ 分 胸部に聴診上問題なし．腹部は手術痕が 3 ヵ所
漢方所見	顔面土気色．舌無苔，舌質淡白色．舌下静脈（±） 食欲はあるが食事はほとんどそのまま下痢（下痢清穀）．ほてりを感じる 体力消耗状態．沈微細弱脈．手術痕のため腹診不能
処方と経過	厥陰病期，虚証．真寒仮熱．茯苓四逆湯を処方 半年後：便が固まってきた 1 年後：中心静脈栄養を週 3 回とした 5 年後：中心静脈栄養は週 1 回となり，粥食が可能となっている

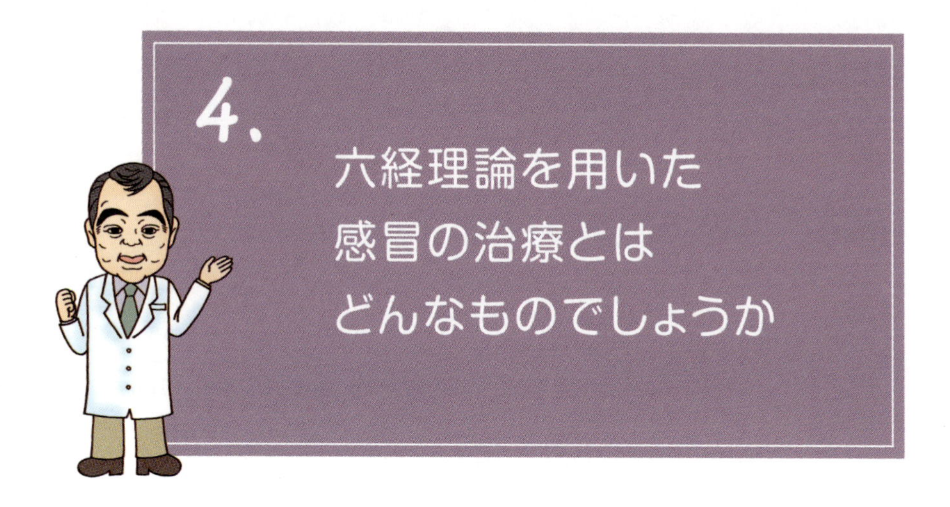

4. 六経理論を用いた感冒の治療とはどんなものでしょうか

通常の感冒のほか，インフルエンザ，上気道炎，気管支炎など，ごく一般的な熱性疾患の治療に対して傷寒論の理論を中心に据えると，もう一つの治療世界がみえてきます．‘心ここにあらざれば視れども見えず’ということが実感されます．

われわれが日常診療で風邪と認識する病態のほとんどは，傷寒論の六経理論では‘陽病期’にあたります．例外的に‘少陰病期’の**麻黄附子細辛湯**を使用すべき病態を頭の隅に残しておく必要があります．

表 3-5 に初期の感冒，**表 3-6** に感冒の中期に頻用される漢方薬の使用目標と注意点をまとめてみました．現在使用可能な漢方薬がどんな病態に適応するかをチェックしておくと，漢方薬の効果を実感していただけると思います．

これらの漢方薬と西洋薬の抗生物質や去痰剤との併用はきわめて有用ですが，解熱鎮痛薬の併用は必須ではありません．漢方治療によって‘自然に’‘速やかに’解熱することが多く，解熱鎮痛薬はむしろ回避したほうがよさそうです．

表 3-5

初期の感冒（インフルエンザ等）に対する頻用漢方薬

漢方薬	使用目標	備考
表に病態の主座がある（太陽病期）		
桔梗湯	咽頭痛	弱い去痰・鎮咳作用
葛根湯	項のこり，頭痛	軽い鎮咳作用
参蘇飲	葛根湯証で虚証	高熱には不向き
麻黄湯	ふしぶしの痛み，咳嗽	強い作用．発汗・胃弱・虚証には注意
桂麻各半湯	麻黄湯証＋発汗 or 胃弱	麻黄湯＋桂枝湯で作る
桂枝二越婢一湯	熱感，発汗，ふしぶしの痛み	桂枝湯と越婢加朮湯を 2：1 の割合で混合する
桂枝湯	頭痛，気分の不快感	咽頭痛や鼻汁に対する作用はない
小青竜湯	薄い鼻汁，軽い咳嗽	弱い去痰，弱い清熱作用
表裏ともに病態がおよんでいる（少陰病期）		
麻黄附子細辛湯	悪寒，倦怠感，咽頭痛	咳嗽ほか感冒症状に有効

表 3-6

中期の感冒（インフルエンザ等）に対する頻用漢方薬

漢方薬	使用目標	備考
胃腸症状出現期（少陽病期）		
小柴胡湯加桔梗石膏	食欲低下・熱感・咽頭炎	鎮咳・去痰作用は少ない
五苓散	口渇・嘔気・尿量減少	小児の発熱・嘔吐に有効
辛夷清肺湯	鼻汁・鼻閉・後鼻漏	感染後の急性副鼻腔炎
柴胡桂枝湯	食欲低下・熱感・頭痛	鎮咳・去痰作用はない
高熱持続（陽明病期）		
白虎加人参湯	稽留熱・発汗・口渇	熱以外の症状には無効
大承気湯	便秘・精神神経症状	鎮咳・去痰・鼻汁・鼻閉には無効

■1　初期の感冒（太陽病期，直中の少陰病期）に対する漢方薬

ｉ）**桔梗湯：**咽頭痛に専ら使用されます．アズレン製剤の含嗽剤でうがいした後に**桔梗湯**を濃い目に溶かして咽頭に置くように含んでいただくと咽頭の炎症に効果的です．桔梗には去痰・鎮咳作用が謳われていますが，その効果は弱いと考えてください．発赤，腫脹がみられる扁桃腺炎では抗生物質との併用がお薦めです．

ii）**葛根湯：**悪寒，無汗，項のこりが目標ですが，項のこりと頭痛が重要な目標となります．鎮咳作用は弱いので，咳嗽が併発していれば鎮咳薬の併用が必要です．

iii）**参蘇飲：葛根湯**証で，高齢者，胃腸虚弱の方に向いています．ただし，高熱や激しい症状があるときには効果が期待できません．

iv）**麻黄湯：**悪寒，無汗は**葛根湯**と同様ですが，ふしぶしの痛みがもっとも重要な目標です．インフルエンザには第1選択薬といってよいと思います．解熱時間を検討した日本内科医会のデータを図3-7に示しました．

ｖ）**桂麻各半湯：麻黄湯**証であることが基本です．少々発汗が始まっている場合や，胃腸障害，動悸などが心配される場合に適応となります．**麻黄湯**と**桂枝湯**を等量ずつ合方して作ります．

vi）**桂枝二越婢一湯：**悪寒がなく，熱感，発汗とふしぶしの痛みに適応しますが，鎮咳や去痰作用は望めません．**桂枝湯**と**越婢加朮湯**を２：１の割合で合方します．

vii）**桂枝湯：**傷寒論の基本処方で，冒頭に記載されている漢方薬です．効果が穏やかで，悪寒，悪風，発熱，発汗，頭痛などまさに太陽病期の病証ですが，激しい症状がないときに用います．

図 3-7

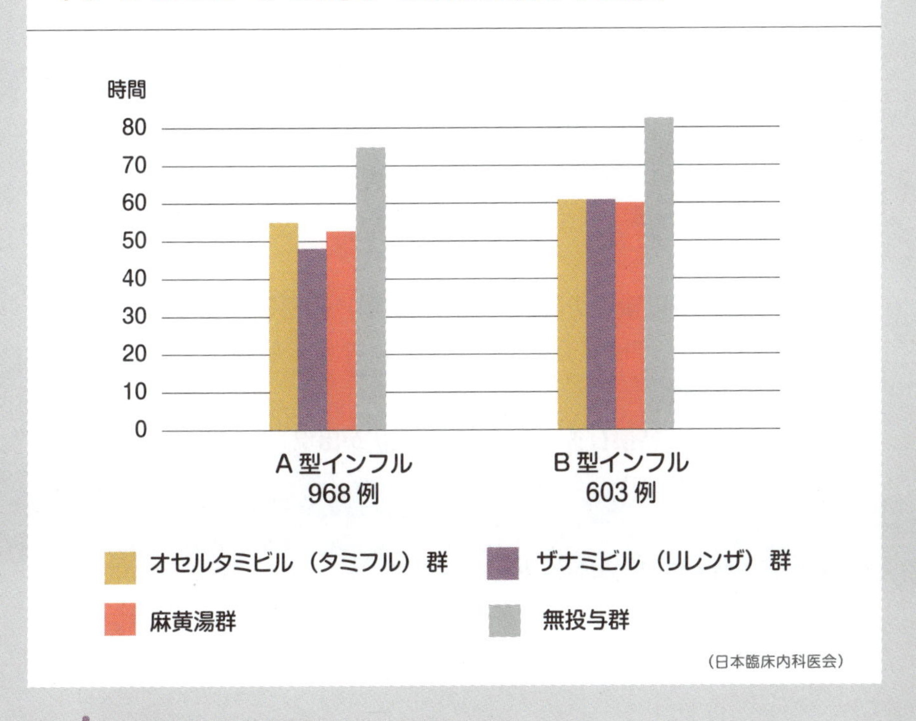

コラム 6 参蘇飲《和剤局方》

曲直瀬道三は「感冒の治療に葛根湯をもちいるのは，鶏を裂くに牛刀を以ってするようなものである」といって参蘇飲を推奨した．平安時代から安土桃山時代に活躍した曲直瀬道三は医を田代三喜に学び日本医学中興の祖とされ，「医聖」と称されることもある．もっとも有名な著作は『啓迪集（けいてきしゅう）』であり，安土桃山時代から江戸時代末まで曲直瀬流医学の隆盛を導いた．田代三喜や曲直瀬道三の医学は，唐・宋以降の書籍を拠りどころにする一派で後世派（ごせいは）と称する．これに対して江戸時代の名古屋玄医に始まるとされ，傷寒論への回帰を提唱した流派を古方派と称する．

ⅷ）小青竜湯：水様性鼻汁が適応になりますので，花粉症にも用いられています．

ix）麻黄附子細辛湯：強い悪寒・倦怠感が目標になりますが，体質・体力的に‘虚証’の方の，咽頭痛，咳嗽，水様性鼻汁など典型的な感冒症状すべてに効果的です．本間行彦の総合感冒薬との比較試験では，発熱，熱感，咳，痰が有意に早く改善することが示されています．とくに発熱は解熱鎮痛薬が配合されている総合感冒薬の半分の時間で改善してしまいました（日本東洋医学会雑誌．47（2）245-252.1996）

■2　発症数日以後（少陽病期，陽明病期）の感冒に対する漢方薬

発症数日以後（少陽病期・陽明病期）の感冒に対する漢方薬は**表 3-6** に示しているとおりです．

ｉ）小柴胡湯加桔梗石膏：発熱，胃腸症状が出現した時期で，咽頭痛がある方に適しています．

ii）五苓散：口渇，尿量減少など，発熱により水分代謝に影響が出てきた場合に有用です．とくに小児の発熱，嘔吐には頻用されています．服用が困難な場合には生理食塩水に溶解しての注腸も有用です．

iv）辛夷清肺湯：濃い鼻汁，鼻閉が主病変の場合に適応があり，感染後に長引く副鼻腔炎にはマクロライド系の抗生物質と併用してとくに有用です．

ｖ）柴胡桂枝湯：感染後に胃腸症状，熱感，頭痛が長引く場合に適応します．

vi）白虎加人参湯：清熱剤の代表です．ほかの感冒様症状に乏しく，熱が長引いている場合で，発汗，口渇が目標になります．尿量は保たれていることが五苓散との鑑別点です．

図 3-8

症例 21．43 歳　女性

主訴	発熱
既往歴	鉄欠乏性貧血，子宮筋腫，関節炎（抗 CCP 抗体 6.4）
現病歴	X 年 7 月 9 日から発熱．12 日に 39.6℃に上昇して近医受診 咽喉，胸部に異常なくロキソプロフェンが処方された 14 日になって両膝関節痛，左胸部から背部の痛みが出現したと来院
現症	身長 155cm，体重 54kg，体温 38.3℃，血圧 113/52mmHg，脈拍 97/ 分，整．胸腹部に異常所見なし
検査所見	WBC 5440/μL，CRP 18.32mg/dL，赤沈 47mm/ 時 抗 dsDNA 抗体，PR3-ANCA，MPO-ANCA すべて陰性
漢方所見	体格良好．元気はよい．舌に薄白苔．舌下静脈（±） 頭痛，熱感が強い．食欲あり．便通・排尿に異常なし．睡眠は十分 発汗を認める．浮数脈．腹力良好，臍上悸（+）.
経過	太陽病期，熱証，発汗から桂枝二越婢一湯（ツムラ社製桂枝湯 10g と越婢加朮湯 5g を混合）を処方 7 月 16 日：体温 36.9℃．関節痛なし．CRP 12.42mg/dL．廃薬 8 月 6 日：体温 36.2℃．症状なし．CRP < 0.05mg/dL. WBC 3750/μL

vii）**大承気湯**：稽留熱・弛張熱と便秘に傾いたときに適応し，精神神経系の症状にも対応します．使用頻度は少ないのですが，この漢方薬で病態が治癒すると，漢方治療の醍醐味が味わえます．

■ 3　熱性疾患の治療に六経理論が役立った症例

i）病態の主座が‘表’に居座って桂枝二越婢一湯が役立った症例

図 3-8 の症例 21 は，感冒様症状なく，ロキソプロフェン服用にもかかわらず発熱が持続して来院された患者さんです．以前の検査で抗 CCP 抗体のわずかな上昇の既往歴があり，ふしぶしと胸背部の痛みがあったためにリウマチ・膠原病の発症を疑って検査が施行されました．結果からは高度の炎症反応を認めるものの，リウマチ・膠原病は否定的でした．発症から 5 日が経過していましたが，漢方医学的症候からは‘太陽病期・熱証’と診断され，発汗が認められたことから**桂枝二越婢一湯**を処方しました．2 日後には解熱しています．CRP は 12.42mg/dL と未だ高値でしたが，ここで廃薬としました．16 日の再診日には症状なく，CRP ＜ 0.05mg/dL と正常に復帰していました．

ii）病態の主座が‘裏’に転属して大承気湯が役立った症例

図 3-9 の症例 22 は，一般的な症例とはいい難いかもしれませんが，インフルエンザの治療ではそうめずらしい症例ではありませんのでここでご紹介します．特徴はインフルエンザ感染後の弛張熱で，傷寒論にある『目中了了たらず』『表裏の証なく（半表半裏の証がなく；胸脇苦満がない）』『大便難く』『熱』などのキーワードを参考に**大承気湯**を処方した例です．服用 2 日目には大量の排便を認め，解熱の方向に向かい，服用 3 日後には症状が消失しました．こんな症例を経験しますと傷寒論がありがたく感じられます．

図 3-9

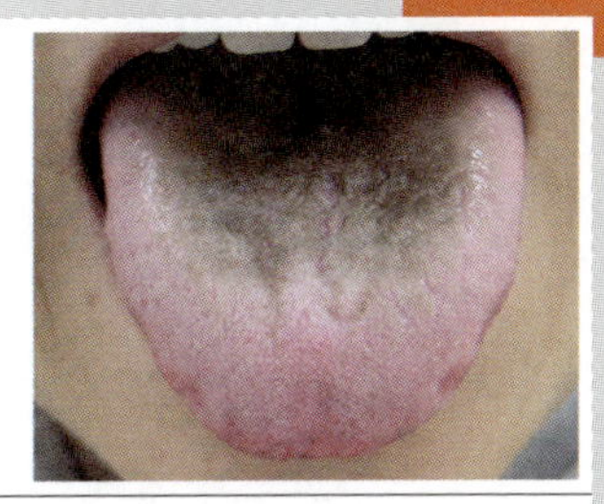

症例 22．38 歳　女性

主訴	発熱
現病歴	X年 10 月 3 日全身倦怠感，悪寒，ふしぶしの痛みが出現．体温38.6℃となり近医受診．A 型インフルエンザと診断され，オセルタミビル 5 日分処方された．10 月 6 日発汗，解熱，発熱をくり返し食欲不振となって当院来院
現症	身長 160cm，体重 52kg，体温 38.8℃，血圧 122/68mmHg，脈拍 72/ 分，整 胸腹部に異常所見なし．顔面に浮腫がみられる
漢方所見	まぶしそうな表情で目が開けづらそう．歩行など動作はきびきびしている．顔面浮腫様 歯痕（++)，白苔の表面に黒舌苔あり，黒舌苔の部分は燥．舌下静脈（±) 声はしっかりしている．すでに悪寒なく，熱感が強い．発汗をくり返し嘔気あり．平素は快便だが 3 日間便通がない 沈遅脈で有力．腹力良好，心下痞鞕
経過	X年 10 月 6 日：すでに太陽病期から陽明病期に転属したと解釈．発汗後の熱証，便秘，まぶしそうな表情で目が開けづらそう．傷寒論の『傷寒六七日，目中了々たらず，睛和せず，表裏の証なく，大便難く身微かに熱するは之れ実なり．急に之を下せ．大承気湯に宜し』を参考に大承気湯を処方 10月7日：大量の排便があり，その後38.8℃だった体温が37.4℃に解熱 10月9日：「熱感，発汗などすべての症状が改善してすっきりした」と治療終了

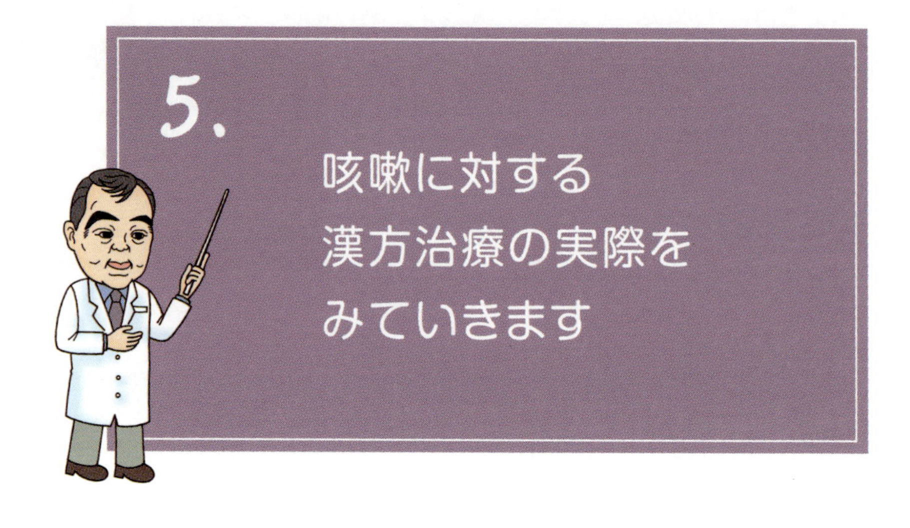
5.
咳嗽に対する
漢方治療の実際を
みていきます

漢方薬と西洋薬の鎮咳機序は明らかに異なっています．単に鎮咳という視点では西洋薬のほうが優れていると思います．とくに喀痰が多いときに用いる**小青竜湯**や**清肺湯**にはほとんど鎮咳作用がないといってよいくらいだと考えてください．したがって，西洋薬の鎮咳剤との併用も有用なことが多いと感じています．咳嗽に対する漢方治療は，喀痰の状態から判断すると選択しやすくなります．乾性咳嗽なのか湿性咳嗽なのかを判断し，さらに喀痰を止めてよい病態か，排出させることが有利なのかを判断します（**表 3-7**）

■ 1　痰が少ない咳嗽（乾性咳嗽）

i）麦門冬湯：乾性咳嗽に対する第 1 選択薬ですが，咳嗽が発作的に激しい場合が有用です．妊婦の咳嗽には度々使用されています．

ii）麻黄附子細辛湯：前述の**麻黄附子細辛湯**証がある場合（p.138 参照）には乾性咳嗽にも有効です．

iii）柴朴湯：鎮咳作用は穏やかです．心理的要因が絡んでいるとき，気管支喘息の寛解期に発作予防としても役立ちます．

表 3-7

咳に対する漢方薬

喀痰	漢方薬	適応
無～少ない	麦門冬湯	乾性咳・咽喉の乾燥・発作的
	麻黄附子細辛湯	悪寒・倦怠感・咳
	柴朴湯	胸脇苦満・咳・熱証・気管支喘息
痰を考慮しなくてよい病態	麻杏甘石湯	熱感・発汗
	五虎湯	麻杏甘石湯＋桑白皮で鎮咳増強
多い	小青竜湯	薄い痰・寒証・薄い鼻汁・くしゃみ
	清肺湯	濃い痰・熱証

■ 2）痰を考慮しないでよいと判断できる咳嗽

i）麻杏甘石湯：鎮咳薬としてもっとも頻用されている漢方薬です．発汗，熱感にも有効ですが，濃性痰が多量にある場合には病態を悪化させかねません．西洋薬の去痰薬との併用も有用です．

ii）五虎湯：麻杏甘石湯に桑白皮を加味して，鎮咳作用を強化させています．痰をさらに喀出困難の方向に導くことがあるので注意を要します．薄い痰で分泌を抑制して差し支えないときに役立ちます．

■ 3　痰が多い咳嗽（湿性咳嗽）

i）小青竜湯：薄い痰・鼻汁，くしゃみに有効でることから花粉症に頻用されます．ただし，鎮咳作用は軽く，鎮咳薬との併用が必要になります．

ii）清肺湯：甚だしい膿性痰に適応があります．肺炎などには抗生物質と併用して有用です．このとき清肺湯が清熱作用をもつため，解熱鎮痛薬の必要がなくなります．

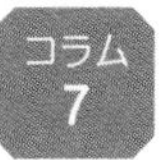

浅田宗伯の六経理論の解説

浅田宗伯（1815～1894）は幕末にコレラや麻疹の治療に精通し，将軍家持，和の宮，天璋院らの信任を受けていた．横浜在住のフランス公使レオン・ロッシュを漢方で治療し，成功したことが知られている．著書も多く，《勿誤薬室方函》《勿誤薬室方函口訣》は現代でも漢方薬選択の根拠となっている．

浅田宗伯選集

『太陽はその熱浅し，故に表に位して発熱悪寒す．陽明はその熱深し，故に裏に位して悪寒せず，但悪熱潮熱す．少陽は表裏の間に位す，故に往来寒熱す．太陰はその寒，微なり，故に吐利すれども渇せず，手足温なり．厥陰はその寒劇なり，故に消渇煩躁して身体厥冷す．少陰は微劇の間に在り，故に自利渇して手足厥冷す』

Point!

第３章のポイント

1. 急性熱性疾患に対応する病態認識は日本漢方も中医学も《傷寒論》に基づいているが，日本漢方では慢性疾患にも『六病位（ろくびょうい）』の理論として広く応用されている．

2. 傷寒論の急性熱性疾患に対する病態認識は，西洋医学的な分析と齟齬がなく受け入れやすい．傷寒論の理論に触れると，西洋医学が疾病のどちらかというと病因追求に注力していることがわかり，傷寒論は治療学の面に重きを置いている．

3. 傷寒論では急性熱性疾患を３期の陽病期と３期の陰病期，計６病期に分けて，その病態の解説と治療方法が示してある．太陽病期，少陽病期，陽明病期，太陰病期，少陰病期，厥陰病期である．病因が同じであっても，生体反応が異なる病期によって治療方法を変えなければならないと教えている．

4. インフルエンザやいわゆる感冒などの治療にあたっては，傷寒論の理論を用いることによって，西洋医学より速やかに，傷害事象を少なく治療を完結できることをしばしば経験する．

5. 慢性疾患では傷寒論の陰病期の診断・治療が役立つことがある．例えば，近年術後早期に頻用されている大建中湯（太陰病期）は，術後の回復を早めることが多施設で検証され，４回の腹部の手術を受け，疲弊した腸管には茯苓四逆湯（厥陰病期）が役立った症例を示した．

第4章

気血水

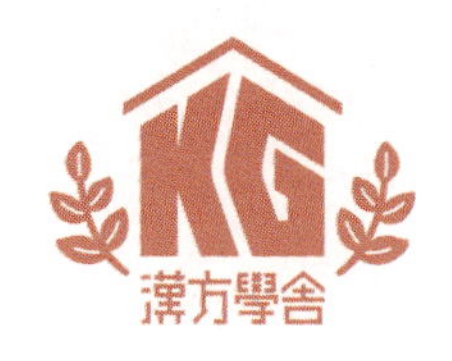

‘気血水’とは，生命活動を維持する要素，西洋医学でいう恒常性維持機能の漢方医学的表現と考えれば受け入れやすいのではないでしょか.

生体の健康が維持されるためには，‘気’‘血’‘水’が過不足なく，偏りなく循環することが必要であるとの考え方をもっています.西洋医学的な,精神・神経系，内分泌系，免疫系の複雑に絡みあった機能的病態のインバランスを補正するバランサブル理論との解釈も成り立ちます．例えば，更年期におけるエストロゲンの不足によって生じるほてりと精神的興奮は気の異常，血の異常として捉えられ，このインバランスを是正するのが‘気血水’の理論から選択される漢方薬です.

‘気血水’はそれぞれ独立して存在するものではなく，例えば桂枝茯苓丸に配剤されている桂皮は‘気’を鎮め，桃仁・牡丹皮は‘血’の問題を処理し，茯苓は‘水’をコントロールする生薬です．したがって，漢方薬にはそれぞれの要素をもった生薬が配合され，治療対象の病態におけるこの3要素のバランスを改善することになります．西洋医学は精神神経系，内分泌系，免疫系の状態を個別に検討して治療方法を選択する治療戦略をもちますが，漢方医学は生体を丸ごと診て，全体が結果として‘気血水’のどんな異常として捉えられるかを考えています．ここにも分析的な西洋医学と統合的な漢方医学の違いが鮮明に現れています（**図 4-1**）.

図 4-1

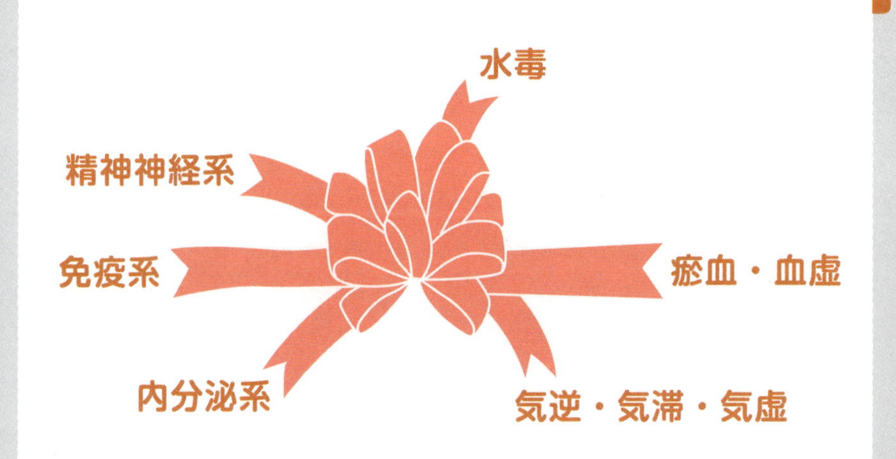

西洋医学は恒常性維持機能を神経・内分泌・免疫の視点で認知する.
漢方医学的は結果として現れた症候を気血水の概念で捉える.

I．気

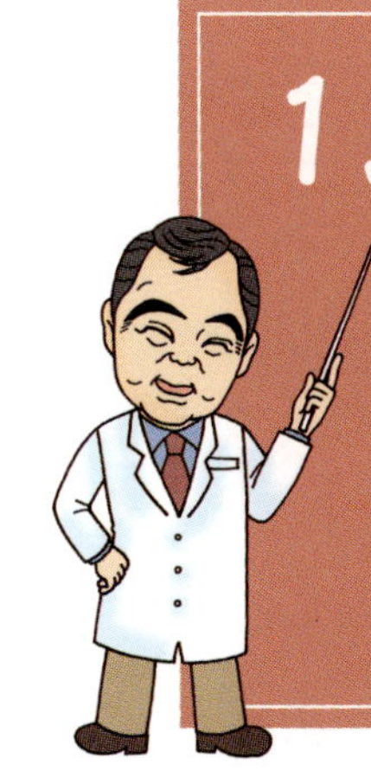

1．‘気’の概念，生成，機能についてみていきましょう

■1 ‘気’の概念

‘気’は現代医学的に解釈すれば，精神神経系・内分泌系・免疫系間の機能的側面を担い，それぞれの系と臓腑の間に成り立つ複雑な相互関係・相互作用を全般的に統括する要素として想定されています．すなわち，‘気’の異常とは単に精神神経系の不調ばかりでなく，精神と肉体の機能的な関連の不具合を意味しています．‘気’とは生命活動の根源的エネルギーと捉えることもでき，気血水の3要素のなかでももっとも重要な要素とされています．

■2 ‘気’の生成

図4-2をみてください．腎に‘先天の気’が宿ります．腎とは西洋医学的な腎臓をイメージしていますが，無論腎臓そのものではありません．成長・発育などもって生まれた生命現象の源である‘気’の居場所としての‘腎’です．

肺からの‘精気’と‘脾胃’からの‘水穀の気’が合わさって‘後天の気’

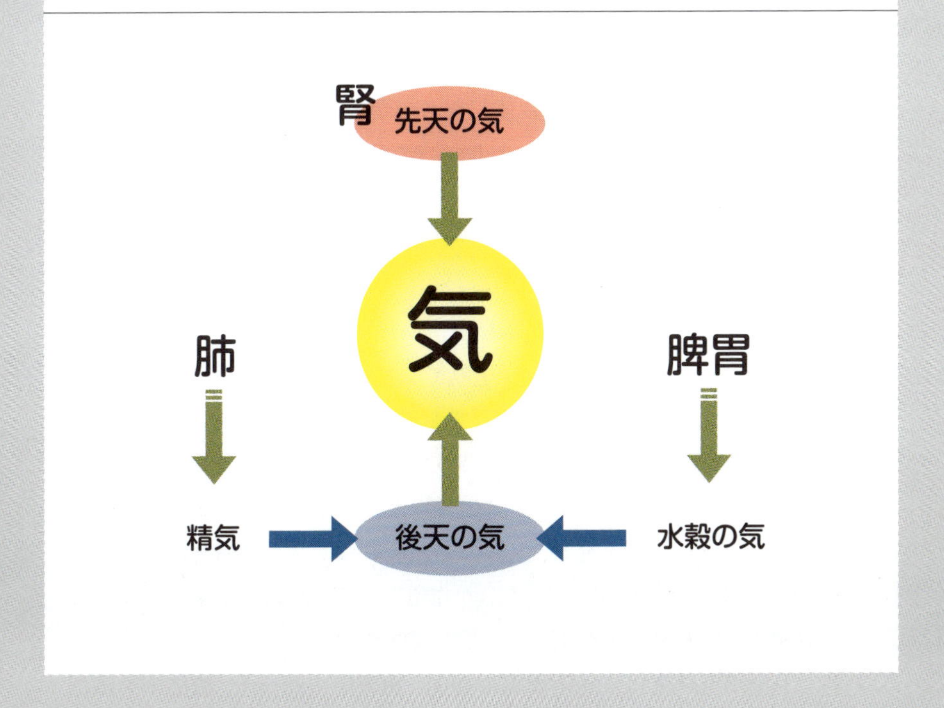
図 4-2
気の生成と機能
腎
先天の気
気
肺
脾胃
精気
後天の気
水穀の気

を形成すると考えています．この肺は西洋医学の肺をイメージしたものであり，‘脾胃’とは胃腸系を指していることは明らかです．‘精気’とは酸素で,‘水穀の気’とは液体成分や食物に含まれる人体に必要な栄養素と考えるのが自然だと思います．

‘先天の気’と‘後天の気’が合体したものが生体の‘気’となるわけです．加齢によって‘先天の気’が損なわれ，また，なんらかの原因で肺の機能低下，胃腸の機能低下となると‘気’の‘虚損’が生じることになります．

3 ‘気’の機能

もう一度第2章の**表 2-3** (p.69) をみてください．この表では‘陽気’となっていますが,‘気’と同義語としておいてください．‘陰液’の対語として表現されていることがその理由です．‘気’には‘推動(すいどう)作用’,‘温煦(おんく)作用’,‘防御作用’,‘固摂(こせつ)作用’,‘気化作用’があると考えられています．

‘推動作用’とは成長と発育, 生体の生理機能のエネルギーとなっている要素としての‘気’の作用です．‘温煦作用’とは体温の維持を主(つかさど)る作用です．‘防御作用’はそのものズバリ, 免疫機能を主っていることを示しています．‘固摂作用’とは皮膚附属器の機能，血管の止血機能，腹腔内の臓器の位置を保つ機能を意味しています．また,‘気化作用’とは臓器の生理的機能を維持する作用をいいます．‘気’は全身をくまなく巡ってこれらの作用をおよぼしているとされています．

これらの機能は**補中益気湯**の効果を考えるとわかりやすくなります．**補中益気湯**は虚弱児（‘推動作用’の低下)，冷え症（‘温煦作用’の低下)，易感染症（‘防御作用’の低下)，盗汗（‘固摂作用’の低下)，食欲低下（‘気化作用’の低下）に適応をもつ漢方薬だからです．

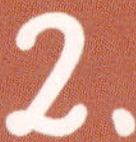

2. ‘気’の異常とはどんなものでしょうか

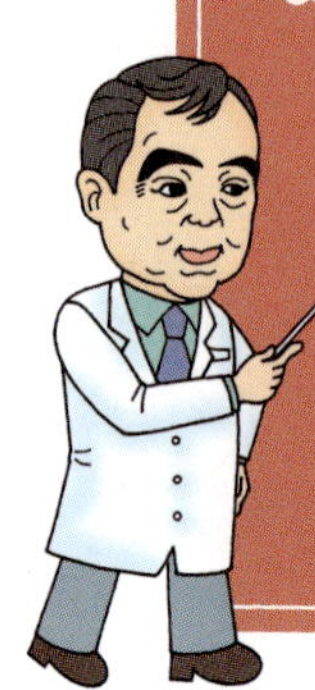

次に**図 4-3** です．‘気’の機能がどのように損なわれるかで‘気逆’‘気うつ’‘気虚’の３タイプの異常として捉えます．ただし，これらの症候のタイプは入り混じって現れることもあります．

■1　気逆（表 4-1）

ⅰ）気逆の病態

‘気’が身体上部に聚(あつ)まった状態をいいます．‘温煦作用’のある‘気’が身体上部に聚まったために，発作性の頭痛，冷えのぼせ，頭部発汗，イライラなどが出現します．逆にこれらの症候が現れた場合に‘気逆’と診断することになります．ある種の交感神経緊張状態を反映していると考えられます．

‘熱証’で‘実証’の場合には**黄連解毒湯**，**三黄瀉心湯**，**桃核承気湯**などが代表的漢方薬です．‘寒証’で‘虚証’と診断されれば，動悸・不眠などの症状に**桂枝加竜骨牡蛎湯**，‘気’の上昇が眩暈を惹起すれば**苓桂朮甘湯**，冷えと頭痛があれば**呉茱萸湯**が適応します．ここに**女神散**が記載されていることに奇異な感をもたれるかもしれません．‘気血水’が独立しているものではないことの証左です．**女神散**は熱証，瘀血，気逆の病態に対応しています．

図 4-3

気の異常

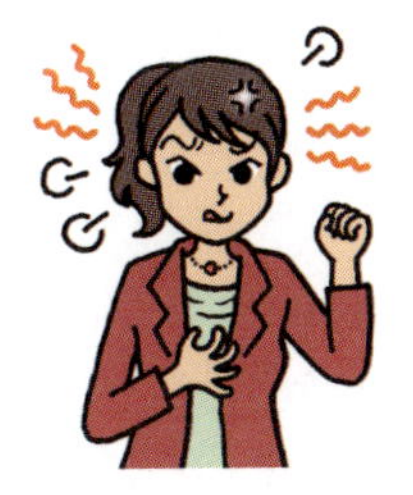
気逆
気の上昇
のぼせ
ほてり
イライラ

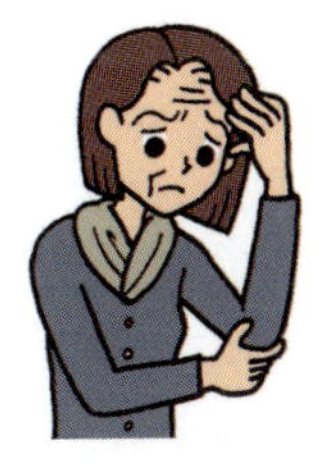
気うつ
気の滞り
不安感
憂うつ感
心煩

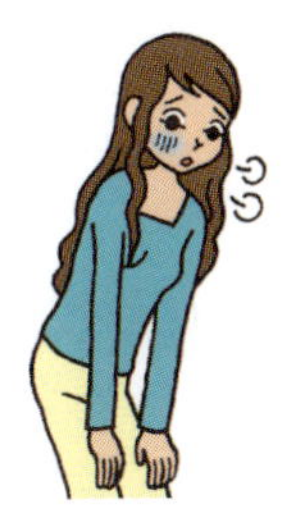
気虚
気の減少
無気力
全身倦怠感

表 4-1

気逆の症候と漢方薬

自覚症状	イライラ，冷えのぼせ，頭痛，驚きやすい，焦燥感 頭部発汗
他覚所見	顔面紅潮，臍上悸，心下痞鞕

漢方薬

熱証・実証	黄連解毒湯，三黄瀉心湯，桃核承気湯
熱証・虚実間証	清上防風湯，女神散
寒証・虚証	苓桂朮甘湯，呉茱萸湯，桂枝加竜骨牡蛎湯

ii）イラつきと漢方薬

図 4-4 にイラつきの漢方薬選択方法を図示しました．まずは**黄連解毒湯**を考えます．もし，精神的に過緊張があり，攻撃的な精神状態を診たら**抑肝散**を考慮します．**黄連解毒湯**を使いたい症例で便秘もあれば**三黄瀉心湯**となります．月経異常をともなうような‘気逆’，便秘には**桃核承気湯**が最適です．

iii）寒証で気逆の症例

図 4-5 の症例 22 の主訴は頭痛です．緊張型頭痛で神経内科通院中です．頭痛は改善されず，抗不安薬で眠気があり服用できないと来院されました．みるからに神経質そうな表情をしています．肩こりがあり精神的に緊張している様子で‘気逆’と捉えられます．舌は微白苔で淡白色，手足の冷えを訴え，足が冷えると頭痛がするようだと．‘寒証’でもあることは間違いなさそうです．さらに鎮痛剤で胃痛が出現することから胃弱です．こんな場合には**呉茱萸湯**が役立ちます．**呉茱萸湯**は継続服用で効果が得られれば，その後は頓用でも効果が得られます．

iv）頭痛の漢方治療

近年，薬物乱用頭痛が話題となっていますが，こんな場合にはまずは目をつぶって**呉茱萸湯**からの治療介入が薦められます．それでうまくいかない場合は，表 4-2 に示した「頭痛の漢方治療」を参考にしていただければと思います．‘気逆’に対する漢方薬が多く使われています．

その他の視点として，冷えによる頭痛（**呉茱萸湯**），‘気逆’による頭痛（**呉茱萸湯，釣藤散，黄連解毒湯，抑肝散**），‘水毒’による頭痛（**五苓散**），‘気虚’と‘水毒’による頭痛（**半夏白朮天麻湯**），‘瘀血’による頭痛（**桂枝茯苓丸**）から漢方薬を選択するのも有効な手段となります．

■2　気うつ

i）気うつの病態

‘気’の循環が身体の一部に滞った状態と捉えます．抑うつ気分など表

図 4-4

イラつきと漢方

黄連解毒湯
気逆，熱証，実証
心下痞鞕，滑数脈

抑肝散
気逆，過緊張，攻撃的
腹皮拘急，弦脈

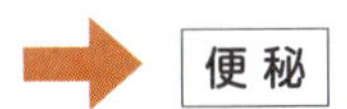

三黄瀉心湯
熱証

桃核承気湯
瘀血

図 4-5

症例 22．68 歳　女性

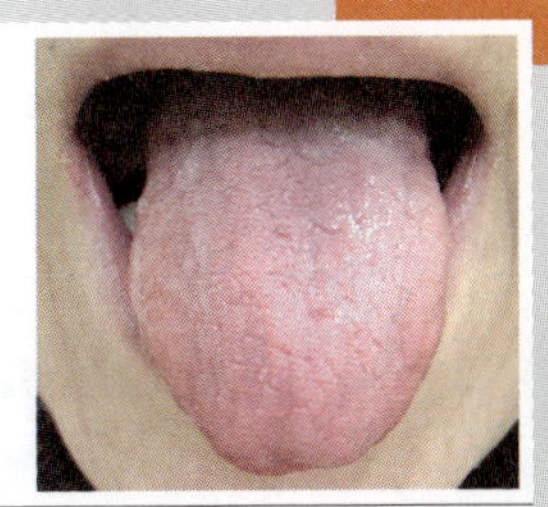

主訴	頭痛
現病歴	神経内科で緊張型頭痛と診断され，3 ヵ月前から通院．筋弛緩薬，抗不安薬を投薬された 頭痛が改善されず，抗不安薬で眠くなると来院
身体所見	身長 158cm，体重 48kg，血圧 104/75mmHg，脈拍 74/ 分
漢方所見	神経質そうな表情．華奢な体型 微白舌苔で湿潤した舌．舌下静脈怒張（+） 手足の冷え，肩こり．頭痛があると悪心も出現 鎮痛剤で胃痛．沈細脈．心下痞鞕（+）
処方と経過	手足の冷え，胃弱，肩こりから呉茱萸湯を処方 1 ヵ月後：頭痛少し軽減．嘔気・嘔吐は改善 2 ヵ月後：気分が落ち着いて頭痛がない．呉茱萸湯を頓用とした 6 ヵ月後：月に 2 〜 3 回服用するだけで過ごせる

4-3 に示す症状が出現した場合に‘気うつ’と診断します．頭冒感とは頭痛と異なり「頭に何かかぶったようだ」との自覚症状を表現したものであり，‘咽中炙臠（いんちゅうしゃれん）’とは耳鼻咽喉科領域で咽喉頭異常感症と診断されるような症状です．‘心下痞（しんかひ）’とは胃のあたりが‘痞（つか）えている’という自覚症状です．

他覚所見として‘臍上悸（さいじょうき）’‘心下痞鞕（しんかひこう）’を挙げましたが，前述の‘気逆’の項にも同様に記載されています．‘気逆’のときのほうが出現頻度が高い所見です．これらの他覚所見を診たら‘気逆’なのか‘気うつ’なのかをほかの症状で判断しなければならなくなります．実は，気うつに対して用いられる**半夏厚朴湯**や**香蘇散**，**二陳湯**が適応する自覚症状として‘心下痞’が頻繁に観察されますが，腹診での‘心下痞鞕’はあっても軽度のことが多いようです．

ii）気うつに対する漢方薬

ここに**通導散**が記載されていることに奇異な感をもたれるかもしれません．‘気逆’の項に**女神散**が挙げられているのと同じ理由です．‘瘀血’‘気うつ’，また便秘があれば**通導散**が適応します．‘咽中炙臠’にもっとも頻用される漢方薬が**半夏厚朴湯**です．筆者のクリニックで‘咽中炙臠’を主訴に来院された患者さんにもっとも多く使用された薬が**半夏厚朴湯**でした．第 2 位が西洋薬の PPI（Proton pump inhibitor）です．逆流性食道炎に起因した‘咽中炙臠’だったようです．治療にあたっては西洋薬も漢方薬もありません．もっとも役立つ治療方法を選択することが肝要と考えています．

体質・体力的に‘虚証’で気分が晴れない場合に適応するのが**香蘇散**です．**香蘇散**は‘軽剤’との評価が得られている漢方薬です．もっとも飲みやすい漢方薬の一つで作用も穏やかです．ほとんどトラブルが起こらず，きわめて安心して処方できる便利な漢方薬です．

iii）典型的な気うつの症例

図 4-6 の症例 23 は，ご主人の癌を契機に気うつとなった症例です．喉から胃のあたりまで痞えている症状を‘咽中炙臠’と捉えました．体質・体力的には‘虚証’とまではいかないと判断して**半夏厚朴湯**を処方した症例です．腹診の‘心下悸（しんかき）’は剣状突起直下の心窩部に動悸を触知することを指

表 4-2

頭痛の漢方治療

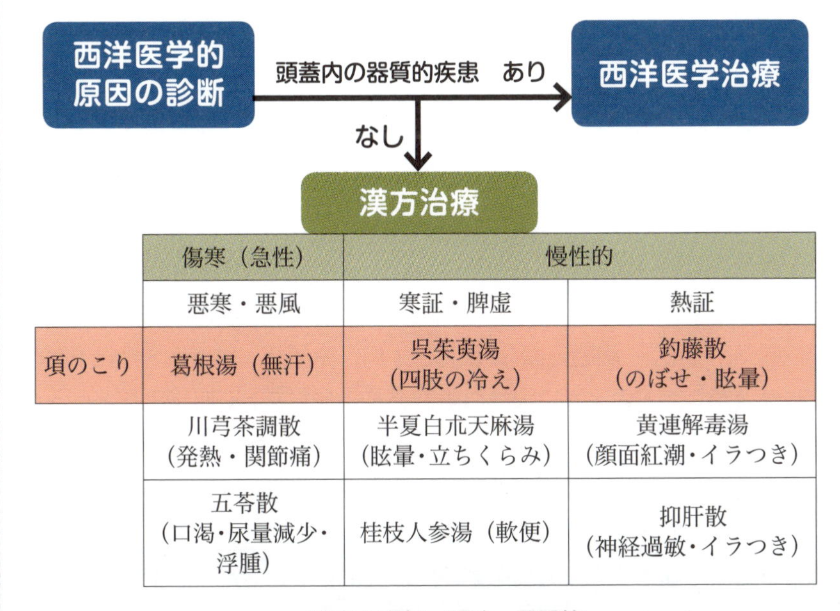

	傷寒（急性）	慢性的	
	悪寒・悪風	寒証・脾虚	熱証
項のこり	葛根湯（無汗）	呉茱萸湯 （四肢の冷え）	釣藤散 （のぼせ・眩暈）
	川芎茶調散 （発熱・関節痛）	半夏白朮天麻湯 （眩暈・立ちくらみ）	黄連解毒湯 （顔面紅潮・イラつき）
	五苓散 （口渇・尿量減少・浮腫）	桂枝人参湯（軟便）	抑肝散 （神経過敏・イラつき）

脾虚；嘔気・嘔吐・胃弱等

表 4-3

気うつの症候と漢方薬

自覚症状	抑うつ気分，頭冒感，不安感，咽中炙臠，心煩，不眠，胸部の痞え感，腹部の痞え感・膨張感，心下痞，噯気
他覚所見	臍上悸，心下痞鞕，胸脇苦満，心下支結

漢方薬

実証	通導散，柴胡加竜骨牡蛎湯
虚実間証	半夏厚朴湯，柴胡桂枝湯，柴朴湯，四逆散
虚証	香蘇散

します．臍上悸より上部です．‘心下悸’を触知すると茯苓剤（茯苓が配合されている漢方薬の意）が候補となります．服用5日目から気分が軽快したようです．ジアゼパムのときのように頭痛は出現しませんでした．

iv）不安感・気分の落ち込みに対する漢方治療

不安感，気分の落ち込みに対して頻用されている漢方薬を**表4-4**にまとめました．それぞれの使用目標にしたがって選択していただきたいと思います．

全般性不安障害などの漢方治療は，**表4-4**に挙げた症状を詳細に聴取して漢方薬を選択することになります．‘咽中炙臠’，胸部・腹部の痞え感，動悸，噯気（あいき），悪心，‘胸脇苦満’，便秘，下痢，のぼせ，生理痛・月経不順の存在などから，どのような症状の組み合わせがあるかを問診するということになります．

大うつ病（大うつ性障害）など明らかな精神疾患がある場合には西洋薬治療を優先することになりますが，軽度のうつ状態症例の多くは漢方治療の適応がありそうです．漢方薬を継続的に服用していただき，不安感の強い場合のみ西洋薬の力をかりる方法も有効です．

v）不眠症に対する漢方治療

不眠症に対して頻繁に用いられている漢方薬を**表4-5**にまとめました．不眠症に対しては西洋医学的アプローチから取り掛かることがよいと思いますが，一般臨床を担うわれわれ内科医は，ベンゾジアゼピン系に代表される，その習慣性に苦慮しています．漢方治療でうまくいくと習慣性を回避できる利点があります．

〈不眠症に対して漢方治療を開始する道筋〉

医療的介入が必要かどうかを判断することから始めます．睡眠に対する習慣について深く聞き取ります．不眠恐怖症を回避させる指導が重要です．①昼寝は15分，②眠くなったらベッドに入る，③4～5時間で覚醒しても焦らない，などを前提としてお話しています．その上で必要があれば薬物介入となります．

図 4-6

症例 23. 54 歳　女性　主婦

主訴	不安感
現病歴	X年1月ご主人が肺癌と診断された．そのために不安感が強い．ジアゼパムで眠れるようになったが，頭痛が出現して服用できない
身体所見	身長 150cm，体重 45kg．血圧 130/72mmHg，脈拍 82/ 分，整 胸腹部に異常所見なし
漢方所見	青白い顔面．不安な様子 歯痕（++），燥白苔，暗紅色舌．舌下静脈（±） ご主人の癌が心配で不安感が強く居ても立ってもいられない．不眠． 食事は摂れるが喉から胃のあたりまで痞えている 沈細滑脈．腹力中等度で心下痞鞕，軽い心下悸，左臍傍圧痛・抵抗
処方と経過	X年2月24日：気うつ，咽中炙臠，腹診から半夏厚朴湯を処方 X年3月3日：5日目から気分がよくなって眠れている．処方継続

表 4-4

‘不安感’‘気分の落ち込み’の漢方薬

漢方薬	使用目標
半夏厚朴湯	咽中炙臠，胸の痞え，抑うつ，動悸
茯苓飲合半夏厚朴湯	半夏厚朴湯証で噯気，悪心
柴朴湯	半夏厚朴湯証，胸脇苦満
香蘇散	心下痞，胃腸虚弱，頭痛，耳鳴
加味逍遙散	不安感，動悸，多愁訴，更年期症状
通導散	のぼせ，便秘，月経不順・生理痛，小腹硬満

〈漢方薬が有用な状態を考慮〉

①神経症性不眠，神経質な性格をもった患者さんの不眠

②習慣性やフラつきなど西洋薬で副作用が出現した場合

③‘足が冷えると眠れない’など明らかな漢方医学的病証が存在する場合

これらの状態には漢方治療を優先しています．逆に精神病性不眠は西洋薬を優先します．

〈漢方薬の選択〉

漢方理論に馴染みがなければ，まずは**酸棗仁湯**の就寝前の1包から始めていただきたいと思います．‘気うつ’の傾向がはっきりしていれば**香蘇散**を合方するとよいことがあります．その他，**表4-5**に示した漢方薬のそれぞれの目標にしたがって処方することがお薦めです．

■3　気虚（表4-6）

ⅰ）気虚の病態

‘気’の要素が不足した状態をいいます．元気がない，疲れやすい，日中から眠いなどという訴えは，現代医学的には病態として捉えにくい症状ですが，日常しばしば耳にします．漢方医学的に‘気虚’と捉えるとその治療方法が浮かび上がります．眼勢無力（なんとなく目に力がない），声に力がないなどが‘気虚’の他覚所見です．舌診で‘胖大（はんだい）’（分厚く大きな舌），地図上の舌苔，舌質が淡白色の色調を観察したら‘気虚’と捉えます（図4-7）．脈診では力の無い‘弱脈’，腹診では‘腹部軟弱’が観察されます．これらの他覚所見は‘虚証’と共通の所見です．

ⅱ）気虚に対する漢方薬

四君子湯が‘気虚’の基本処方とされ，‘気虚’に対する多くの処方が**四君子湯**を内在しています．**六君子湯**，**補中益気湯**，**十全大補湯**，**人参養栄湯**，**加味帰脾湯**，**半夏白朮天麻湯**はみな**四君子湯**が基本となっています．逆にこれらの漢方薬を選択する場合には，なんらかの‘気虚’の要素の存在

表 4-5

不眠症に対する頻用漢方薬

漢方薬	使用目標
柴胡加竜骨牡蛎湯	神経質，小心，煩驚，胸脇苦満
酸棗仁湯	心身疲労時の不眠，嗜眠，多夢
抑肝散	精神的過緊張，小児の癇，腹皮拘急
黄連解毒湯	気逆，のぼせ，顔面紅潮，心下痞鞕
帰脾湯	全身倦怠感，胃腸虚弱，冷え，不眠
加味帰脾湯	帰脾湯証でほてり，胸脇苦満
桂枝加竜骨牡蛎湯	神経質，小心，煩驚，臍上悸，胃腸虚弱

表 4-6

気虚の症候と漢方薬

自覚症状	元気がない，気力がない，全身倦怠感， 疲れやすい，食欲不振，日中から眠い
他覚所見	眼勢無力．舌診：胖大，地図状舌苔，淡白色の舌．音声無力．脈診：弱脈．腹診：腹部軟弱

漢方薬

熱証	加味帰脾湯
寒証	四君子湯，六君子湯，補中益気湯， 十全大補湯，半夏白朮天麻湯

図 4-7

気虚を示す舌

胖大，舌質淡紅色，舌裂

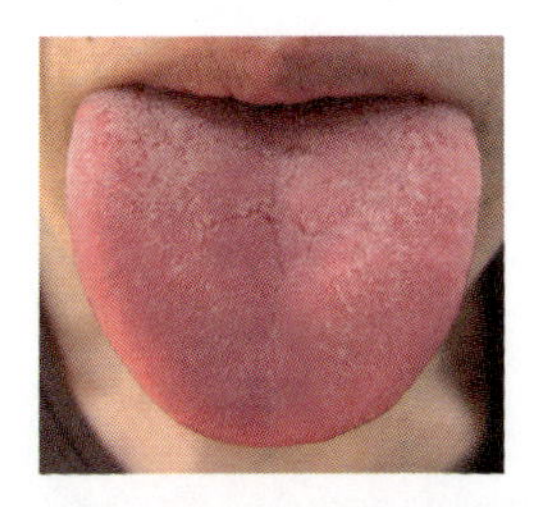

地図状舌

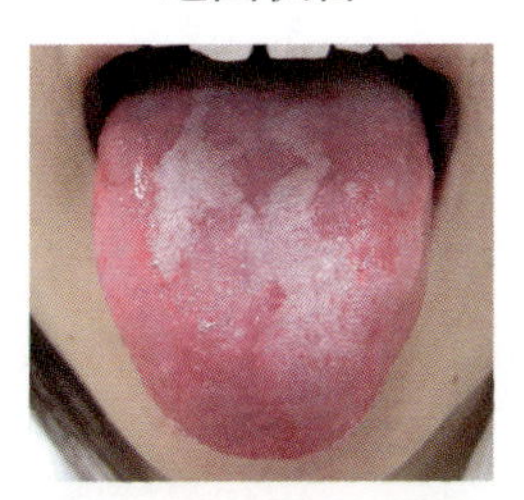

胖大，無苔，舌裂

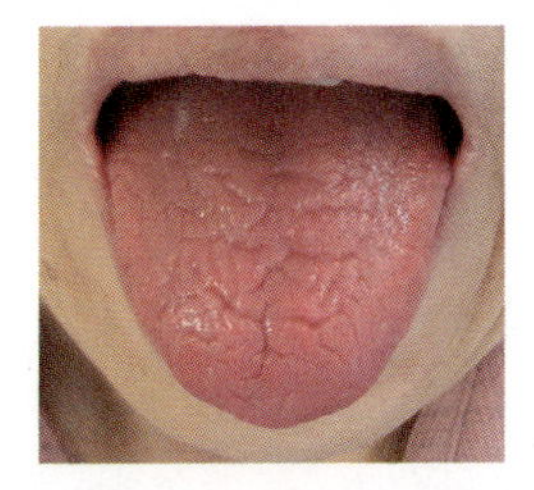

が効果の鍵になります.

iii）気虚の改善が糖尿病のコントロールを良好にした症例

図 4-8 の症例 24 は，全身倦怠感を主訴に来院された 68 歳の女性です．身長 157㎝で体重が 69kg と肥満です．既往歴として糖尿病，うつ病，高血圧，高脂血症がありそれぞれ薬物治療を受けています．8 月 1 日に 37.4℃の発熱，頭重感，全身倦怠感が出現して 8 月 2 日に来院されました．糖尿病のコントロールはもう一つの状態です．漢方所見では，気の抜けた表情が診られ，‘胖大’の舌，腹力が軟弱で，体力的に‘虚証’であって‘気虚’と判断いたしました．発熱は「交通事故後に度々出現するようになった」ということで，また感染症が疑われる所見に乏しいことから，‘虚証’と‘気虚’に焦点を合わせて 9 月 10 日に**補中益気湯**を処方しました．

図 4-9 に経過を示します．**補中益気湯**により治療が開始された 1 週間後から倦怠感が軽快傾向になり，日常生活が円滑になったということです．A1c7.1% と改善傾向を示し，他院でのインスリングラルギン（ランタス®）が減量されました．3 ヵ月後の 12 月 17 日の来院時には「寒風のなか歩いてきたが疲れない」，次の年の 1 月 15 日「運動する気力・体力がついた」，2 月 26 日「旅行に出かけられる」と，半年弱の経過で精神・身体の機能の改善が認められた症例です．‘心身一如’を具現した症例で，‘気虚’の改善とともに肉体的な病態が改善した症例と受け取れます．

‘血糖降下薬をもたない漢方薬’は，気力・体力を下支えすることで，当該患者さんの精神活動・肉体的運動を本来の状態に戻して病態を改善させるのだと教えられます．次の年の 7 月 3 日に来院され，「浅草を回ってきた」「体重も 3kg減量できて，A1c6.5% になって，インスリングラルギンが中止できた」と喜んでおられました．

第 1 章の症例 8（p.41）と比較していただくと，漢方医学の‘証’の大切さがわかります．

表 4-7 に全身倦怠感（気虚）の漢方薬を示しました．参考にしていただければと思います．

図 4-8

症例 24．68 歳　女性

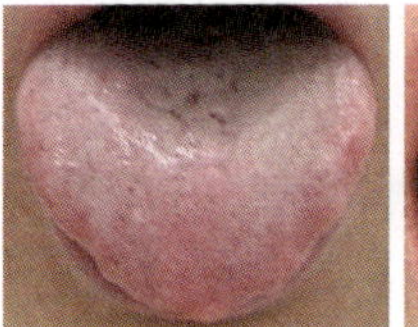
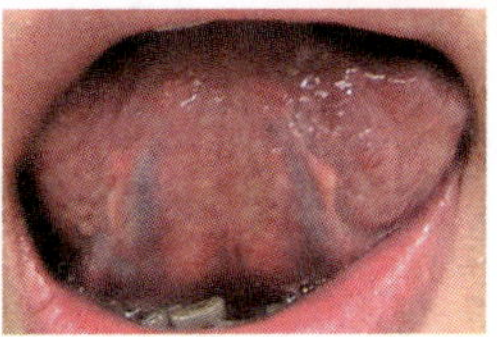

主訴	全身倦怠感
既往歴	5 年前に交通事故．糖尿病，うつ病，高血圧，高脂血症（シタグリプチン，パロキセチン，アルプラゾラム，アムロジピン，インスリングラルギン）．
現病歴	X 年 8 月 1 日 37.4℃の発熱，頭重感，全身倦怠感が出現して 8 月 2 日来院
現症	身長 157cm，69kg，体温 37.7℃，血圧 135/81mmHg，脈拍 88 / 分 色白で浮腫傾向．診察で特記事項なし
検査所見	HbA1c 7.9%（シタグリプチン，インスリングラルギン） T-C 206mg/dL，HDL-C 46mg/dL，LDL-C 115mg/dL（アトルバスタチン）
漢方所見	色白で水肥り．気が抜けた表情 交通事故の後，時々発熱がある．全身倦怠感・頭重感をともなっている 睡眠は薬でコントロール．舌胖大，湿白苔，裂紋．舌下静脈（+） 沈細滑脈．腹力軟
処方	虚証・気虚；→ 補中益気湯（9 月 10 日処方）

図 4-9

症例 24 の経過

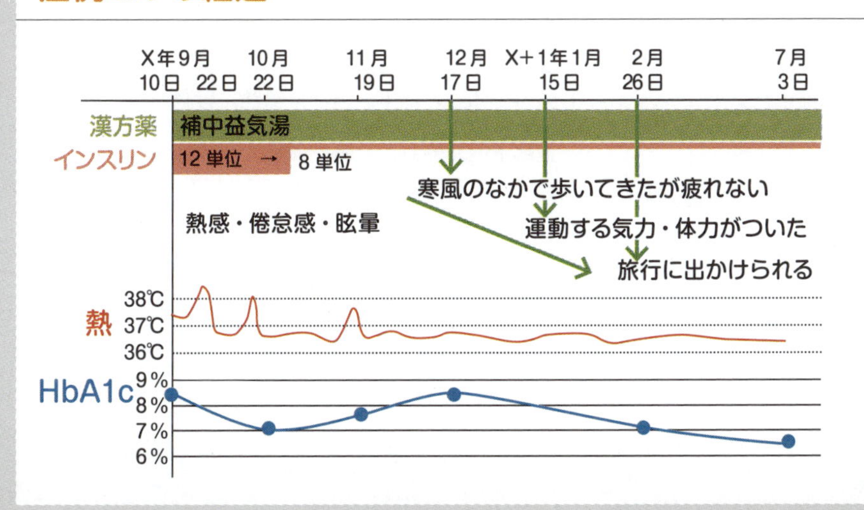

iv）漢方薬を服用していると風邪を引かなくなる

これはよく聞かれる患者さんからの声です．慢性風邪症候群といえるような症例に**参蘇飲**や**補中益気湯**などを継続服用していただくと，感冒の罹患回数が減少する印象がありましたが，図 4-10 に示したように巽浩一郎の検討があります．COPD 症例に補中益気湯を継続服用したという検討です．感冒の罹患回数が半減しています．

v）補中益気湯の関連処方

補中益気湯は‘気虚’に対する代表処方ですが，ここで**補中益気湯**に近似した漢方薬を考えてみます．図 4-11 に示す**六君子湯**は**補中益気湯**を使いたい症例で‘脾虚’（食欲不振など消化機能低下）が前面にでた場合に適応します．さらに‘虚証’の場合は**四君子湯**が役立ちます．**半夏白朮天麻湯**は，やはり**補中益気湯**を使いたい症例で眩暈・頭痛などが出現した場合に適応します．**十全大補湯**は‘気虚’と‘血虚’（後述．p.174 参照）の両方の証を併せもった症例に適応し，‘気虚’に不眠も併発していれば**帰脾湯**，さらにほてりをともなえば**加味帰脾湯**が適応となります．

表 4-7

‘全身倦怠感（気虚）’の漢方薬

漢方薬	使用目標
補中益気湯	気力・体力の低下，盗汗，微熱，胃腸虚弱
六君子湯	食欲不振，倦怠感，軟便傾向，胃内停水
半夏白朮天麻湯	胃腸虚弱，頭痛，頭重感，眩暈
十全大補湯	気力・体力低下，盗汗，顔色不良，枯燥
人参養栄湯	気力・体力低下，不眠，咳嗽，盗汗，枯燥
滋陰至宝湯	極虚証．咳嗽，喀痰，食欲不振，盗汗

図 4-10

COPD に対する補中益気湯

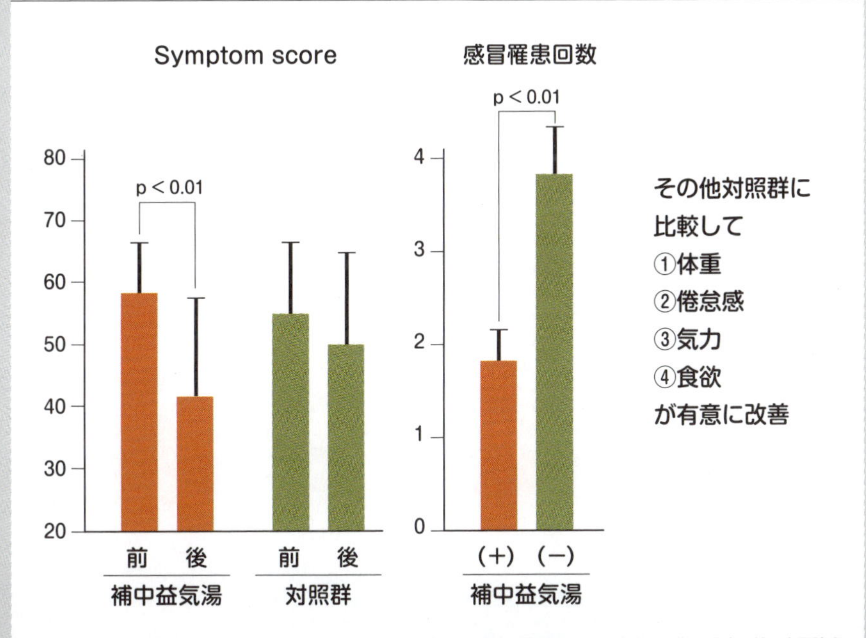

千葉大学大学院医学研究院加齢呼吸器病態制御学　巽浩一郎　大野改変

図 4-11

補中益気湯関連処方

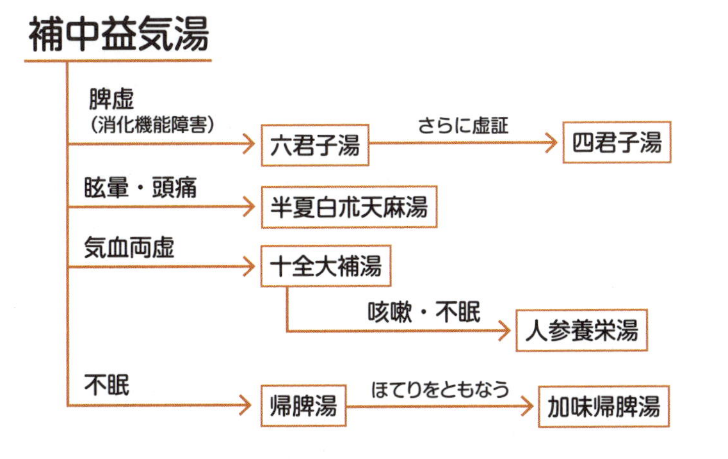

Ⅱ. 血

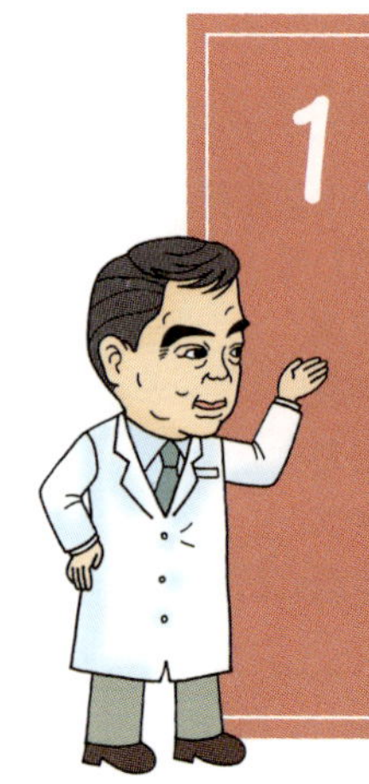

1. ‘血’の概念，生成，機能についてみていきましょう

■1　‘血’の概念

漢方医学的な‘血(けつ)’とは，‘瘀血’‘血虚’といった血の異常として捉えられる病態から導き出された概念です．少しわかりづらい説明なので言い換えます．‘血’とは血液そのものばかりでなく，血液循環や女性の生理にかかわる血管，内分泌系，自律神経系，免疫系の相互の関連を統合した概念と理解すると納得できます．具体的に月経不順（女性ホルモンの異常）があれば‘瘀血’と捉えます．冷え症（血液循環障害）があれば‘瘀血’の特殊系である‘血虚’です．したがって‘血’を西洋医学の‘血液’とするだけでは説明しきれません．‘寒熱’の項（p.78）で触れたように，漢方理論は現場の臨床病証から導き出された理論と考えれば納得できそうです．

■2　‘血’の生成

中医学では「脾胃から消化吸収された水穀の栄養分と肺から吸収された精気が結合し，‘心’の‘気’の作用（営気）で赤く変化して生じる」と説明しています．もう一つ「‘腎精’に由来する‘血’の生成もある」と説明しています．抽象的概念で俄かには収まりがつきません．そこで骨髄における造血という機能は前述の‘気’の機能に由来し血球成分が生成され，胃腸系からの栄養分の吸収，肺からの酸素の取り込み，これらが統合されたものを‘血’とまずは考えます．西洋医学的な血液そのものです．さらにホルモン系，血管，血管に付帯した自律神経系をも統合したものを‘血’としておきます．

3 ‘血’の機能

‘血’の機能として，滋養や慈潤の機能があると説明されています．ただし，駆瘀血剤(くおけつざい)や補血剤は枯燥した肌に栄養素を運び，慈潤するという臨床上の効果を観察しますと，西洋医学的な血液の一部の機能，すなわち酸素・栄養素の運搬の機能だけでは説明不足となります．‘血’の機能として血管に関するホルモン系，自律神経系の機能も具えていると考えるのが自然です．さらに，駆瘀血剤や補血剤には月経異常に対する効果が認められることから，月経を正常に保つ機能も付け加えておかなければなりません．‘血’を西洋医学的な血液の一部の機能以外の機能をも備えていると定義すると，‘血’の異常がわかりやすくなります．

図 4-12

瘀血と血虚の関係

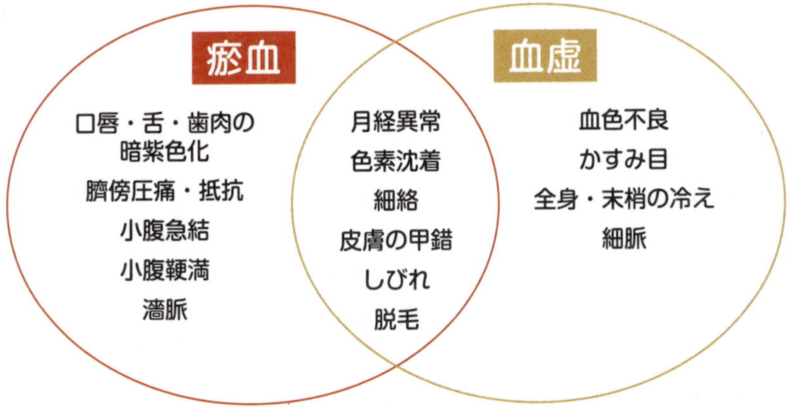

瘀血

口唇・舌・歯肉の暗紫色化
臍傍圧痛・抵抗
小腹急結
小腹鞕満
濇脈

瘀血・血虚（共通）

月経異常
色素沈着
細絡
皮膚の甲錯
しびれ
脱毛

血虚

血色不良
かすみ目
全身・末梢の冷え
細脈

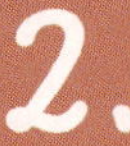

2. ‘血’の異常とはどんなものでしょうか

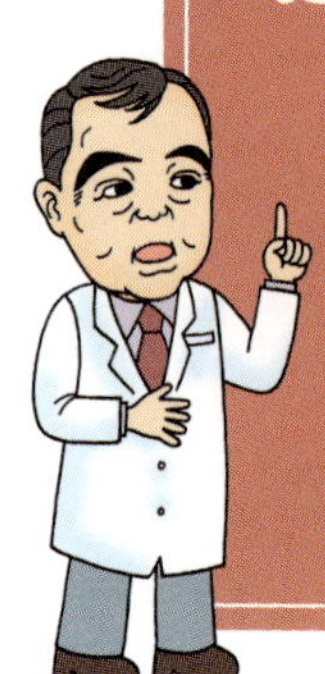

■1　瘀血

i）瘀血の症候

表 4-8 に示したように，自覚症状としては生理痛・月経不順，局所の煩熱感，口乾があります．口乾とは口腔の乾燥感を意味して，水分を欲している口渇（これは後述の‘水毒’の症候．p.184 参照）とは区別して捉えます．他覚所見を診ると皮膚粘膜のうっ血に起因する症候が並んでいることがわかります．舌診でもっともわかりやすいのが‘舌下静脈の怒張’（図 4-13 舌写真）です．判別が容易なことから，ここだけでも押さえておきたい症候です．

腹診所見では図 4-14 に示したように臍の 2 横指下部で両側 2 横指の部分に診られる‘臍傍圧痛・抵抗’が有名です．‘臍傍圧痛・抵抗’と表現されると，もうこれは西洋医学的用語です．時代とともに進化する漢方医学の証左と考えてよいでしょうか．‘小腹硬満’の小腹とは，臍部から下の腹部を指しています．‘小腹急結’とは，左鼠径部あたりの‘擦過痛’と表現されるほどの軽い接触で強い痛みを訴える場合に用いられる用語です．とくに**桃核承気湯**の使用目標になっています．

これらの症候はどれ一つでも存在すればなんらかの‘瘀血’の存在を考慮しておきます．西洋医学的視点からはうっ血，微小循環障害，凝固系の

表 4-8

瘀血の症候と漢方薬

自覚症状	生理痛，月経不順，局所の煩熱感，口乾
他覚所見	色素沈着，皮膚の甲錯，細絡（毛細血管拡張），紫斑，手掌紅斑，口唇・歯肉の暗紫色化，舌の暗紫色化，紅点，舌下静脈の怒張．静脈瘤．腹診所見として臍傍圧痛・抵抗，小腹急結，小腹硬満，脈診所見として濇脈
随伴症状	頭痛，不眠，嗜眠，精神不穏，耳鳴，冷え症

駆瘀血剤の生薬構成（青字が駆瘀血の生薬）

桂枝茯苓丸	**桃仁**，**牡丹皮**，芍薬，桂皮，茯苓
桃核承気湯	**桃仁**，**大黄**，芒硝，桂皮，甘草
通導散	**紅花**，**大黄**，**蘇木**，当帰，芒硝，厚朴，陳皮，木通，枳実，甘草
大黄牡丹皮湯	**桃仁**，**牡丹皮**，**大黄**，芒硝，冬瓜子
加味逍遙散	**牡丹皮**，当帰，柴胡，芍薬，蒼朮，茯苓，山梔子，甘草，生姜，薄荷
温経湯	**牡丹皮**，**川芎**，当帰，芍薬，麦門冬，半夏，桂枝，甘草，人参，生姜，呉茱萸，阿膠
治頭瘡一方	**紅花**，**大黄**，**川芎**，連翹，忍冬，荊芥，蒼朮，防風
治打撲一方	**川芎**，**大黄**，**樸樕**，桂皮，川骨，丁子，甘草

図 4-13

舌下静脈

舌下静脈怒張（++）以上を有意の所見とする

舌下静脈怒張（+）

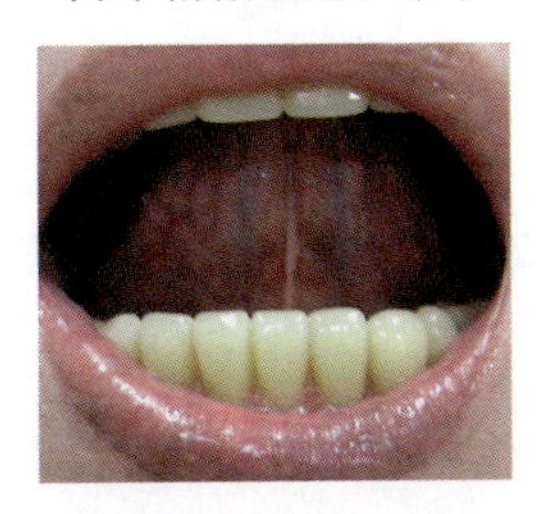

舌下静脈怒張（++）

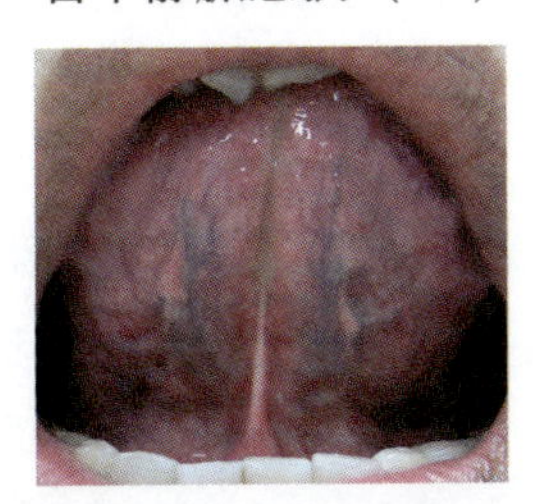

舌下静脈怒張（+++）

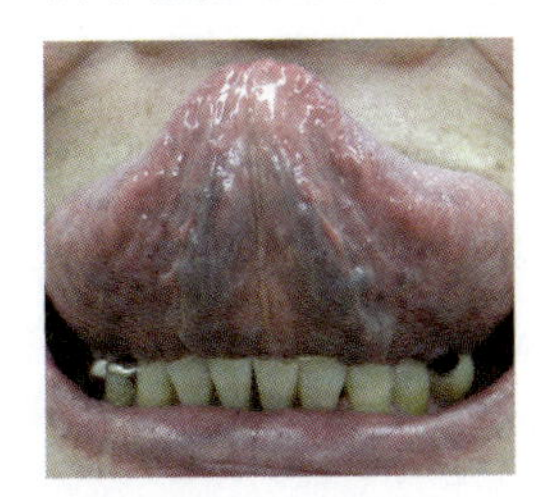

異常，月経にまつわる不調を‘瘀血’と捉えることが可能です．これらの症候を診たら‘駆瘀血剤’の適応を考慮することになります．

表 4-8 で随伴症状として列挙した症状は，瘀血以外の原因もある症状です．例えば頭痛の漢方医学的原因としては，‘瘀血’のほかに‘寒証’‘気逆’‘水毒’があります．したがって，‘駆瘀血剤’で治る頭痛，温めると治る頭痛，‘降気剤’で治る頭痛，‘利水剤’で治る頭痛があるということになります．

ii）駆瘀血剤

駆瘀血の効能をもつ生薬には牡丹皮，桃仁，紅花，川芎，牛膝，蘇木，樸樕，大黄などがあります．これらが配剤されている漢方薬を‘駆瘀血剤’と呼びます．瘀血の存在を示す症候が現れていたらこれらの漢方薬の出番です．逆にこれらの漢方薬を処方するときには，なんらかの‘瘀血’の兆候があることが前提となります．駆瘀血剤の代表が**桂枝茯苓丸**です．少々奇異に感じるのは桂枝が‘気剤’の範疇に分類される生薬であり，茯苓が‘利水剤’の範疇の生薬であることです．それらを合わせて名づけられている**桂枝茯苓丸**が駆瘀血剤の代表となっています．

桃核承気湯，**加味逍遙散**，**通導散**などは駆瘀血とともに‘気逆’‘気うつ’などに対する作用も内在させています．**大黄牡丹皮湯**は駆瘀血剤でありながら虫垂炎様の病態に頻用され，西洋医学的には抗炎症，瀉下剤として消化管に対する効果も期待される漢方薬です．**治頭瘡一方**は皮膚疾患に対して用いられ，複雑に絡みあった病態を‘証’として総合的に捉えて治療していることを垣間見ることができる漢方薬です．

iii）駆瘀血剤の治療でさまざまな症状が改善した症例

図 4-15 の症例 25 は，冷えが主訴の 46 歳の女性です．口渇，浮腫，歯痕舌は‘水毒’（後述．p.184 参照）の兆候，冷え，しびれは‘血虚’の兆候，倦怠感は‘気虚’の兆候です．こんな症例に‘水毒’があるから**五苓散**，‘血虚’があるから**四物湯**，‘気虚’があるから**補中益気湯**とすると収拾がつきません．体格，肌の血色，脈・腹力がしっかりしていることから，体質・体力的には‘実証’にあります．さらに‘舌下静脈怒張’‘臍傍圧痛・抵抗’

図 4-14

瘀血の腹診

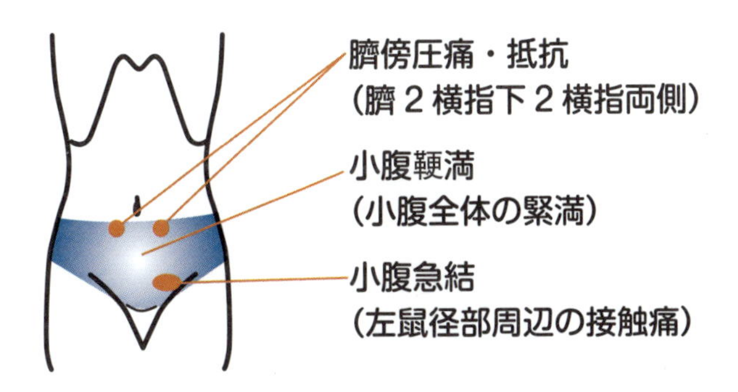

図 4-15

症例 25. 46 歳 女性

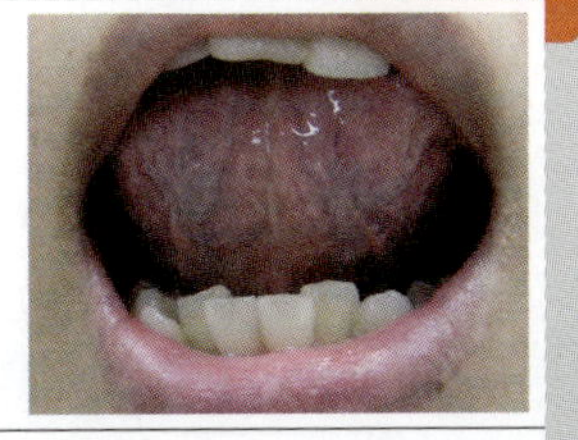

主訴	冷え
既往歴	うつ病 4 年間，肝膿胞，子宮筋腫.
現病歴	X年 1 月から口渇が出現．同時に朝の顔面の浮腫，右手指のしびれ，右肩のこり，朝の倦怠感なども出現して整形外科，婦人科で精査加療を受けたが問題なし．冷え症状が悪化して 6 月 14 日来院
身体所見	身長 165cm，体重 69kg，血圧 110/75mmHg，脈拍 79/ 分，整
漢方所見	体格良好．肌の血色良好 歯痕，白苔，舌下静脈（++） 月経不順．手足は冷えるが顔面はほてる 大弦脈．腹力良好，心下痞鞕，臍傍圧痛・抵抗（++）
経過	初診時：実証．水毒と瘀血の兆候が顕著から桂枝茯苓丸を処方 2 週間後：手足が温かくなった 4 ヵ月後：ここ 2 回生理が順調．口渇を感じなくなった 6 ヵ月後：生理順調．顔面の浮腫，右手指のしびれ，右肩のこり，朝の倦怠感がすべて改善して，寒くなってきたが冷えない

など‘瘀血’の症候がはっきりしており，‘水毒’傾向も踏まえて**桂枝茯苓丸**とした症例です．主訴の冷えは血虚の病証として捉えられますが，この症例には駆瘀血剤の**桂枝茯苓丸**が使われました．‘瘀血’と‘血虚’は対極にある病態ではなく，‘血虚’が‘瘀血’の特殊系であると考えさせる症例でした．‘瘀血’が調整されて血流障害が改善し，手足の冷えが解消，最終的に月経不順も改善されました．**桂枝茯苓丸**が福音となった症例と受け止められます．

iv）疼痛性疾患にも駆瘀血剤を考慮する

図 4-16 の症例 26 は 52 歳の女性です．整形外科的検査，処置で改善が得られなかった高度の腰痛を主訴に来院．便秘，‘気逆’の病証があり，‘舌下静脈怒張’はなかったものの‘臍傍圧痛・抵抗’と‘濇（しょく）脈’から‘瘀血’の存在を感知，またフラつきを‘瘀血’に基づく‘気逆’と捉えて**桃核承気湯**を処方しました．まずは扱いやすい便秘を調整しようと考えたわけです．**桃核承気湯**は医療用顆粒剤のなかで便秘に対してもっとも強力な効果をもった漢方薬です．2 週間後には腰痛とフラつきが改善しました．しかし，下痢になってしまうことで 1 日 1 包半に減量．3 ヵ月後，気温が下がって腰痛が再発．腰帯部を温めて腰脚の痛みを和らげる**苓姜朮甘湯**を合方しています．次の年の 1 月からは**桃核承気湯** 1 日 1 包のみで良好な経過が得られています．

桃核承気湯は**通導散**との鑑別が必要になることがしばしばですので，**図 4-17** にその鑑別の要点を示しました．便秘に対しては**桃核承気湯**が優れています．‘瘀血’に関しては**通導散**が優れ，**桃核承気湯**は‘気逆’の傾向のときに，**通導散**は‘気うつ’の傾向のときに役立ちます．

■2　血虚

i）血虚の病態

表 4-9 の自覚症状の項に生理痛・月経不順がありますが，これは‘瘀血’の自覚症状でもありました．症例 25 の説明の箇所でも触れましたが，‘血虚’と‘瘀血’は対極の概念として説明されることが専らでしたが，対極に

図 4-16

症例 26. 52 歳　女性

主訴	高度の腰痛
現病歴	X年9月ごろから左背部痛が出現. 近医整形外科の検査で異常なし. 鎮痛剤で経過をみていた. X年9月12日フラつきが出現して来院.
身体所見	身長 162cm, 体重 55kg, 血圧 120/77mHg, 脈拍 77/ 分. 胸腹部に異常所見なし.
検査所見	尿・血算異常所見なし. 中性脂肪 656mg/dL 以外問題なし.
漢方所見	体格良好. 歯痕（+), 舌尖紅, 舌下静脈（±） 疲労感・寒気によって強い腰痛が出現. 昨日は腰痛につづいて眩暈も感じた. ときにイライラ感が出現. 2年前から便秘となって市販薬を服用中
切診	濇脈だが有力. 両側臍傍圧痛・抵抗（++）
経過	X年9月13日（初診）: 瘀血, 便秘, イラつきから桃核承気湯を処方 9月27日：桃核承気湯服用で下痢. しかし腰痛と眩暈は改善. 1日1包半で服用 12月3日：寒気によって腰痛が再発. 苓姜朮甘湯を合方 X＋1年1月15日:腰痛は改善したので桃核承気湯のみ1日1包で継続

図 4-17

桃核承気湯と通導散の鑑別

	桃核承気湯	通導散
駆瘀血	桃仁（破血去瘀）	当帰, 紅花, 蘇木
気	桂枝, 甘草	枳実, 厚朴, 陳皮
瀉下	大黄, 芒硝	大黄, 芒硝
利水		木通, 甘草
目標	便秘, 気逆	便秘, 気うつ
腹診	小腹急結	小腹鞕満

ある病態とすると具合が悪くなります．理論構成上の整合性がとれなくなります．そこで‘血虚’は‘瘀血’の特殊型と捉えるとすんなりと受け入れることができると考えています．「虚証の瘀血を血虚という」という大塚敬節の口訣があります．

循環血液量が不足した場合，またその結果生じた手足の冷えやしびれ(numbness)，全身の冷え，顔色不良，爪の脆弱化，皮膚の栄養状態が低下（‘甲錯’‘枯燥’と表現する）した場合に‘血虚’の存在を考えます．言い換えれば‘補血剤が適応する病態’となります．随伴症状として挙げた不眠，嗜眠，動悸，眩暈は血虚の症状として考慮することがあるということです．例えば不眠の治療では，通常‘気逆’‘気うつ’などの漢方薬が用いられますが‘補血剤’が役に立つことがあるという意味です．

図 4-18 に血虚の存在を考えさせる舌と‘細絡’の写真を呈示しました．舌質が淡白色を呈しています．‘血虚’の症例では無苔のことも多いのですが，無苔は単に‘虚証’と捉えることもあります．‘細絡’は毛細血管の拡張を意味します．上背部や大腿部が好発部位です．

ii）血虚に対する漢方薬

代表的漢方薬が**当帰芍薬散**であり，基本方剤が**四物湯**です．表 4-9 で示したように，**四物湯**の構成生薬が使われている漢方薬ということになります．表 4-9 にはありませんが，**十全大補湯**，**加味帰脾湯**，**人参養栄湯**，**大防風湯**のなかにも**四物湯**の要素が含まれていますので，これらも**四物湯**関連処方といえます．‘血虚’に対する効果も期待できることになります．‘血の機能’の項（p.169 参照）に述べてありますが，補血剤には皮膚・粘膜を潤す作用があります．したがって便秘の治療において，ご高齢者では頻繁に見かける腸液の分泌不足からの排便困難には，**潤腸湯**が腸管を潤しながら排便を促す効果が期待できることになります．

iii）血虚による皮疹と診断した症例

図 4-19 の症例 27 は，長年のアトピー性皮膚炎に対して漢方薬が一定の効果を示した症例です．

第 1 世代の抗ヒスタミン薬 2 剤とジフルプレドナート軟膏（マイザー®），

表 4-9

血虚の症候と漢方薬

自覚症状	生理痛，月経不順，かすみ目，全身の冷え，手足のしびれ
他覚所見	皮膚枯燥，色素沈着，皮膚の甲錯，細絡（毛細血管拡張），顔色不良，脱毛，羸痩，筋攣縮，爪の脆弱化・変形，淡白・淡紅色舌，無苔，燥苔．細脈，弱脈．腹力軟弱，臍上悸
随伴症状	不眠，嗜眠，動悸，眩暈

補血剤の生薬構成（青字が補血の生薬）

四物湯	**当帰，川芎，芍薬，地黄**（血虚の基本処方）
当帰芍薬散	**当帰，川芎，芍薬**，茯苓，沢瀉，蒼朮（血虚の代表的漢方薬）
芎帰膠艾湯	**四物湯**＋阿膠・艾葉・甘草
当帰飲子	**四物湯**＋何首烏・荊芥・防風・蒺藜・黄耆・甘草
温清飲	**四物湯**＋黄連解毒湯
柴胡清肝湯	**温清飲**＋柴胡・連翹・薄荷・牛蒡子・桔梗・栝楼根・甘草
疎経活血湯	**四物湯**＋茯苓・蒼朮・防已・陳皮・白芷・威霊仙・防風・羌活・桃仁・牛膝・竜胆・生姜・甘草
潤腸湯	麻子仁丸－芍薬＋**地黄・当帰**・枳実・桃仁・黄芩・甘草

図 4-18

血虚の舌と細絡の写真

舌質が淡白色

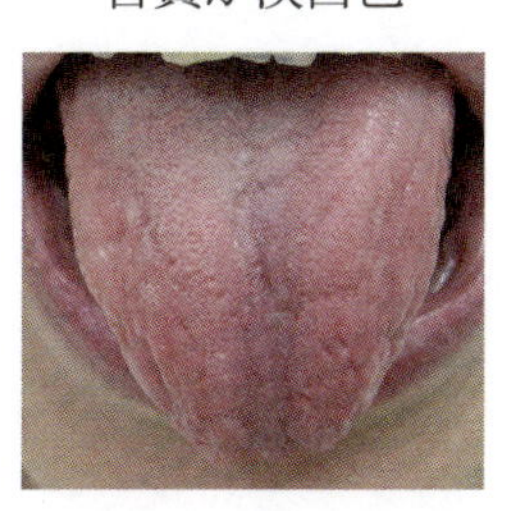

舌質が淡白色で無苔

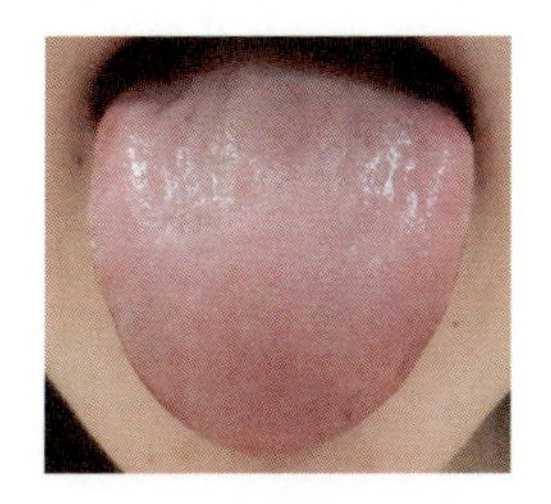

大腿部外側の細絡

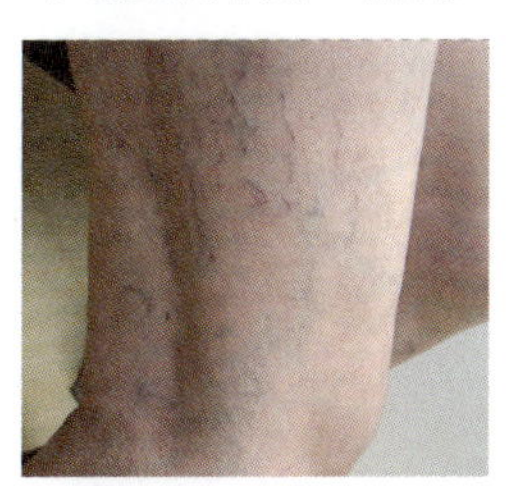

リンデロンVG軟膏®および保湿剤で標準的治療を受けていたということです．冬季になって皮膚症状が悪化して来院．皮膚枯燥，色素沈着などから漢方所見‘血虚’，黄舌苔，顔面のほてり，皮膚の感染性の炎症などから‘熱証’と診断．**四物湯**と**黄連解毒湯**の合方である**温清飲**を処方しました．数ヵ月の服用で，耳介周囲の感染瘡が改善，全身的な皮膚の乾燥改善傾向を示しました．

温清飲はアトピー性皮膚炎のほか，乾燥性の皮膚疾患，血管炎に起因した色素沈着には頻繁に使われています．皮膚疾患にはぜひ活用していただきたい漢方薬ですので，**温清飲**がとくに効果的であった数例の写真を**図4-20**に示します．痒みに対しては第1世代，第2世代の抗ヒスタミン薬を併用することが効果的です．血管炎に対してはステロイド剤などを適宜併用することもあります．併用にはなんの問題もなく，相乗効果が期待できます．

図 4-19

症例 27.
49 歳　男性

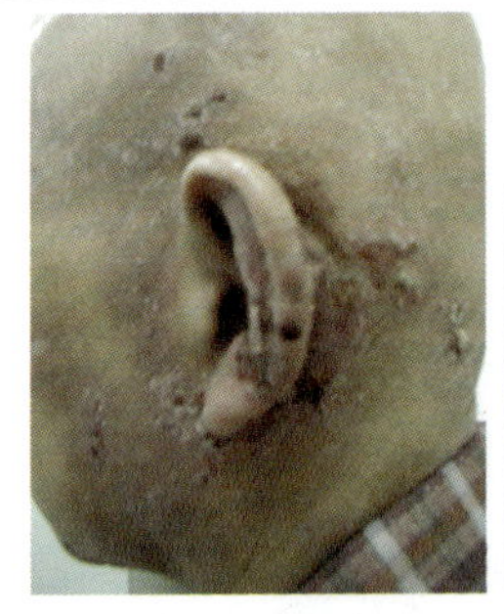

X年 12 月 3 日

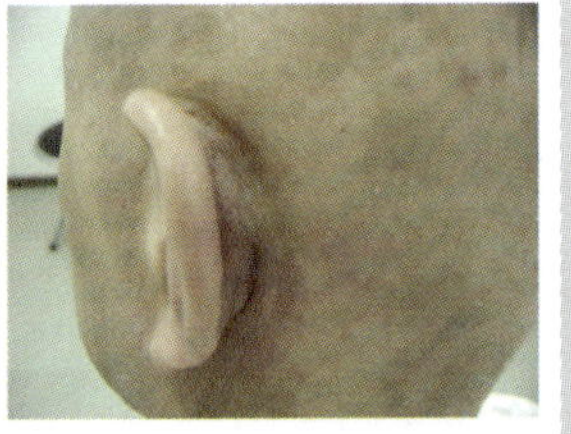

X＋1年 3 月 6 日

主訴	皮膚の掻痒
現病歴	中学生のころに発症したアトピー性皮膚炎．第 1 世代の抗ヒスタミン薬 2 剤とジフルプレドナート軟膏，ベタメタゾン軟膏（リンデロン VG 軟膏®）および保湿剤で治療されていた．冬季になり皮膚の乾燥とともに痒みが増悪して X 年 12 月 3 日に来院
現症	身長 166cm，体重 63kg，血圧 124/80mmHg，脈拍 83/ 分，整．全身の皮膚は乾燥し，色素沈着が著しい．頭髪は抜け落ちて久しい．とくに耳介周囲の皮疹には感染をともなっている
検査所見	WBC 8630/μL，eosino 27.6%，IgE 5670
漢方所見	体格良好．舌に黄舌苔 顔面・手にはほてりが強いが，足は冷える．皮膚は枯燥し，色素沈着 浮緊数．腹診で心下痞鞕を触知
経過	X 年 12 月 3 日：皮膚の枯燥（乾燥，色素沈着＝血虚）と炎症状態から，四物湯と黄連解毒湯が合方された温清飲を処方 従来の治療はそのまま継続とした X＋1 年 1 月 18 日：皮膚の落屑が減少した．痒みが軽快している 3 月 6 日：耳介周囲の皮膚炎が改善して漢方薬の効果を実感 その後数年間の治療で廃薬となった

温清飲が有効であった症例の経過

● 81歳　女性　尋常性乾癬

X年11月15日

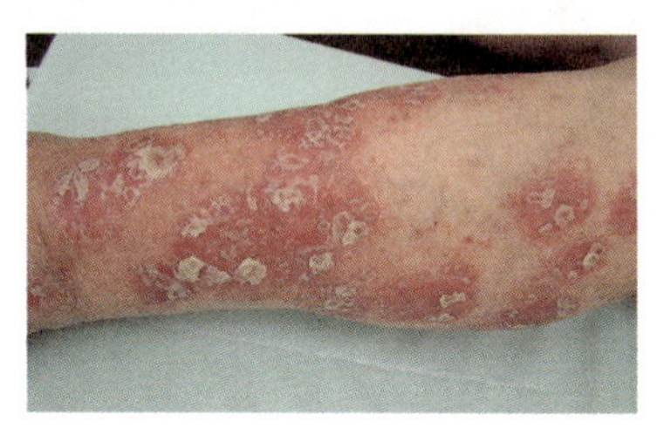

X+1年2月28日

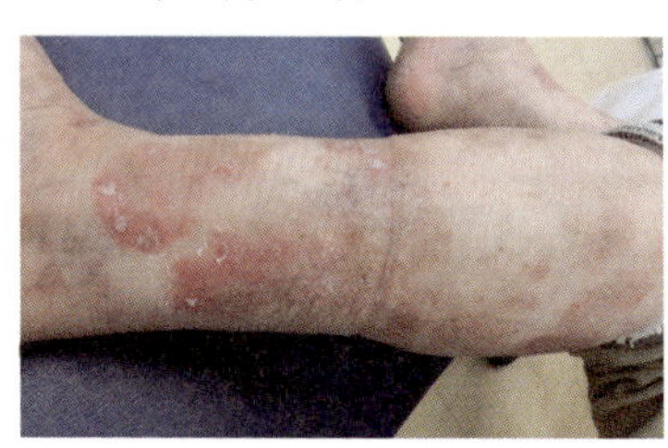

● 28歳　女性　アトピー性皮膚炎

X年5月10日

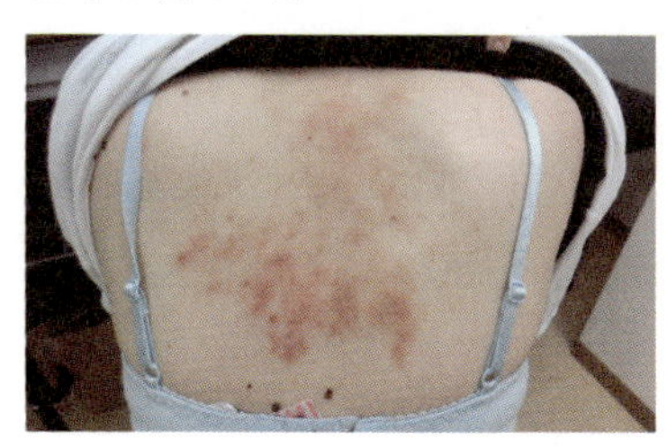

X年7月11日

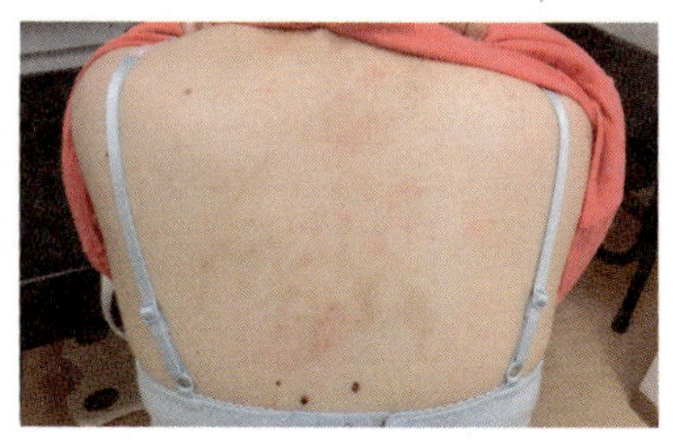

● 67歳　女性　血管炎と色素沈着

X年5月28日

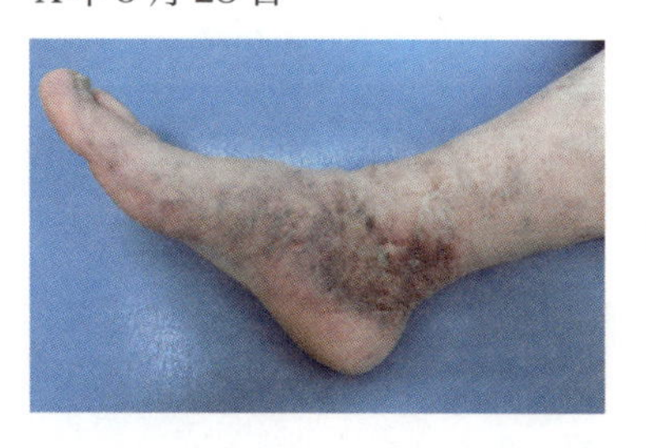

X年7月9日

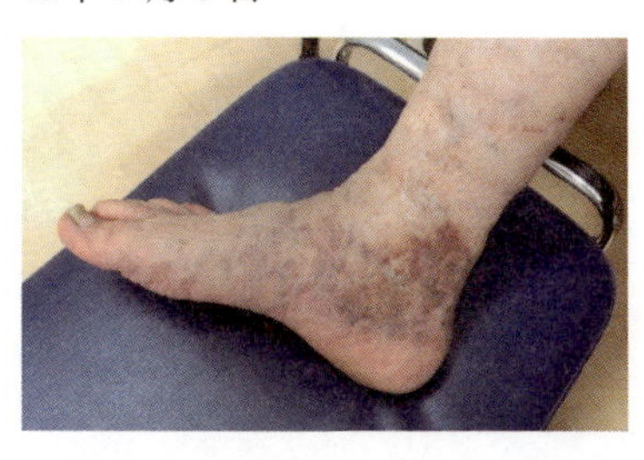

● 71 歳　女性　手掌紅斑

X年 6 月 3 日

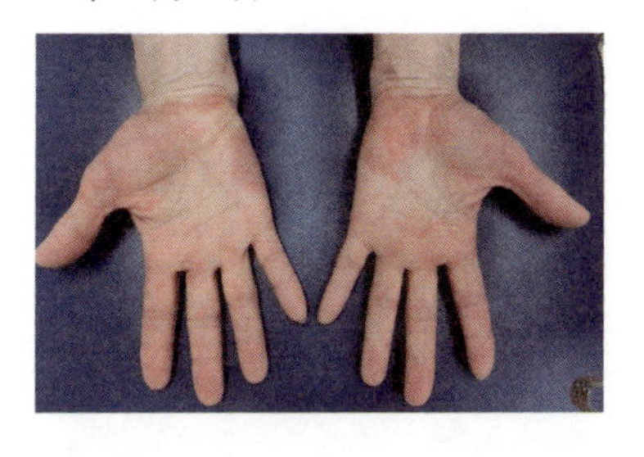

X年 7 月 15 日

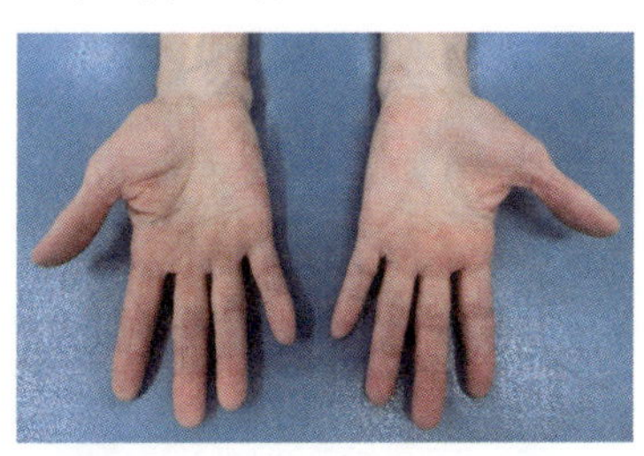

● 61 歳　女性　ベーチェット病による血管炎

X年 6 月 30 日
CRP 1.34mg/dL
TAT 35.5μg/L

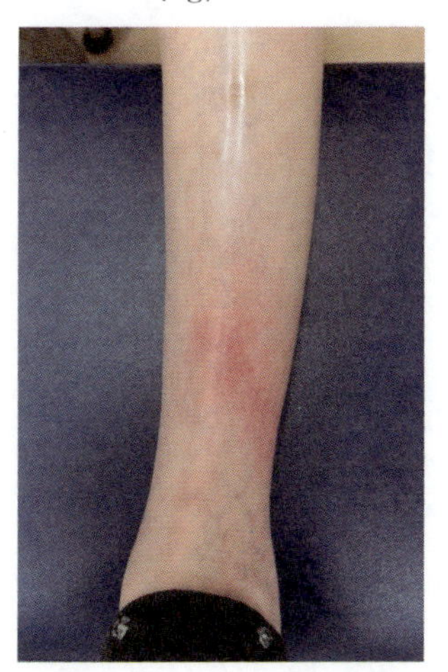

X年 8 月 4 日
0.32mg/dL
22.9μg/L

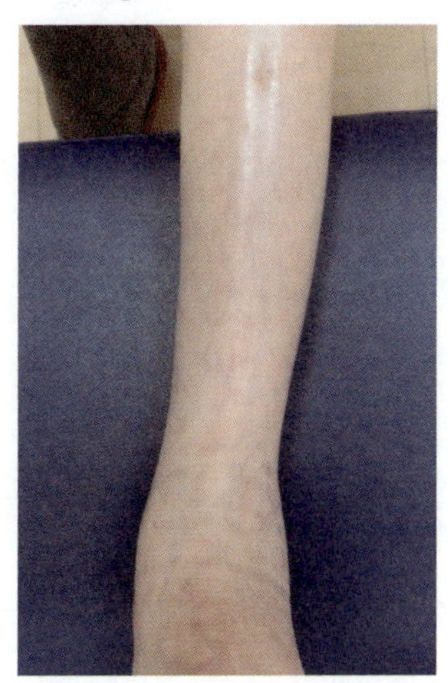

Ⅲ．水

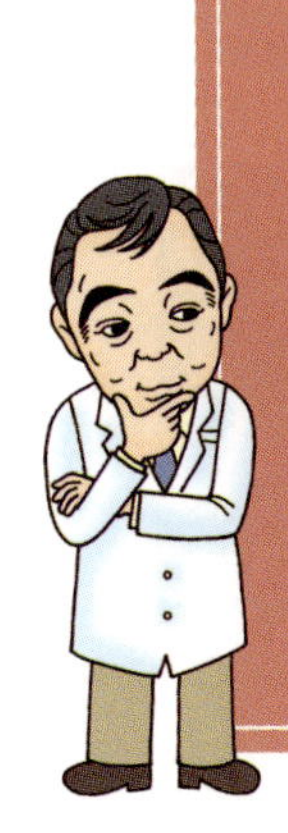

1．‘水’の概念，生成，機能についてみていきましょう

■1 ‘水’の概念

‘水’とは生体のなかの水分の要素，すなわち細胞内液，細胞外液，組織内の水分，リンパ液，胃液粘膜からの分泌液などの生理的な水分と，さらに排出物である尿，鼻汁，喀痰なども‘水’の概念のなかに含めています．中医学では生理的な水分を‘津液（しんえき）’と称し，喀痰，過剰な胃液，さらに悪心・嘔吐などの病的な水分を‘痰飲（たんいん）’と称し，区別して論じています．日本漢方では生理的水分の過不足・停滞・異常分泌が生じたときに‘水毒（すいどく）’あるいは‘水滞（すいたい）’と呼んでいます．

■2 ‘水’の生成

‘気’‘血’の項でその生成を論じたために，ここでも‘水’の生成を明らかにしなければならない羽目になってしまいましたが，体内の水分がいかに生成されるかは西洋医学の基礎的生理学，解剖学を代用することにします．ほかの項との整合性にも無理がないという理由です．

飲食物からの水分の吸収と代謝水から‘水’が生成されるとしておきま

す．もう一つ，過剰な胃液，鼻汁，喀痰，下痢は‘水毒’の概念に含めることも必要です．

■3 ‘水’の機能

‘水’の機能としては第2章の**表2-4**（p.69）をご覧ください．ここでは‘陰液’と表記していますが，‘水’と同義語と考えて不都合はありません．‘気’の機能として‘温煦作用’があり，体温を維持する方向に作用する機能としましたが，この作用に拮抗する機能が‘陰液’，すなわち‘水’にあると考えればよさそうです．**表2-4**では枯燥に対して‘慈潤作用’を謳っていますが，これは‘血’の作用と共通しています．このことは，‘枯燥’は‘血’の異常でも‘水’の異常でも出現する病証であることを暗示しています．同様に精神的緊張・興奮状態は，‘気’の異常（‘気逆’）でも‘水’の異常（‘水毒’）でも出現する可能性があることを示唆しています．‘慈養作用’もまた同様に考えてください．

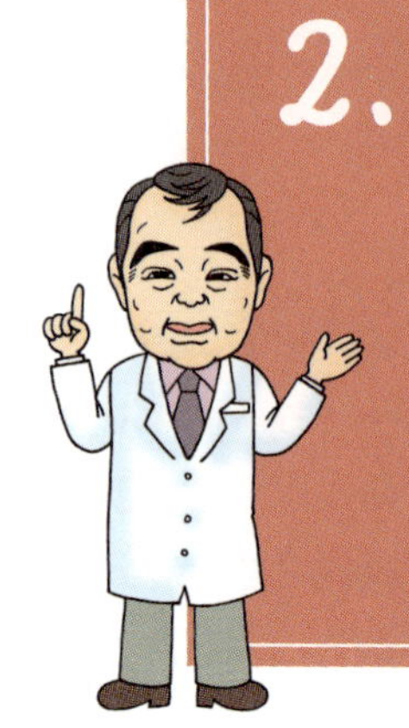

2. ‘水’の異常とはどんなものでしょうか

■1 ‘水毒’の病態

‘水毒’は西洋医学の水中毒とは別の概念で，‘水’の過不足として論じられています．例えば，二日酔いは等張性脱水となり，熱中症，激しい下痢，乾燥気候による水分の喪失は高張性脱水となり，これらはどちらも‘水毒’と捉えます．逆に浮腫，胸水，胃内亭水は水分の過剰として，これも‘水毒’の範疇に含めます．そのほか，水様性鼻汁，喀痰などの分泌異常も‘水毒’の範疇として捉えます．

重要なことは，‘利水剤’として知られている漢方薬で改善が見込める症状を‘水毒’と称していると理解することです．その病証とは二日酔い，眩暈，口渇，動悸，尿量増加・減少，悪心・嘔吐，下痢，異常発汗，朝のこわばりなどです．

表 4-10 に日本漢方を基とした‘水毒’の症候を整理してみました．漢方医学の一つの欠陥は自覚症状と他覚所見を区別しないことです．そこでこの表では自覚症状として‘胃内停水’を採用し，他覚所見として‘心下振水音’という用語を採用しました．著者の医療施設での検討では，‘胃内停水’を訴えた症例の約 1/5 に‘心下振水音’が観察されました．自覚症状のほうが圧倒的に高率に出現していることがわかります．

図 4-21 の舌写真は‘水毒’の症候である歯痕舌です．漢方医学理論から

表 4-10

水毒の症候と漢方薬

自覚症状	口渇，薄い鼻汁・喀痰，胃内停水，悪心・嘔吐，下痢，関節痛，こわばり
他覚所見	尿量の増加・減少，浮腫，胸水，関節水腫，歯痕舌，心下振水音
随伴症状	不眠，嗜眠，動悸，眩暈，水瀉性下痢，耳鳴，全身倦怠感

利水剤の構成生薬（青字が利水の生薬）

五苓散	**茯苓，沢瀉，蒼朮，猪苓，**桂皮
真武湯	**茯苓，蒼朮，**生姜，芍薬，附子
当帰芍薬散	**茯苓，沢瀉，蒼朮，**当帰，川芎，芍薬
半夏白朮天麻湯	**茯苓，白朮，沢瀉，**半夏，陳皮，人参，黄耆，天麻，黄柏，乾姜，生姜，麦芽
苓桂朮甘湯	**茯苓，蒼朮，**桂皮，甘草
苓姜朮甘湯	**茯苓，蒼朮，**乾姜，甘草
二朮湯	**茯苓，蒼朮，白朮，**半夏，陳皮，黄芩，香附子，甘草，天南星，和羌活

図 4-21

水毒の症候＝歯痕舌

歯痕　燥白苔

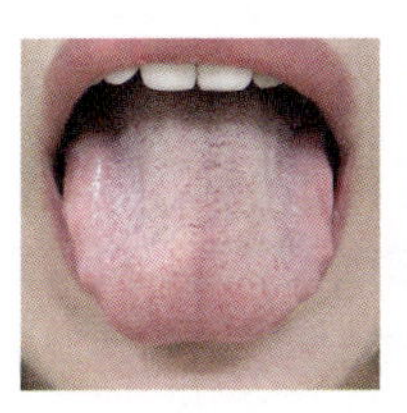

歯痕　燥白苔

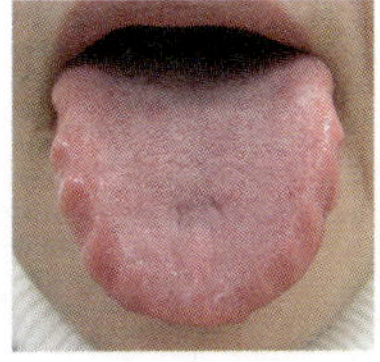

歯痕 舌質灰白色 裂紋

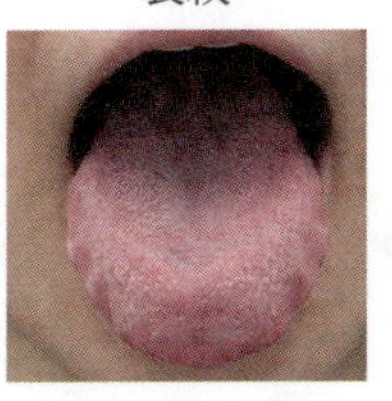

食いしばりによる歯痕

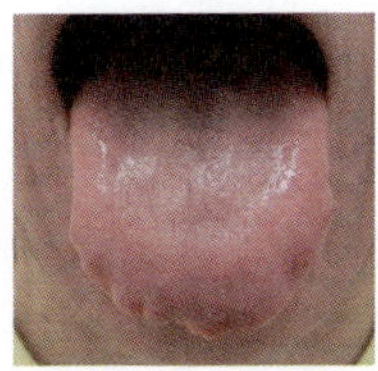

は逸脱しますが，向かってもっとも右に示した舌は一見‘歯痕舌’にみえますが，緊張型頭痛に罹患した患者さんの‘食いしばり’による歯痕です．実臨床では頻繁に遭遇します．その特徴は，舌尖側に強い歯痕を認めることです．

西洋医学的解釈から‘水毒’とは，循環器系の機能低下，腎機能の低下，炎症による浸出液の増加（胸水，関節水腫，下痢など），低栄養に基づく水分の漏出，なんらかの原因による多血症様状態などと理解できます．

■ 2　‘水毒’に対する漢方薬

利水剤の基本生薬は茯苓と蒼朮（白朮）です．この生薬が含まれる漢方薬をとくに‘苓朮剤’とまとめる呼称があります．**表 4-10** に挙げた漢方薬はすべて‘苓朮剤’であることがかわります．‘水毒’に対する代表的な漢方薬は**五苓散**です．この構成生薬は茯苓・沢瀉・蒼朮・猪苓・桂皮で，桂皮以外は利水の効能をもつ生薬です．桂皮を省くと四苓湯になります．**四苓湯**は近年あまり使われなくなりましたが，その理由として，利水を促すときには桂皮が配合されていたほうが有利なようです．熱性疾患の基本処方となっている**桂枝湯**のもっとも重要な働き（発汗解表）をする君薬が桂皮ですが，温通経脈・通陽化気の効能が謳われて，薬効成分を患部に行きわたらせる効果があるといわれています．

そのほか利水の生薬としては，防已，麻黄，薏苡仁などが知られています．これらの生薬が配合されている処方をみたら‘利水’の効果が予想できることになります．逆に**五苓散**，**真武湯**，**当帰芍薬散**，**半夏白朮天麻湯**，**苓桂朮甘湯**は利水剤であり眩暈のときに頻用される漢方薬ですので，眩暈も‘水毒’の症状の一つであると捉えることが可能となります．

ちなみに良性頭位性眩暈の急性期には**苓桂朮甘湯**がもっとも頻用される漢方薬で，気力・体力が低下してのフラつきには**半夏白朮天麻湯**が長期にわたって使われています．**図 4-22** に眩暈，フラつきに対する漢方薬の簡単な選択基準を示しました．まずは**苓桂朮甘湯**か**半夏白朮天麻湯**かを判断して，うまくいかない場合には**真武湯**，**五苓散**，**当帰芍薬散**などから選択します．

図 4-22

眩暈，フラつきに対する漢方薬選択

急性発症

苓桂朮甘湯

気逆，水毒
虚証～虚実間証
心下痞鞕，滑数脈

慢性的でフラつきが主

半夏白朮天麻湯

気虚，水毒
虚証

真武湯

虚証，寒証，水毒
一瞬の眩暈（脳動脈硬化？）

五苓散

虚実間証，熱証，水毒
熱中などの脱水によるもの

当帰芍薬散

虚証，血虚，水毒，寒証
生理中の眩暈

■3　利水剤が役立った症例

i）眩暈に苓桂朮甘湯が著効した症例

図4-23の症例28は，8年前からつづく眩暈が主訴の69歳男性です．大酒家のようです．脈拍が121/分もありましたが，心電図上は洞性頻脈です．口渇・軟便傾向があり，心下振水音を聴取しました．酒による‘水毒’と考えられます．眩暈と頭痛から気逆もありそうです．そこで**苓桂朮甘湯**を処方しました．23日後の3月26日には，眩暈とともにこの年は花粉症も回避されたとのことです．花粉症も‘水毒’と捉えることができ，同時に効果があったようです．漢方治療では西洋医学的視点では考えられない効果が得られることがしばしばあります．こんなときには漢方理論が机上の空論ではないことを実感させられます．

ii）西洋医学的には不定愁訴と診断された症例

図4-24の症例29は，食道部の痞え感，冷えのぼせ，目の奥の痛み，倦怠感，食欲不振，不眠などさまざまな愁訴に対して**半夏厚朴湯**や**加味逍遙散**で対応していた患者さんです．西洋医学的には不定愁訴といわざるを得ない症状です．食欲不振と羸痩傾向から‘脾虚’（消化機能の低下）と診断できます．さらに胃内停水から‘水毒’の存在も考慮して**半夏白朮天麻湯**を処方しました．16日後の10月24日には倦怠感だけが軽快．31日後の11月8日には倦怠感，フラつき，目の奥の痛みが改善した症例です．胃腸虚弱，水毒，フラつきを目標に適応する**半夏白朮天麻湯**が役立ちました．3ヵ月ほどはしっかり服用して，その後は時々服用しているようです．

iii）熱中症に対して‘水毒’を考慮した症例

図4-25の症例30は14歳の男児です．サッカーに夢中になっている中学生です．合宿で頑張り過ぎて熱中症に罹ってしまったようです．発熱，悪心・嘔吐，軟便が出現しています．問診で口渇，尿量減少，腹診で心下振水音が聴取されました．外来でビタミン剤を混入した電解質湯液を200mL施行．典型的な‘水毒’です．水分を飲むと嘔吐してしまうというので，**五**

図 4-23

症例 28．69 歳　男性

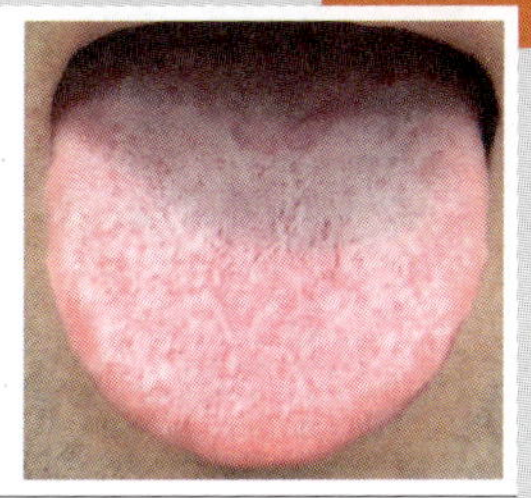

主訴	眩暈
既往歴	高血圧．大酒家（3 日間の断酒で震え）．花粉症
現病歴	8 年前からの眩暈．脳神経外科，循環器科，耳鼻咽喉科，眼科を受診．異常なしと
身体所見	身長 166cm，体重 72kg，血圧 144/85mmHg，脈拍 121/ 分
検査所見	心電図；洞性頻脈
漢方所見	黒褐色の顔色 歯痕（±），剥白苔，淡紅色．静脈（+） 眩暈，口渇，軟便傾向，花粉症の症状．ときに頭痛（飲酒で治る） 滑数脈．心下振水音
経過	処方：大酒家，口渇，歯痕，心下振水音から水毒 眩暈，頭痛から気逆の存在も考慮．X 年 3 月 3 日苓桂朮甘湯を処方 3 月 26 日：8 年間の眩暈が消失！　ついでに花粉症も消失した！ 気分が落ち着き，口渇がなく，飲酒量が減った．継続服用を希望

苓散を溶解して少しずつ服用していただきました．翌日の来院時，平熱で悪心・嘔吐もなく治療終了としました．漢方薬には即効性が期待できますが，この症例では若さと体力に負う所が大きかったかと考えています．

iv）五苓散と西洋薬の利尿剤との違い

近年**五苓散**が，細胞膜に存在し，水分の細胞内外への移動に関与しているアクアポリンを強力に抑制していることが明らかになりました（磯崎洋一郎；漢方医学 No.5. 2005）．**五苓散**が溢水にも脱水にも効果をもつことの証左となっています．ループス利尿剤が腎臓の尿細管に作用して尿量を増加させますが，漢方薬の**五苓散**は，アクアポリンを抑制することで溢れている血管内の水の細胞内への滲入を阻止，血管内の水分が増加したままで，水利尿の形で尿量を増加させます．逆に脱水の場合には，細胞内の水分の血管への漏出を抑制して血管内脱水を助長させ，尿量を減少させる方向に導くことになります．溢水の人体には尿量を増加させ，脱水の人体へは尿量を減少させるという真に都合のよい働きをしてくれます．**五苓散**の作用が西洋薬の利尿作用とは隔絶したものであることが理解できました．アクアポリンはまた脳内のアストロサイト（グリア細胞）に無数に存在することから，水分代謝障害，水の偏在からの頭痛に有効であることも頷けます．

■4　熱中症に対する漢方薬

ここで，水毒が基盤となっている熱中症の漢方薬の選択を考えてみます．2013 年の夏季における熱中症に対してどんな漢方薬が使われたかを調査すると，1 位が**清暑益気湯**，2 位が**五苓散**，3 位が**白虎加人参湯**でした．熱中症を発症してから来院された患者さんに絞ると，**五苓散**が第 1 位でした．**清暑益気湯**が 1 位だったのは，以前の経験から高齢者が予防にと**清暑益気湯**を希望された理由に拠ります．

図 4-26 をご覧いただきたいと思います．発汗，熱感，口渇，悪心・嘔吐，尿量減少，下痢のうちのいくつかがあれば**五苓散**が役立ちます．甚だしい発汗があり，今まさに発熱，口渇の病証があれば**白虎加人参湯**です．微発汗，食欲不振，倦怠感があれば**清暑益気湯**となります．second line と

図 4-24

症例 29．36 歳　女性

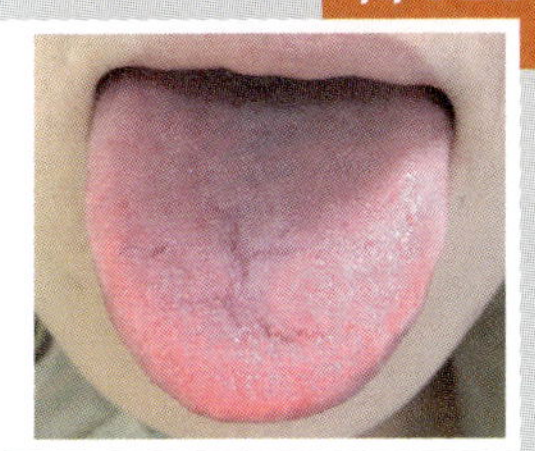

主訴	フラつき
既往歴	子宮後屈症，蕁麻疹
現病歴	X年4月5日から不定愁訴として半夏厚朴湯，加味逍遙散などにて治療していた X年10月8日，フラつきを主訴に来院
身体所見	身長 161cm，体重 44kg，血圧 108/71mmHg，脈拍 76/ 分，整 内科診察に異常所見なし
漢方所見	顔色は色白．舌質淡紅色，胖大，薄白苔，裂紋 静脈怒張 (±)．疲れやすい．運動ですぐ筋痛．食は細い．胃内停水．頭痛．目の奥が痛み，頭がすっきりしない フラつきは体の力がなくなった感じで出現．便通に異常なし
切診	脈は沈細弱．腹部は全体に軟．冷えた部分あり
経過	10月8日：脾胃の虚証・胃内停水から半夏白朮天麻湯を処方 10月24日：倦怠感が軽快．目の奥の痛みがあり頭がすっきりしない 11月8日:倦怠感改善．数年ぶりに体が軽くなった．フラつきなく，目の奥の痛みなし

図 4-25

症例 30．14 歳　男児

主訴	発熱
現病歴	8月4日，サッカーの合宿から帰宅後に38.7℃の発熱．悪心・嘔吐，軟便も出現して来院
身体所見	身長 158cm，体重 46kg．体温 37.9℃ 胸腹部の聴診他，異常所見なし
漢方所見	発熱があるが，青白い顔色．歯痕舌．声に力がない 悪心・嘔吐，軟便あり．口渇，尿量減少．心下振水音．浮滑数脈
経過	水毒の典型，熱証にあり，五苓散 7.5 g 分 3 で処方．少しずつ服用することを指示．次の日の来院ですでに解熱．悪心・嘔吐も軽快

したのは使用頻度が低率であった処方群です．**五苓散**証があるが，症状は穏やかで軽度の食欲不振，下痢があれば胃苓湯にします．**啓脾湯**，**六君子湯**，**人参湯**，**真武湯**は軟便〜下痢が持続していることがキーワードになります．気力が無くなれば**補中益気湯**，同時に眩暈などを感じれば**半夏白朮天麻湯**を選択します．**調胃承気湯**はちょっと特殊な使い方となりますが，甚だしい発汗の後，脱水から胃の不調と便秘だけが残ってしまった病証に速効的な効果が得られ，体調がすぐ元に戻ります．

表 4-11 に，**清暑益気湯**を使用する場合の西洋医学的対応と漢方医学的対応を対比してみました．熱中症に対する西洋医学的対応は予防と脱水に対する補液にかぎられていますが，漢方治療を介入させることで個々に合わせた幅広い対応が可能になり，漢方薬の存在意義を感じることができます．

図 4-26

熱中症に対する漢方薬の選択

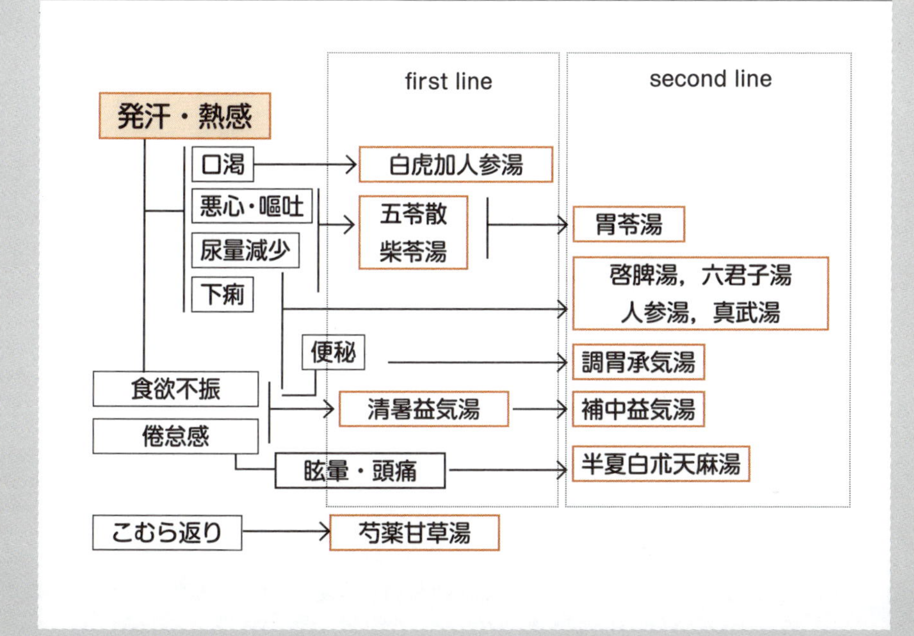

表 4-11

熱中症による悪心・嘔吐の症例と西洋医学，漢方医学

西洋医学	漢方医学
● 熱中症による脱水 **治療** 脱水に対して点滴 悪心・嘔吐に対して制吐剤 頭痛には鎮痛剤 でも胃腸に悪影響？ 発汗には？ 気力・体力低下には？	● 表虚，水毒，脾虚，気虚 **治療** 発汗を止める 胃腸の改善　}　清暑益気湯 気力の回復 水毒を治せば頭痛も治る

Point!

第 4 章のポイント

1. 漢方医学では生体の恒常性維持機能を‘気血水’の理論で測る．したがって‘気血水’は西洋医学的な精神神経系・免疫系・内分泌系のバランサブル理論である．

2. ‘気’とは体内を循環して推動作用，温煦作用，防御作用，固摂作用，気化作用などの機能をもつと定義され，補中益気湯の効果がこれらの作用を具現している．‘気’の異常として‘気逆’‘気うつ’‘気虚’の 3 つの視点から捉えて治療方法を選択する．

3. ‘血’とは血液そのものばかりではなく，血液循環，月経の状態（ホルモン系），血管に付帯した自律神経系の機能なども統合した概念であり，‘血’の異常として‘瘀血’と‘血虚’として捉える．‘瘀血’の症候があれば駆瘀血剤，‘血虚’の症候があれば補血剤を選択する．‘血虚’は‘瘀血’の対側にある病態ではなく，‘瘀血’の特殊系であると捉えると臨床上の整合性が保たれる．

4. ‘水’とは生理的体液および非生理的な液体を意味する．非生理的体液とは鼻汁，喀痰などを指す．‘水’のなんらかの異常を‘水毒’と称する．溢水（浮腫など）も脱水（熱中症など）も‘水毒’であり，利水剤が必要であることを示唆している．‘水毒’はまた下痢・二日酔いなどの病態の表現としても使われている．

5. 中医学でいう‘陰液’は表 2-3 で示したように清熱作用，慈潤作用，鎮静作用，滋養作用をもった生理的液体を意味し，例えばある種の発熱の原因を陰液の欠乏に求めて「陰虚すれば即ち内熱す」と表現している．中医学のこの概念も臨床では役立つことが多く，とくにここで取り上げた．

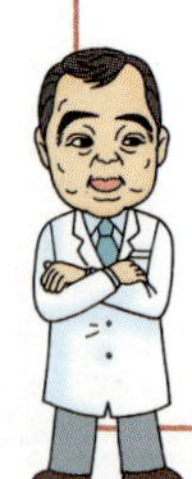

第5章

漢方実践応用

消化器疾患に対する
漢方治療

本章では消化器疾患というありふれた疾患を取り上げて，前章までの述べた漢方理論を如何に応用していくかをみていただこうと思います．

西洋医学的な消化器疾患としては胃腸系，肝臓，胆のう，膵臓に細分化され，胃腸系であれば胃炎，胃潰瘍，胃癌，潰瘍性大腸炎，クローン病などにさらに細分化されています．そのひとつひとつに対応する漢方薬があるわけではありません．ここでは日々の臨床で漢方薬が役立つ，主にcommon disease を症候別に取り上げます．

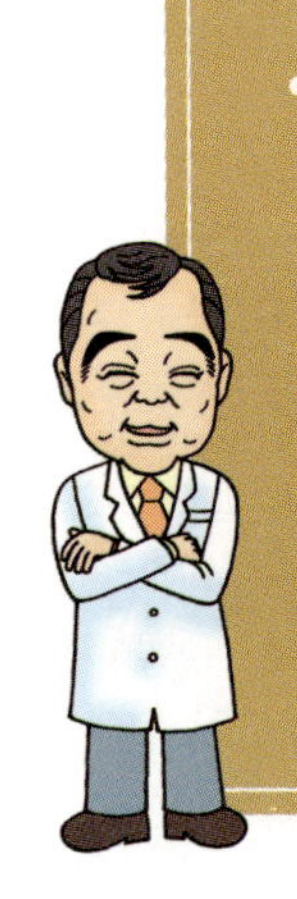

1. 悪心・嘔吐，食欲不振の漢方治療をみてみましょう

■1 Functional Dyspepsia（FD）と漢方治療

図 5-1 に悪心・嘔吐，食欲不振，胃もたれといった愁訴に頻用されている漢方薬と西洋薬の位置関係を示しました．西洋薬は胃の運動機能の改善に集中していることがわかり，漢方薬の選択にあたっては，上述した気の病証まで病態範囲を広げた視点で治療方法を選択しています．さらに寒熱・水毒の要素も考慮して適応を考察することになります．

表 5-1 に示すようにFD は 1 次医療ではきわめて多い疾患であり，これに対して心身一如の治療学を有する漢方は，格好の治療学をもっていることがかわります．逆に漢方の世界においても，西洋医学的概念を取り込んで，病態に対する視野を広げた立場で治療方法を勘案するとわかりやすくなりそうです．

図 5-1

悪心・嘔吐，食欲不振，胃もたれに対する西洋薬と漢方薬の治療範囲

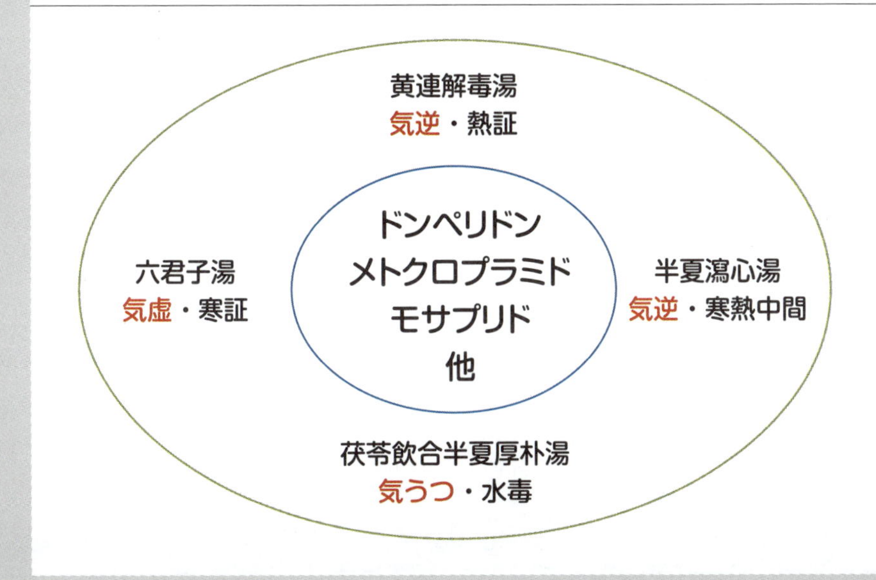

表 5-1

Functional Dyspepsia (FD)

- FD は 1 次医療ではきわめて多い疾患である
- 器質的疾患の鑑別が重要である
- 患者の不安，懸念を払拭することが 1 次医療を担当する医師の責務である
- 心理的要因は重要な論点で，認知行動療法や弛緩療法が役立つことがある

Heriette E.van der Horst
General Practice Department, VU Medical Center, Amsuterdam, The Netherlands

漢方医学的治療は**心身一如**の理念が根幹となっている
FD の治療には格好の治療学である

表 5-2 に西洋医学的病態に対する西洋薬と漢方薬の代表的薬物を示しました．例えば胃酸分泌亢進に対してはH2blockerやProton pump inhibitorは強力に作用して，胃潰瘍の手術が絶えてしまったといって過言ではありません．胃潰瘍の発症要因のなかには精神的緊張が大きな要素となっている症例もあり，漢方薬の出番も稀ではありません．双方をうまく併用していくことが患者さんの福音となるはずです．

図 5-2 にはFDに対する漢方治療のチャートを作成してみました．無論，悪心・嘔吐，胃もたれに遭遇したら，FDと診断されなくてもこれらの漢方治療が役立ちます．

■ 2　嘔気・嘔吐の漢方薬の成り立ち

ここで表 5-3 にある悪心・嘔吐の基本的漢方薬である**小半夏加茯苓湯**の生薬構成から，生薬構成が発展的になっている漢方薬の成り立ちを考えてみます．

i ）**小半夏加茯苓湯：**半夏・生姜・茯苓の 3 種の生薬から創られています．生薬構成が単純なほど効能の方向性が明確で，その分切れ味がよい漢方薬とされています．半夏・生姜の組み合わせが嘔気・嘔吐を改善させる基本構造です．半夏は「えぐい」と表現される副反応があり，この副反応の発症を生姜が抑制して，半夏の嘔気・嘔吐に対する作用を増強しているともいえます．これに‘利水滲湿・健脾和中・寧心安神’の薬能，すなわち利水作用，胃腸系の改善，精神安定作用をもつ茯苓が加味されています．口渇，尿不利など水毒系の病証がある場合には，まさに‘**小半夏加茯苓湯**証’ということになります．

ii）**二陳湯：小半夏加茯苓湯**に陳皮・甘草を加味した生薬構成をもっています．陳皮の薬能は‘理気健脾・燥湿化痰’とされ，やはり胃の機能の改善を目的としていると考ええられ，甘草は胃粘膜の修復と‘清熱解毒’の効能が謳われています．嘔気・嘔吐に特化した**小半夏加茯苓湯**に，胃粘膜の状態の改善，気分の方向から胃機能の改善も視野に入れた効果を期待す

表 5-2

FDの病態と治療方法の選択

	西洋薬	漢方薬
消化管運動機能異常	モサプリド ドンペリドン アコチアミド	平胃散　二陳湯 六君子湯 調胃承気湯
酸分泌亢進	H2 blocker PPI	茯苓飲 黄連湯
知覚過敏	オキセサゼイン	安中散 黄連解毒湯

図 5-2

FDの漢方治療

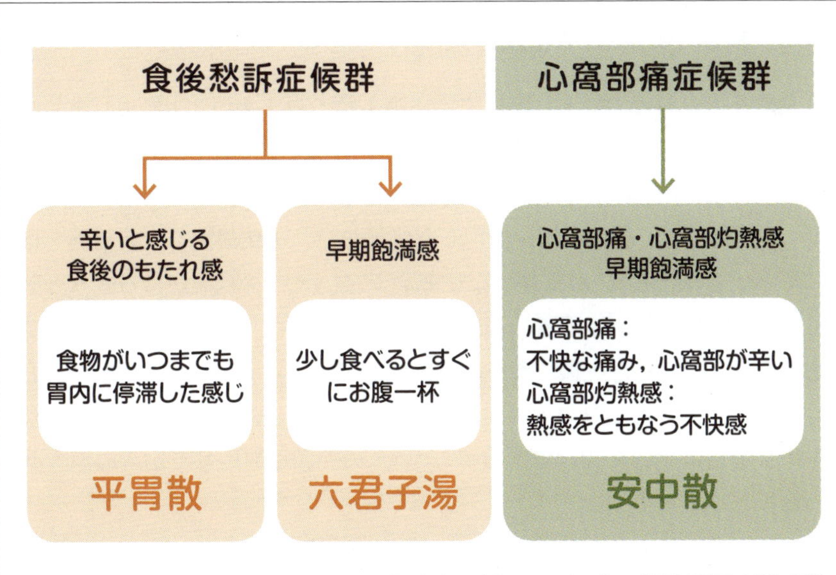

Tack J,et al.Gastroenterology.2006;130(5):1466-1479.

るときに選択します．

iii）六君子湯：二陳湯に蒼朮（白朮）・人参・大棗を加味した生薬構成をもっています．朮・人参・大棗の組み合わせは，胃と腸の双方の機能回復とともに，気力・体力の回復にも寄与しています．したがって嘔気・嘔吐にも効果はありますが，それ以上に気力・体力が低下して食欲不振に陥った状態には格好の漢方薬となります．

他方，**六君子湯**は‘補気剤’の基本処方である**四君子湯**に陳皮・半夏を加味した漢方薬ともいえます．陳皮・半夏は軽い‘利水剤’であり理気作用も兼ね備えています．

iv）茯苓飲合半夏厚朴湯：六君子湯から甘草・大棗を省いて枳実・厚朴・蘇葉を加味した生薬構成をもっています．枳実・厚朴・蘇葉の組み合わせは‘気うつ’に対する効能をもち，胸腹部の膨満感を和らげます．したがって，‘気うつ’が根底にあり，胸腹満の病証をともなう嘔気・嘔吐に有効ということになります．

3　食欲不振に対する漢方薬

食欲不振の漢方治療としてはすでに第 1 章の**表 1-4** (p.31) に示しました．‘気虚’をともなった食欲不振には**六君子湯**，**補中益気湯**の適応があり，背景に‘気逆’が疑われれば**黄連解毒湯**が適応します．熱性疾患が‘少陽病期’に進行して，食欲不振が出現した病態では，**小柴胡湯**や**大柴胡湯**をはじめとする‘柴胡剤’が有効になります．‘気うつ’の状態がはっきりと診てとれれば**平胃散**，**半夏厚朴湯**，**香蘇散**が適応となります．それぞれの適応病態にしたがった選択で漢方薬の効果が実感できます．食欲不振の漢方治療では，消化機能そのものが低下した‘脾虚’という概念がありますが，このように消化管の問題であっても‘気’の問題を斟酌しながらの漢方薬の選択となります．

表 5-3

嘔気・嘔吐，食欲不振

漢方薬	生薬構成　使用目標（証）
小半夏加茯苓湯	半夏 6・生姜 1.5・茯苓 5 嘔気・嘔吐（胃気上逆，水毒）
二陳湯	半夏 5・生姜 1・茯苓 5・陳皮 4・甘草 1 嘔気・嘔吐，胃機能低下，水毒（脾虚，水毒）
六君子湯	半夏 4・生姜 0.5・茯苓 4・陳皮 2・甘草 1・蒼朮 4・大棗 2・人参 4 食欲不振，食後の眠気，心下痞（気虚，脾虚，水毒）
茯苓飲合半夏厚朴湯	半夏 6・生姜 1・茯苓 5・陳皮 3・蒼朮 4・人参 3・枳実 1.5・厚朴 3・蘇葉 2 気うつ，胸腹部の痞え感（溜飲，気うつ）

■4　便秘・下痢をともなった食欲不振

話をもう一歩進めます．表 5-4 に示した食欲不振に対する漢方薬は，便秘・下痢をともなった食欲不振です．便秘と食欲不振が併発した病証であれば**調胃承気湯**，**大承気湯**などの‘承気湯類’が，また**三黄瀉心湯**などの‘瀉心湯類’が，その証にしたがった選択が的確な漢方薬となります．

急性感染性胃腸炎など急性の下痢を併発している場合には，**半夏瀉心湯**などの‘瀉心湯類’（黄連・黄芩剤），また**五苓散**に代表される‘利水剤’が頻用されています．下痢が慢性的であり，いわゆる‘脾虚’の状態に陥った場合には**啓脾湯**，**人参湯**などの人参湯類です．明らかに便秘や下痢が合併した食欲不振には，これらの漢方薬から選択することによって食欲不振と便秘・下痢の双方に効果が期待できます．

■5　抗癌剤により悪心・嘔吐，食欲不振をきたした症例

図 5-3 に示した症例 31 は，中咽頭癌の術後の症例です．抗癌剤治療にて嘔気・嘔吐が出現して来院されました．食事が摂れず体重減少傾向でした．ドンペリドンの効果が思わしくありません．嘔気・嘔吐を目標に**小半夏加茯苓湯** 1 日 4 ～ 6 包を食前に服用していただきました．食事は摂れるようになりましたが，胃が荒れているような感覚が出現したとのことで，陳皮・甘草を加えた**二陳湯**に変方．これで体重の増加もみられましたが，放射線治療の影響で消耗状態に陥り，咽喉・口腔の乾燥症状が出現．体力的に消耗状態に陥りました．乾燥症状と体力消耗を目標に**麦門冬湯**と**補中益気湯**を合方して**味麦益気湯**としました．

半年後に放射線治療も終了したことから，1 年の服用で廃薬となりました．現在まで数年が経過していますが，まったく通常の勤務をし趣味を満喫した生活に戻っている様子です．

表 5-4

便秘・下痢をともなった食欲不振

漢方薬	病　証	
調胃承気湯	便秘	発熱で脱水に偏った病態
大承気湯	便秘	気逆，気うつ（精神神経系の緊張）
三黄瀉心湯	便秘	気逆，熱証
半夏瀉心湯	下痢	感染性胃腸炎様の状態で吐き下し
五苓散	下痢	水毒，嘔気より嘔吐が激しい（二日酔い）
啓脾湯	下痢	脾虚の状態がある（消化管の機能低下）
人参湯	下痢	冷えが明らかで心下痞が特徴

図 5-3

症例 31．63 歳　男性

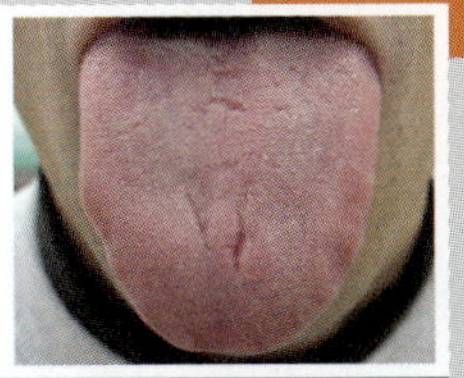

主訴	口腔乾燥症状
現病歴	中咽頭前壁癌の手術後で，X 年 4 月術後の嚥下障害出現．抗癌剤の投与も始まり嘔気・嘔吐で食事が摂れない．ドンペリドンを処方されたが若干の効果しかない．X 年 5 月 18 日に来院
現症	身長 174cm，体重 62Kg，体温 36.5℃．血圧 144/82mmHg，脈拍 67/ 分，整．右耳介後部から上胸部に手術痕 聴打診上胸腹部に異常所見なし
漢方所見	望診；血色は良好．舌は薄い白苔，歯痕，裂紋 食欲はあるが嘔気・嘔吐．弦脈．心下痞鞕
経過	5 月 18 日（初診）：嘔気・嘔吐を目標に**小半夏加茯苓湯**を食前に服用し，抗癌剤の食後の服用を指示 5 月 25 日：嘔気が改善して食事可能．放射線治療開始 6 月 22 日：「食事は摂れるが胃が荒れている」と．**二陳湯**に変方 10 月 9 日：体温 37.3℃，身長 174cm，体重 68kg，血圧 133/78mmHg，脈拍 62/ 分 体重減少は軽減したが口腔乾燥，体力消耗 口乾，嗄声．倦怠感あり寝ても寝ても足りない．食欲低下 沈遅弱脈．腹部は全体に軟，胸脇苦満（±） 以上から**麦門冬湯合補中益気湯**（＝**味麦益気湯**）とした 11 月 6 日：口腔乾燥，かすれ声が改善して食欲改善 X ＋ 1 年 1 月 29 日：「諦めていた忘年会，新年会で食事ができてアルコールも飲めた」と

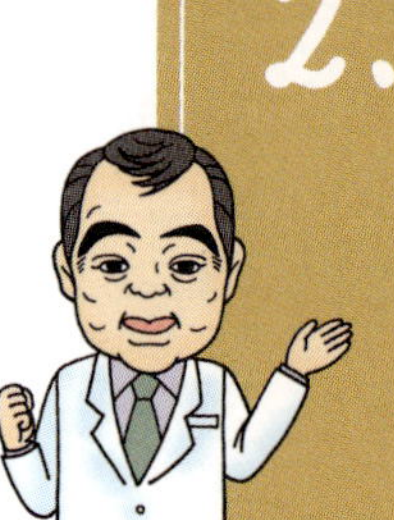

2. 嚥下障害，吃逆，噯気の漢方治療をみてみましょう

■ 1　嚥下障害の漢方治療

図 5-4 に示すように，嚥下障害の原因は食物の搬送路や周囲器官の器質的疾患の基づくものと，嚥下運動の機能的障害に大別されます．器質的疾患および西洋医学的な病態が確定している機能的疾患は，西洋医学的な対応が求められます．その上で漢方医学的適応を考慮する必要があります．例えば，咽頭癌の処置後に嚥下障害が残存すれば，漢方医学的対応を試みる価値があるということになります．そのほか嚥下障害の原因としてもっとも頻度の高い脳血管障害に基づく場合や高齢者における咽頭収縮筋の筋力低下は，漢方治療のよい適応になると考えています．

古典の記載を渉猟してみましょう．張景岳『景岳全書』（明代）や張石頑『千金方衍義』（清代）では嚥下障害を‘噎’（えつ；咽(むせ)ぶ，食べ物が下りない状態）とか‘膈’（かく；食べ物が痞える）と表現しています．もっとも頻用されている漢方薬としては図 5-4 に示した**半夏厚朴湯**で，咽頭の嚥下に関係する筋群のスムーズな運動を促してくれます．関連処方としての**茯苓飲合半夏厚朴湯**は**半夏厚朴湯**に**茯苓飲**を合方した漢方薬であり，噯気に頻用されている**茯苓飲**を合方することによって，食道の蠕動運動の正常化にも寄与していると考えられます．漢方医学的には，‘膈’の病証が明らかな場合には，咽喉部の嚥下に関する一連の筋群の連動をスムーズにしているともい

図 5-4

嚥下障害に対する漢方の適応

原　因

①咽頭癌，食道癌など，食物の搬送路や周囲器官の器質的疾患

→ 西洋医学的対応

②嚥下運動の機能的障害

中枢神経性疾患（脳血管障害，パーキンソン病など）

萎縮性筋疾患（重症筋無力症，多発性筋炎，筋萎縮性側索硬化症など）

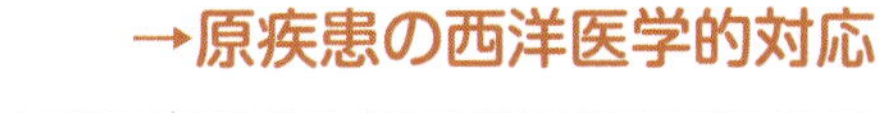

漢方の適応

器質的疾患の処置後の残存症状
脳血管障害などに基づく機能的障害
高齢者における咽頭収縮筋の筋力低下，嚥下反射低下によるもの

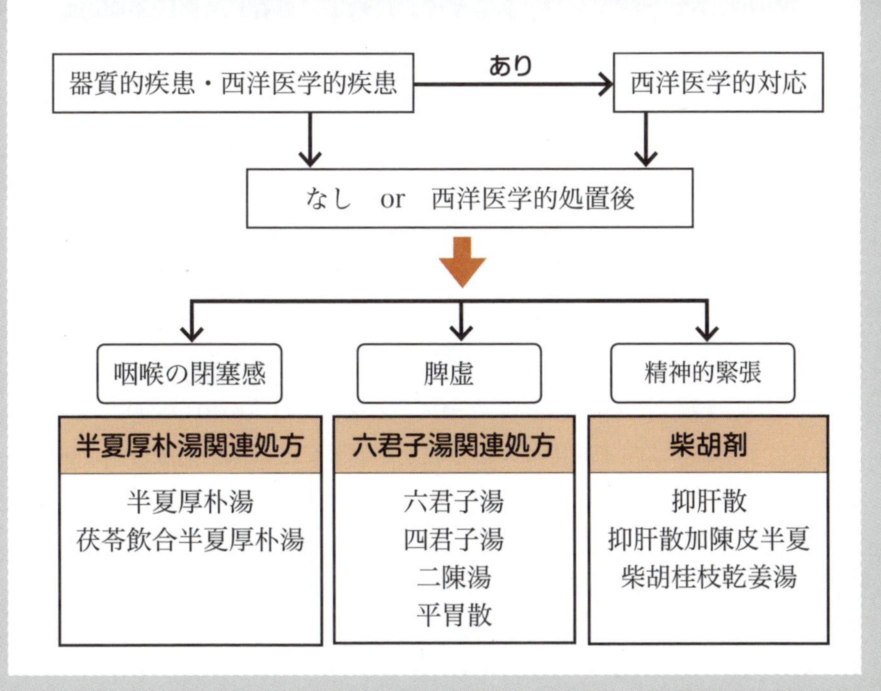

えます．

‘脾虚’と表現されるように胃腸の機能低下が明らかな場合には，**六君子湯**関連処方が適応になります．気虚が明らかな場合には**四君子湯**を，気うつの状態にあれば**二陳湯**や**平胃散**が適応です．

精神状態が過緊張にあれば**抑肝散**あるいは**抑肝散**に陳皮・半夏を加味して気のめぐりを改善させながら胃の水気（胃内停水）を和らげる方向が加わった**抑肝散加陳皮半夏**です．

嚥下障害の漢方治療の視点からはむしろ特殊な例といったほうがよいと考えますが，第1章の**図1-7**（p.37）で示した症例6の48歳女性の例は，筋力低下からの嚥下障害でしたが，**柴胡桂枝乾姜湯**によって筋力が回復すると同時に嚥下障害も軽快しました．

■2　吃逆，噯気（溜飲）

吃逆（きつぎゃく）は神経内科的疾患，血液疾患，悪性腫瘍などが原因となっている場合があり，西洋医学的鑑別診断からその原因検索が重要ですが，これらの原因が明らかでないことが大多数です．日常よくみられる原因不明の吃逆に対する漢方医学的治療を考えます．発作性で急性の吃逆に，横隔膜の痙攣を目標として**芍薬甘草湯**が用いられることもありますが，吃逆にもっとも頻用されている漢方薬は**呉茱萸湯**です．典型的な**呉茱萸湯**証の症例33（p.211）を参照してください．

噯気（あいき）（溜飲）は呑気症に基づくものが多いと考えられますが，なんらかの精神的緊張をともなっていることをよく経験します．**茯苓飲**がもっとも頻用される漢方薬です．気うつなど精神的な病証があれば**茯苓飲合半夏厚朴湯**とします．さらに気虚の症候が顕著であれば**六君子湯**や**四君子湯**が役立ちます．冷え症，下痢が恒常的になっている症例では**人参湯**が適応です．左背部にまでおよぶ左上腹部痛があり腹脹が顕著であれば**柴胡疎肝湯**（**四逆散合香蘇散**）が，精神的な緊張を解すと同時に胃腸の動きを正常化してくれます．

図 5-5

吃逆・噯気に対する漢方薬

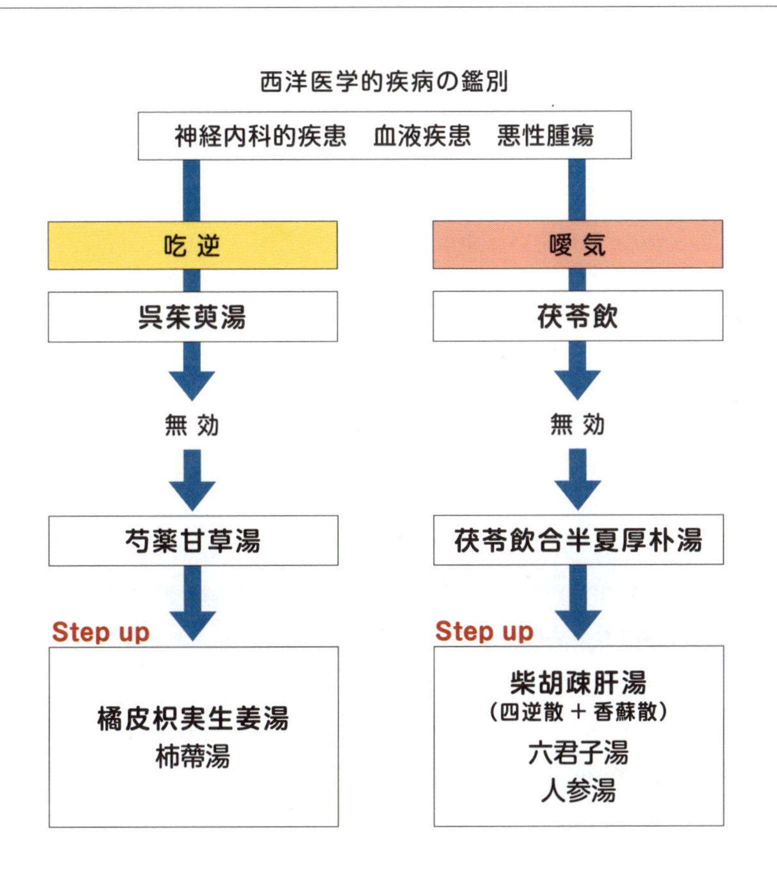

■3 嚥下障害，噯気，吃逆の症例

ここまでみてきた嚥下障害，噯気，吃逆の症例を挙げてみます．

i）噯気が多発して嚥下障害に陥った症例

図 5-6 の症例 32 は 53 歳女性です．嚥下障害が主訴でしたが，1ヵ月前から噯気が多発していたようです．神経質そうな表情があり，喉に痞えを感じることから，これをいわゆる‘咽中炙臠’と捉えました．歯痕舌がはっきりしていて心下振水音を認め，胃に‘溜飲’があると解釈できそうです．また‘腹脹’は‘気うつ’の症候とされています．そこで‘気うつ’と胃の水毒を目標に**茯苓飲合半夏厚朴湯**を処方しました．1週間後には噯気と腹脹，‘心下痞鞕’が改善．3週間で症状が消失しました．漢方医学的には‘気うつ’と胃の‘溜飲’が絡み合った病態であったと考えられます．

ii）吃逆の症例

図 5-7 の症例 33 は 68 歳の男性です．車酔いを契機に吃逆を発症．総合病院での各種検査，治療にもかかわらず 5 年間持続し，消耗して来院されました．症状として吃逆のほか肩こり，‘心下痞’，‘胃内停水’，手足の冷えを訴えていました．症状からは**呉茱萸湯**証と診断されます．2週間で吃逆が半減して，4週間後には 5 年間持続した吃逆と‘胃内停水’が消失してしまいました．本人とともに処方した筆者も驚嘆したことを覚えています．吃逆に対して**呉茱萸湯**は，通常即効的な効果を実感しますが，本例のように長期間の持続的吃逆では 4 週間の期間が必要であったと理解しています．この吃逆がどんな病態であったのか，**呉茱萸湯**がどのように効いてくれたのかは判然としませんが，ご本人はとても満足されていたようで，その後，感冒などで来院された折々には，吃逆に効果があった**呉茱萸湯**の話題に花を咲かせています．

iii）噯気とともに発声する吃逆の症例

図 5-8 の症例 34 は 84 歳の男性です．1ヵ月前から止まらなくなった吃逆を主訴に奥さん，娘さん，婿さんの家族総出で来院されました．2週間

図 5-6

症例 32．53 歳　女性

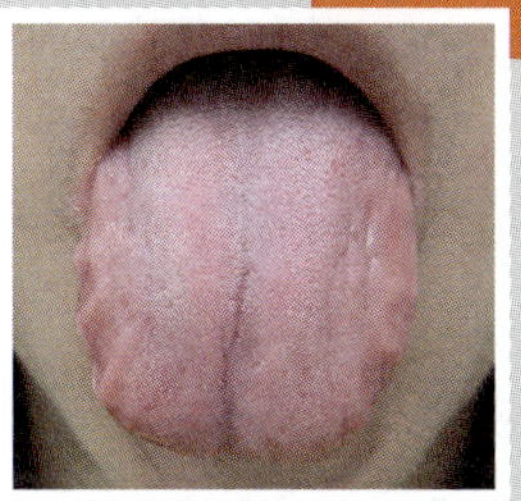

主訴	嚥下障害
既往歴	花粉症
現病歴	1 ヵ月前から噯気が多発．上腹部痛と腹脹を自覚．喉に痞えを感じて飲み込み難い．近医にて内視鏡他の検査では GERD(Grade A) のみと．モサプリド，ラベプラゾールを処方されたが，気分も落ち込み来院
現症	身長 161cm，体重 60kg．体温 36.1℃．血圧 129/72mmHg，脈拍 67/ 分．内科的診察に異常所見なし
漢方所見	体格は良好だが，血色が優れず，神経質そうな表情．動作が緩慢で声が小さい 舌は白苔，歯痕（++），舌下静脈（+） 上腹部痛と強い咽喉の痞え感があり，飲み込みが困難．腹脹 沈遅細弱脈．心下痞鞕（+），心下振水音（±）
経過	噯気と咽中炙臠を目標に茯苓飲合半夏厚朴湯を処方 1 週間後：噯気と腹脹が改善．心下痞鞕が軽快 3 週間後：症状消失．嚥下が改善．気分良好

前に近医で**呉茱萸湯**を処方してもらったのですが，それでも止まらない吃逆だということです．**呉茱萸湯**は症例 33 にみていただいたように吃逆には一定の効果があります．本症例をよく観察すると，噯気とともに発生する吃逆です．そこで治療目標を主訴の吃逆ではなく噯気として**茯苓飲**を処方しました．2 日後には噯気が消失して吃逆も改善，2 週間服用して廃薬となりました．その後 2 ヵ月後に来院．再び吃逆が主訴です．再度**茯苓飲**を服用していただくことになりました．

図 5-8

症例 34．84 歳　男性

主訴	吃逆
既往歴	軽度の認知症
現病歴	1 ヵ月前から吃逆が止まらない 2 週間前近医受診．呉茱萸湯を処方してもらった． しっかり服用したが吃逆が続き来院
現症	身長 152cm，体重 47kg．血圧 144/85mmHg，脈拍 75/分 内科診察では特記事項なし
漢方所見	日に焼けた顔色．噯気とともに吃逆がある 燥無苔，裂紋．舌下静脈（+） 食欲不振．悪心．便秘気味（服薬なし）．吃逆のために不眠傾向 沈弱脈．心下痞鞕，心下振水音
処方と経過	食欲不振，悪心，沈弱脈，心下痞鞕，心下振水音，吃逆は噯気をともなっていることから茯苓飲を処方 2 日後には噯気が治まり，吃逆も消失

図 5-7

症例 33.　68 歳　男性

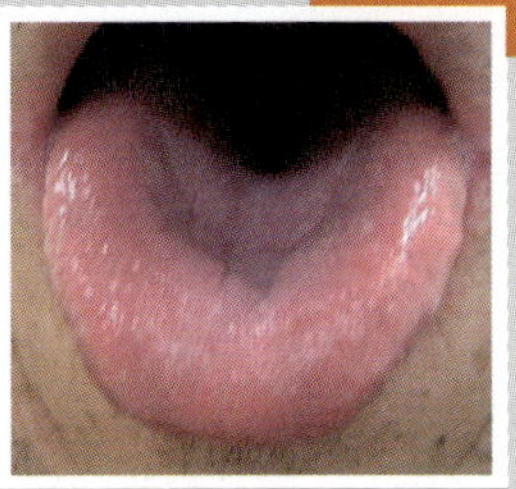

主訴	吃逆
既往歴	2 年前に胃内視鏡にて幽門狭窄を指摘された．
現病歴	5 年前の 11 月車酔い後，吃逆が出現．次第に悪化．1 日中持続し，経口摂取，睡眠も妨げられ消耗状態となった．総合病院での検査では異常なし．クロナゼパムの投薬，C3-5 の横隔神経ブロックなど施されたが無効．X 年 11 月漢方治療を求めて来院
身体所見	身長 162cm，体重 52kg．血圧 150/70mmHg，脈拍 78/分，整．体温 36.5℃．内科診察で特記事項なし
臨床検査	特記事項なし．
漢方所見	やや痩せ型．舌苔が湿潤．吃逆．肩こり．手足の冷え 沈遅脈．心下痞，心下痞鞕，胃内停水
経過	初診時：吃逆，肩こり，心下痞，手足の冷えを目標に呉茱萸湯を処方 2 週間後：吃逆の回数が半減．心下痞鞕がほぼ消失 胃内停水がわずかに残存．冷えは同様 4 週間後：吃逆と胃内停水が消失．再発を心配して以後 6ヵ月服用 その後，吃逆はなく感冒時などで来院している

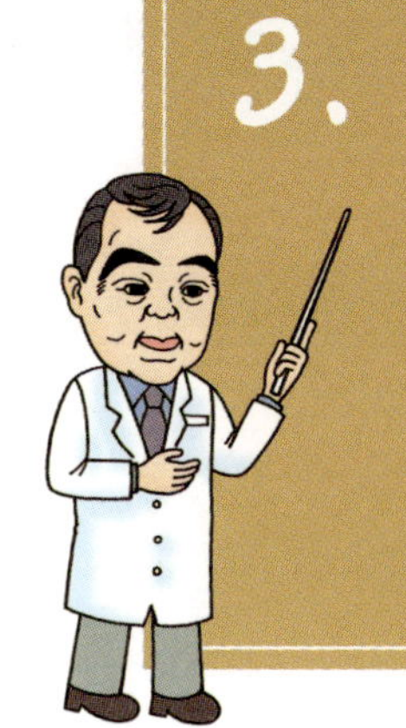

3. 便秘と下痢の西洋学的解釈と漢方医学的解釈は大きく異なります

便秘と下痢は日常頻繁に，専門科目を問わず遭遇する common disease の代表的疾患です．便秘・下痢を訴えて来院された場合，筆者は可能なかぎり漢方治療を試みます．漢方治療が第 1 選択となります．確実な効果が望めること，即効性が期待できること，生体の生理反応に則した治療であることなどがその理由です．

漢方治療にあたって図 5-9 に便秘と下痢の基本的考え方を示しました．便秘は生活習慣，加齢などにともなう消化管の機能低下，大腸癌，糖尿病や神経性疾患などにともなう合併症および他の疾病に対する治療薬に起因するものなどが考えられます．病態として病理学的に認知できる大腸癌などは，西洋医学的対応を優先すべきであることは自明のことと思います．

下痢は感染性胃腸炎でみられるように，まず生体の防衛反応であることの考慮が必要だと考えています．そのほか消化管の疲弊，疾病の合併症，他の疾病に対する薬物に起因するものなどを考慮します．

西洋医学的認識では便秘の反対則に下痢があるように思われがちです．これは便秘に対して瀉下剤が過量となると下痢となり，下痢に対して止痢剤が過量となると便秘になってしまうことに原因していると考えられます．漢方医学は便秘と下痢がまったく違った事象の疾病であることを教えています．便秘にもっとも強力に働く医療用エキス剤の一つが**桃核承気湯**です．この**桃核承気湯**を便秘のない，まさに**桃核承気湯**証と診られる症例に投与

図 5-9

便秘と下痢

- 便秘は，①生活習慣病，②消化管の機能低下，③疾病の合併症，④他の疾病に対する薬物による
- 下痢は，①防衛反応，②消化管の疲弊，③疾病の合併症，④他の疾病に対する薬物によるもの

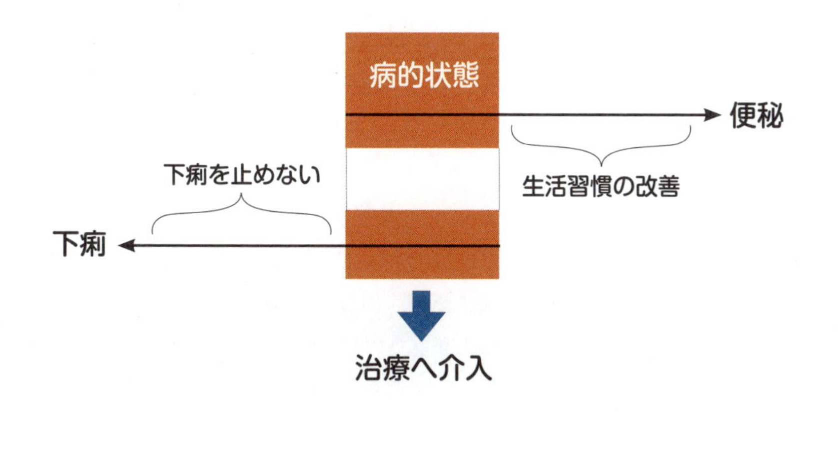

しても下痢にならないことが稀ではありません．逆に**人参湯**や**真武湯**など，下痢を目標にできる漢方薬を下痢のない症例に投与しても便秘にならないことがこのことを証明しています．

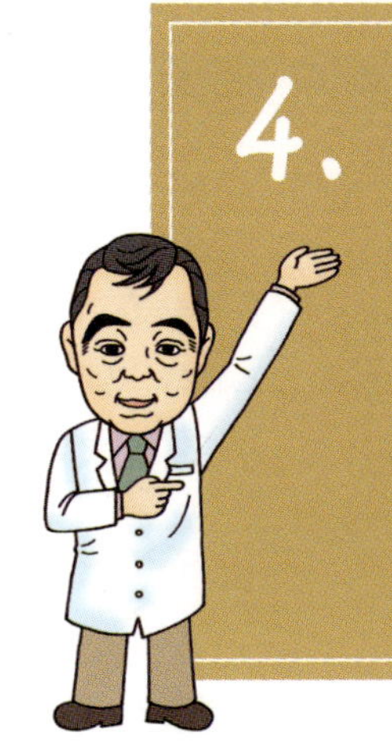

4. 便秘の漢方治療は西洋医学的治療を凌駕します

漢方薬は下剤としての働きをもち，**表 5-5** に示すように西洋医学的治療を凌駕しています．便秘の漢方治療では，便秘に対する効果の強さを考慮した後，漢方医学的視点として‘気血’の異常を判断しながら漢方薬を選択するのが近道です．第 2 章の‘寒熱’の項（p.78 参照）で解説したように，弛緩性の便秘であれば‘熱証’として清熱作用のある漢方薬を，また痙攣性の便秘であれば‘寒証’として温補作用のある漢方薬を選択することで，さらに精密な漢方治療が可能になります．

■1　弛緩性便秘

清熱剤である大黄を主薬とした漢方薬がその主役となります．エキス顆粒剤の中でもっとも排便を促す効果が強い処方は**桃核承気湯**で，**麻子仁丸**，**通導散**，**大承気湯**，**調胃承気湯**などの大黄剤が続きます．

■2　痙攣性便秘

漢方医学的に便秘は‘熱証’‘実証’‘燥証’で出現することが一般的です．しかし痙攣性の便秘では‘寒証’の傾向にある症例としての対応が必要となり，温補剤を便秘の治療に応用することになります．**大建中湯**が代表的

表 5-5

便秘に対する漢方治療の利点

①各種の作用機序をもった便秘治療薬が圧倒的に数多く用意されている
②西洋薬では扱いにくい痙攣性便秘にも適応する漢方薬が用意されている
③排便を促すばかりでなく全身的な症候にも効果がおよぶ
④漢方薬治療は単なる大腸刺激剤ではないこと，全身状態が改善されることから減量・中止にいたる場合も稀ではない

漢方薬ですが，そのほか，**中建中湯**（**大建中湯合桂枝加芍薬湯**），**小建中湯**などがこれに相当します．これらの漢方薬に配剤されている膠飴の主成分がマルトース（オリゴ糖）であることからも便秘に対して有用であることがわかります．

■ 3　便秘に対する簡便な頻用漢方薬の選択

便秘が主訴の場合の頻用漢方薬の簡便な選択を図5-10に示しました．上部にある漢方薬ほど便秘に対する効果が強力です．便秘の漢方治療に臨んだら，まず**麻子仁丸**を選択して，多くの場合1日1包の投与から始めます．1日3包まで増量しても効果が得られない場合には，‘気逆’の傾向にあれば**桃核承気湯**とし，‘気うつ’の傾向にあれば**通導散**とします．‘気’の問題が希薄で右の下腹部痛があれば**大黄牡丹皮湯**が最適です．この3つの漢方薬は‘瘀血’にも対応して，例えば月経不順，生理痛などにも良好な効果が期待できます．

とくに発汗後の脱水傾向から胃部不快感，腹脹が発現した場合には**調胃承気湯**が役立ちます．**潤腸湯**は穏やかな下剤で，西洋薬でいえば酸化マグネシウムに近い効果があります．酸化マグネシウムと違い，血中のマグネシウムの上昇を惹起することはありません．したがって大便の秘結による便秘に適しています．大黄が配剤されていることから弛緩性便秘に有効ですが，痙攣性便秘にも使用可能です．さらに地黄・当帰などが配剤されて全身，とくに皮膚に対する慈潤作用が期待できます．

シェーグレン症候群など乾燥症状が顕著な症例や妊娠時の便秘には頻用されています．

図 5-10

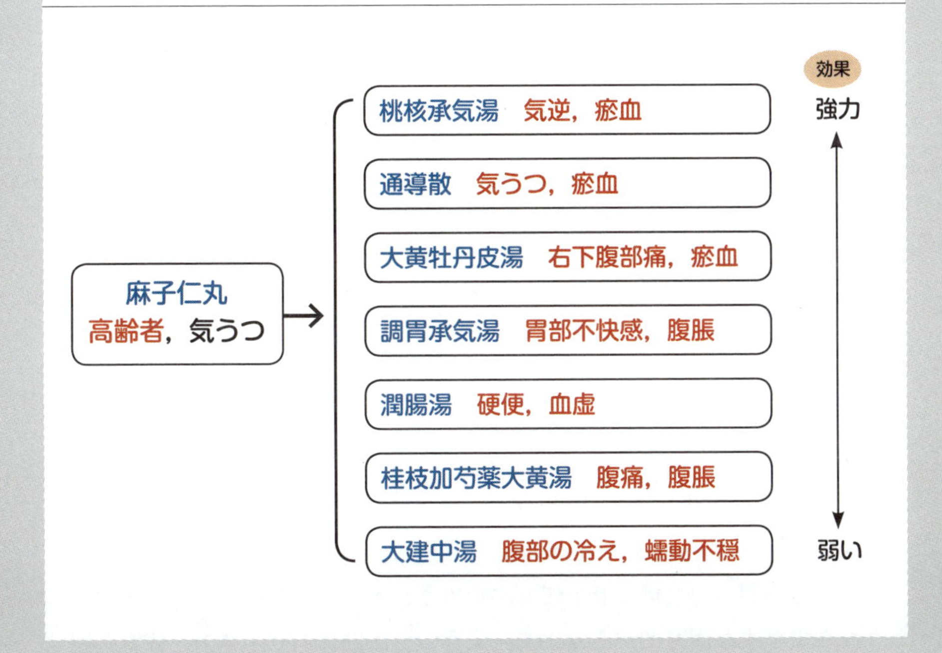
便秘に対する頻用漢方
麻子仁丸
高齢者，気うつ
効果
強力
弱い
桃核承気湯　気逆，瘀血
通導散　気うつ，瘀血
大黄牡丹皮湯　右下腹部痛，瘀血
調胃承気湯　胃部不快感，腹脹
潤腸湯　硬便，血虚
桂枝加芍薬大黄湯　腹痛，腹脹
大建中湯　腹部の冷え，蠕動不穏

5. 便秘に頻用される漢方薬の処方解説です

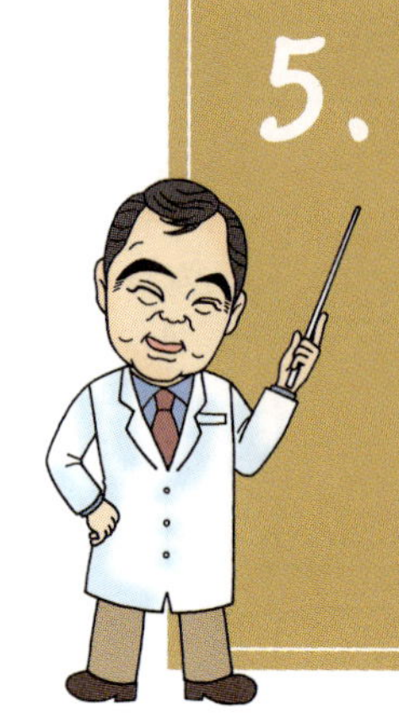

■1　気うつをともなう便秘

‘気うつ’の症状とは，抑うつ気分，頭帽感，不安感，上腹部の腹脹などです（p.156参照）．便秘で気分が落ち込む，あるいはもともと気うつ傾向があるものの便秘を目標に**麻子仁丸**が頻用されますが，そのほかに下記のようなさまざまな漢方薬があります．気うつの傾向にあり，体力・体質が実証，胸脇の熱証を目標に**大柴胡湯**，さらに瘀血の兆候が並存すれば**通導散**が適応となります．

ⅰ）麻子仁丸

原　　典：傷寒論，金匱要略

生薬構成：麻子仁・杏仁・枳実・厚朴・大黄・芍薬

麻子仁はリノール酸，リノレン酸，オレイン酸，杏仁はオレイン酸などの脂肪油を含み，これらの油性成分が腸管からの水分の吸収を緩徐にすることによって，便をやわらかくして，ボリュームを増大させ，便を滑らせて排便を促します．気うつに対する枳実・厚朴は精神的緊張を緩和して自律神経系を副交感神経優位の状態に導き，腸管の蠕動運動を補佐していると考えられます．大黄で大腸を刺激しますが，刺激し過ぎて腸管が痙攣するのを芍薬が予防しています．まとめて便秘の治療薬となっていますが，確実で穏やかな効果が得られる配合となっています．

使用目標：腹部が軟弱で糞塊を触知できるような体力的に虚証の症例．尿量はむしろ多く，体内は乾燥状態にある高齢者．さらに精神状態としては気うつの傾向にある便秘に適応します．単に便秘を目標に使える漢方薬でもあります．弛緩性，痙攣性のいずれの便秘にも使用可能です．

臨床応用：便秘に対しての効果に優れ，高齢者にも比較的安全に使用できることから，瀉下剤として第一選択薬となっています．主に弛緩性の便秘に適応しますが，痙攣性の便秘にも一部有効です．便秘に対する基本的漢方薬です．

ii）大柴胡湯

原　　典：傷寒論，金匱要略

生薬構成：柴胡・黄芩・半夏・枳実・芍薬・大棗・生姜・大黄

柴胡・黄芩に枳実も配合され，上腹部が重苦しく感じる‘胸脇苦満’と同時に‘心下痞’に対応し，鎮静作用をもっています．大黄が加味され清熱作用が増強され，駆瘀血作用ももち合わせています．芍薬が配合され，その鎮痙作用によって胆石や消化管の痙攣性の疼痛にも役立ちます．大棗・生姜は脾胃の不調を下支えしているといえます．

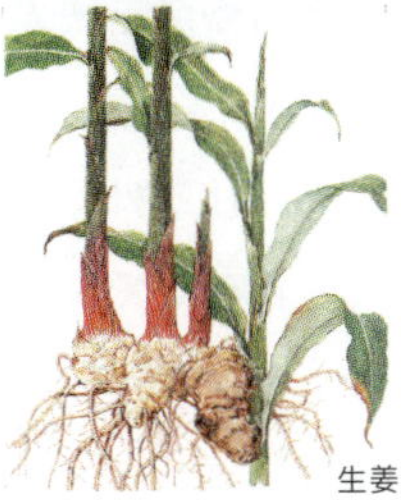

生姜

使用目標：裏熱実証用の柴胡剤で，便秘傾向のものに用います．柴胡剤中もっとも実証用の漢方薬で，抑うつ気分，胸脇部と心窩部の痞え感などの症状と，腹診上の胸脇苦満，弦脈などが目標です．便秘に対する効力は弱く，その他の症候が揃えば便秘がなくとも用いることができます．弛緩性，痙攣性のいずれの便秘にも使用可能です．

臨床応用：急性胃腸炎，熱性疾患，慢性肝炎，胆石症，胆のう炎，肥満症

iii）通導散

原　　典：万病回春

生薬構成：当帰・紅花・蘇木・大黄・芒硝・枳実・厚朴・木通・陳皮・甘草

当帰・紅花・蘇木に補血・駆瘀血作用があり本剤の中核をなしています．大黄・芒硝・枳実・厚朴が**大承気湯**，大黄・芒硝・甘草は**調胃承気湯**です．

これに消炎・利水の木通が加味され，枳実・厚朴・陳皮には気うつに対する効果が期待できます．主に弛緩性の便秘に使用します．

使用目標：裏熱実証（便秘）と瘀血の症候が目標になります．枳実・厚朴・陳皮が配合されていることから気うつも目標になります．腹診では小腹硬満が特徴的であり，脈診では濇脈が目標です．まとめると実証，瘀血，気うつの便秘に応用されます．便秘に対する効力は**桃核承気湯**についで強力です．

臨床応用：月経不順，生理痛，便秘，更年期障害，打撲，皮下出血

2　気逆の便秘

気逆の症状は，イライラ，焦燥感，発作性の頭痛，動悸，冷えのぼせなどです（p.154 参照）．

i）桃核承気湯

原　　典：傷寒論

生薬構成：大黄・芒硝・桃仁・桂枝・甘草

大黄・芒硝・甘草は**調胃承気湯**です．これに駆瘀血剤の桃仁が加味され，桂枝・甘草は気逆に有効で気分を落ち着かせる作用があります．エキス顆粒剤のなかで便秘に対し最強の漢方薬です．

使用目標：裏熱実証用．他の漢方薬が無効の便秘．月経異常．のぼせ，ヒステリーなど気逆にまつわる精神不穏．腹診で小腹急結（左 S 状結腸部の圧痛）が使用目標として特徴的です．小腹急結が顕著であれば多くの場合，便秘がなくとも本剤が使用可能です．エキス剤のなかで最強の瀉下剤である本剤が，通常便の症例に下痢を起こさず使えることが漢方薬の不思議なところです．まとめると実証，気逆，瘀血の便秘に用いられます．便秘に対する効力は強力です．主に弛緩性の便秘に使用します．

臨床応用：月経異常，便秘，精神不穏，腰痛，痔核

ii）三黄瀉心湯

原　　典：金匱要略

生薬構成：黄連・黄芩・大黄

すべて清熱に作用する生薬から構成され，**黄連解毒湯**とともに清熱剤の代表的漢方薬です．黄連・黄芩の組み合わせからこの漢方薬は瀉心湯類に分類され，気逆に対する降気作用をもっています．

使用目標：裏熱実証用であり，気逆による目の充血，のぼせ・イライラ，胸部・心窩部の痞え感，便秘を目標とします．腹診では心下痞鞕が目標になります．証は**黄連解毒湯**に類似して便秘があるものです．便秘に対する効力は中等度といったところです．主に弛緩性の便秘に使用します．

臨床応用：便秘，掻痒感・発赤をともなった皮膚疾患，鼻出血，痔出血，精神不穏，不眠症，高血圧

iii）調胃承気湯

原　　典：傷寒論

生薬構成：大黄・芒硝・甘草

大黄・芒硝の清熱瀉下作用を甘草が調和して，胃の不調にも対応しています．**大黄甘草湯**に芒硝を加味して便の軟化を促しています．

使用目標：腹満，心下痞，便秘．気逆に対する作用は穏やかです．

臨床応用：食欲不振をともなった便秘で，硬便のものに適しています．

3　瘀血の便秘

瘀血とは生理痛，月経不順，紫斑，細絡（毛細血管の拡張），皮膚の甲錯（ひび割れた皮膚），色素沈着，口唇・舌の暗紫色化，舌下静脈の怒張などの症候を意味します（p.171 参照）．

i）桃核承気湯（p.220 参照）：瘀血と気逆の症候が使用目標になります．気逆の項（p.154）を参照してください．

ii）通導散（p.219 参照）：瘀血と気うつの症候が使用目標になります．気うつの項（p.156）を参照してください．

iii）大黄牡丹皮湯：

原　　典：金匱要略

生薬構成：大黄・芒硝・牡丹皮・桃仁・冬瓜子

大黄・芒硝は清熱剤であり瀉下剤の要薬．牡丹皮・桃仁・冬瓜子はいずれも駆瘀血剤で，駆瘀血作用は**桃核承気湯**より強いと考えて差し支えありません．本来は‘腸癰’（腸管の炎症）に対して作られた漢方薬と考えられています．**桃核承気湯**や**通導散**と異なり気に対する生薬がなく，瘀血・便秘で気の問題がない場合に適しています．

使用目標：裏熱実証用で，右下腹部の圧痛・抵抗，沈実脈．

臨床応用：急性期の虫垂炎に有効であり，たとえ軟便傾向であっても使用可能です．骨盤内の子宮および子宮附属器の炎症にも使用可能です．便秘に対する効果は中等度．虫垂炎の慢性期には大黄・芒硝を薏苡仁に入れ替えて便秘傾向のない場合に適応する漢方薬として**腸癰湯**（千金方；唐代）があります．

4　血虚の便秘

血虚とは生理痛，月経不順，冷え，しびれ，青白い顔色，脱毛，皮膚枯燥（栄養状態が悪くかさついた皮膚），爪の脆弱化，細脈などの症候が出現した場合です．生理痛・不順は瘀血の兆候でもありますが，血虚を瘀血の一つの亜形（虚証の瘀血）と捉えるとわかりやすいと思います（p.177 参照）．

i）潤腸湯：

原　　典：万病回春

生薬構成：麻子仁・杏仁・枳実・厚朴・大黄・当帰・地黄・黄芩・桃仁・甘草

麻子仁から大黄までは麻子仁丸去芍薬で，当帰・地黄（**四物湯**構成生薬）で腸管を潤して排便を促します．さらに駆瘀血剤の桃仁と清熱剤の黄芩と甘草を配合しています．麻子仁丸と比較すると，麻子仁 5g→2g，大黄 4g→2g と作用が穏やかであり，よりコロコロな硬い便に適しています．

使用目標：裏熱虚証用で，体質・体力的な虚証であって血虚の症候．

臨床応用：弛緩性，痙攣性のいずれの便秘にも使用可能で，便秘に対する効果は穏やかです．

ⅱ）十全大補湯：

原　　典：和剤局方

生薬構成：人参・蒼朮・茯苓・甘草・当帰・地黄・芍薬・川芎・桂枝・黄耆

人参から甘草までは**四君子湯**，当帰から川芎までは**四物湯**，これに桂枝と黄耆を加味した生薬構成をもっています．したがって気虚と血虚の両方の症候が揃うと適応になります．

使用目標：気血両虚．大黄剤で腹痛が起こるような虚証，寒証に適応します．

臨床応用：軟便傾向のない体力低下，疲労倦怠感，盗汗，便秘，貧血，血小板減少性紫斑病．

5　寒証の便秘

ⅰ）大建中湯

原　　典：金匱要略

生薬構成：山椒・乾姜・人参・膠飴

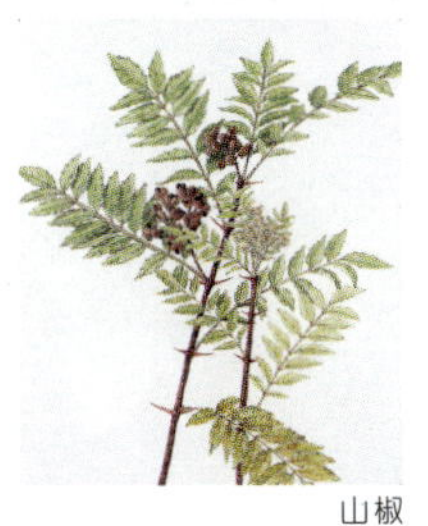

山椒

山椒・乾姜は裏を温める作用が強く大熱に相当する生薬です．大黄が清熱性刺激薬とすれば，山椒は温熱性刺激薬です．人参は温薬で，これも消化管を温めて機能を回復します．また，膠飴と協力して気力体力を補い，消化管の血流を改善して排便を促す作用があります．

使用目標：裏寒虚証用．虚証，寒証，腹痛が目標．蠕動不穏も目標となりますが，腸雑音が低下していても使用可能です．

臨床応用：消化管の冷え．腸管運動障害．ときに腎結石の発作時にも使われます．便秘に対する効力は穏やかです．

ⅱ）桂枝加芍薬湯（小建中湯）

原　　典：傷寒論

生薬構成：桂枝・芍薬・甘草・大棗・生姜

桂枝湯の芍薬を 1.5 倍にした構成となっています．芍薬の鎮痙作用が前面に出ています．芍薬と甘草以外は温性の生薬で構成されています．

使用目標：裏寒虚証用．寒証の傾向にあり，腹痛・腹満をともなった便秘・下痢を目標に用います．裏急後重（りきゅうこうじゅう）（渋り腹のことで，便意は催すものの排便が少なく，便意が頻回になった状態を指す）．腹診では腹皮拘急がよい目安となります．

臨床応用：妊娠中の便秘．過敏性腸症候群の中心的漢方薬．**小建中湯**は**桂枝加芍薬湯**に膠飴が加味されたもので，小児の便秘，虚弱体質に用いられます．便秘に対する効力は穏やかです．

iii）桂枝加芍薬大黄湯

原　典：傷寒論

桂枝加芍薬湯に大黄が加味された生薬構成です．大黄が配合されて裏寒実証用となっています．**桂枝加芍薬湯**証で便秘が改善されない場合や，便秘型の過敏性腸症候群などに応用されます．

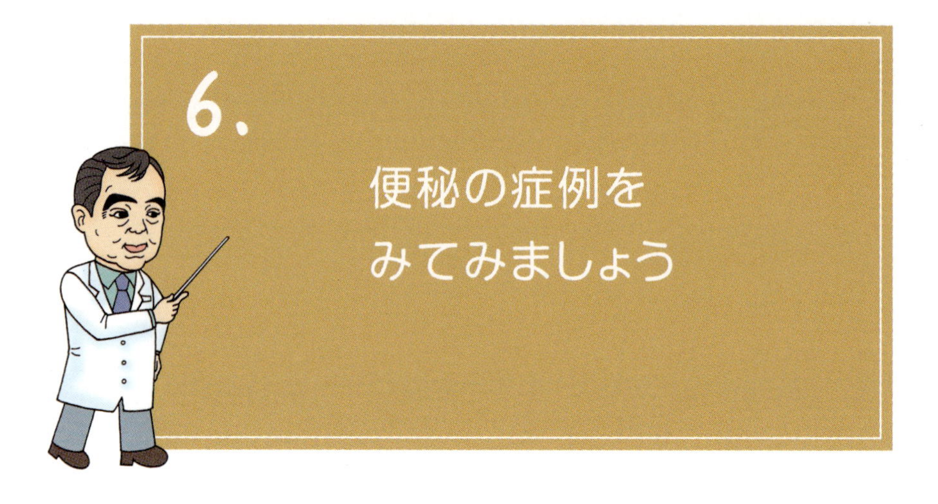

1　瘀血，気逆をともなった便秘の症例

図 5-11 に示す症例 35 は 34 歳の女性です．月経不順，生理痛とイライラつきをともなった便秘の症例です．現病歴と問診から瘀血と気逆が明らかです．‘瘀血’‘気逆’‘便秘’と‘小腹急結’があれば桃核承気湯が適応します．自信をもって処方しました．次の日には快便となり，1 ヵ月後にはイライラつきが軽快．3 ヵ月後には生理痛が改善してしまいました．正に**桃核承気湯**証であったと考えられます．

2　寒証の腹痛をともなった便秘の症例

図 5-12 に示す症例は 36 歳の女性です．病証を要約すると腹痛と便秘です．ありふれた症例ですが，西洋医学的に対応しようとすると意外とむずかしい症例です．腹痛に対しての西洋医学的治療は抗コリン剤関連処方となり，便秘の対応がむずかしくなります．逆に便秘に対して大腸刺激剤を用いると腹痛が増悪しかねません．漢方医学的には寒証が明らかです．こんな場合に最適なのが**大建中湯**です．

近年，**大建中湯**の基礎的研究が進み，**大建中湯**がどのように腸管に作用しているかの一端が明らかになってきました．**図 5-13** と**図 5-14** に示す河野の研究で，**大建中湯**は腸管の血流を改善させていること，さらにどのよ

図 5-11

症例 35．34 歳　女性

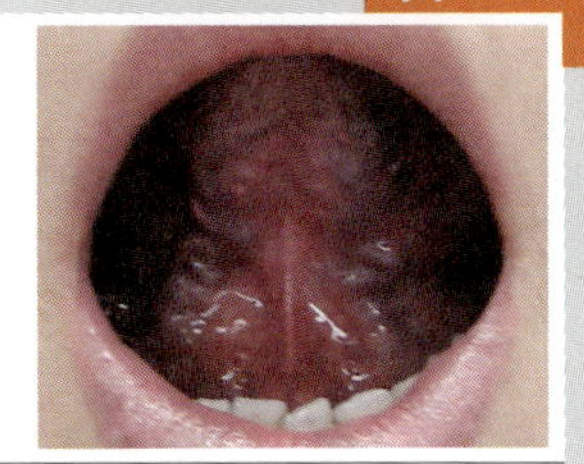

主訴	便秘
現病歴	月経不順, 生理痛など月経困難症がある．結婚してから生理とともにイライラが強くなって，便秘するようになった
身体所見	身長 156cm，体重 68kg．血圧 112/76mmHg，脈拍 82/分，整．聴診上胸腹部に異常所見なし
臨床検査	特記事項なし
漢方所見	肥満傾向．紫紅色舌，舌下静脈 (+++) 月経不順，便秘，イライラして当たり散らす 沈濇脈，やや数脈．小腹急結
経過	瘀血，便秘，腹診を目標に桃核承気湯を処方 次の日から快便 1ヵ月後にはイラつきが軽快 3ヵ月後に月経不順が軽快

図 5-12

症例 36．36 歳　女性

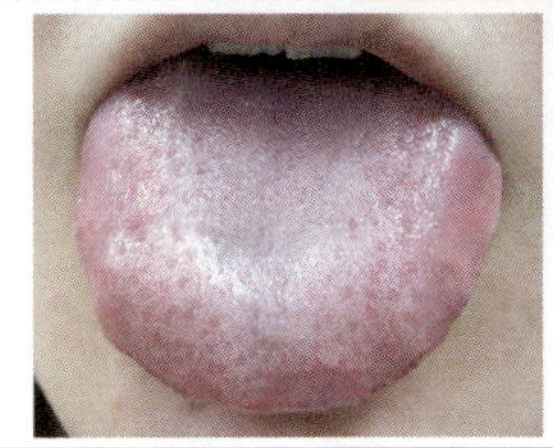

主訴	腹痛
現病歴	X 年 2 月上旬から腹痛と便秘
身体所見	身長 158cm，体重 52kg．血圧 126/78mmHg，脈拍 66/分，整．聴診上で腹部に腸雑音なし
臨床検査	特記事項なし
漢方所見	中肉中背．色白 歯痕（++)，白舌苔，湿潤，舌下静脈 (+) 最近便秘傾向．冷えると腹痛と軽い嘔気 沈遅濇脈．腹壁の冷感 寒証で便秘，腹痛を目標に大建中湯 15g/日を処方
経過	腹部が温まって腹痛，便秘と頻尿も改善

うに改善させているのかが明らかになってきました．漢方医学が西洋医学的検討を経るにしたがって，その使用方法が進化していく様子が窺えます．

図 5-13

大建中湯の腸管血流に及ぼす影響

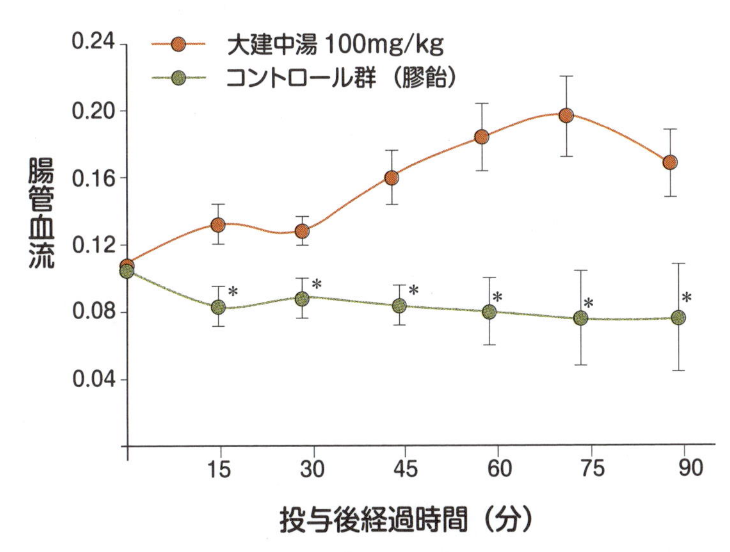

Kono T,et al.J Surgical Res.2008;150:78-84.

図 5-14

大建中湯のアドレノメデュリン（ADM）遊離作用

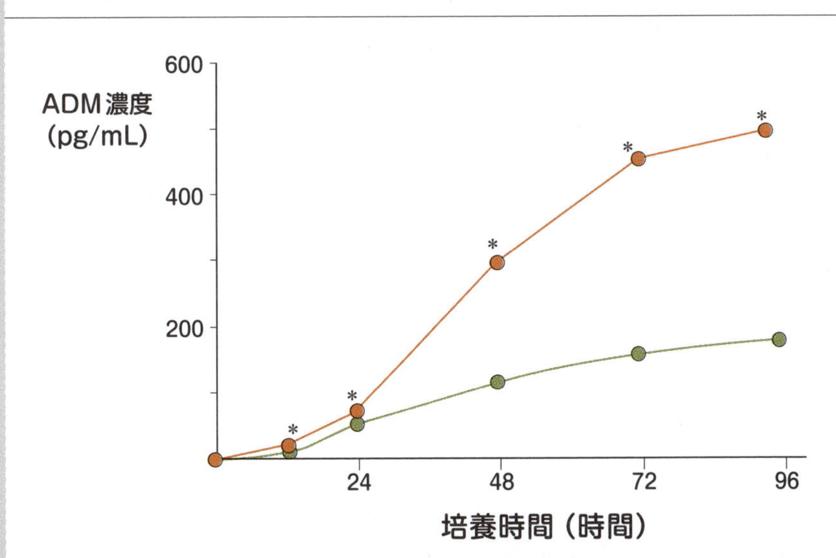

Kono T,et al.J Crohns Colitis.2010;4:161-170.

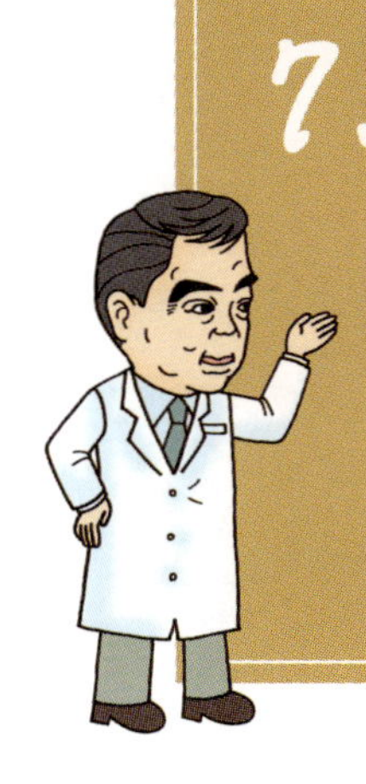

7. 下痢を止める西洋薬，腸管を治す漢方薬

日常診療では慢性的な軟便・下痢症状に対して漢方薬がよく用いられています．実は急性の下痢に対しては漢方薬のほうがむしろ有用度が高いと感じています．

「下痢を止める」という視点では西洋医学的対処が優位に立つかもしれませんが，安易に下痢を止めることによる病状の悪化はO-157の流行時に顕在化しました．下痢は止めてよいか，脱水を回避しながら下痢を止めないほうがよいかを判断しなければなりません．われわれの西洋医学的な病態認識からの判断が役立ちます．

漢方医学的対応は，急性・慢性いずれの場合にも，漢方薬が腸管の状態を正常化させようとしています．ここのところが西洋医学的治療と一線を画しています．「下痢を止める西洋薬，腸管を治す漢方薬」というフレーズが，両者の違いをよく表現していると考えています．

急性の下痢は「生体の防衛反応である」ことをまず意識します．腸管は免疫の最前線で，病原性をもつウイルス・細菌の腸管への侵入を常に監視しています．下痢は病原微生物を排除して生体防御を担う意味があることを考慮する必要があるということになります．つまり，下痢は安易に止めないことが，生体にとって有利になることが多いと認識しています．漢方薬には西洋薬でいう止痢剤は存在しません．下痢に対して頻用されている漢方薬を通常便の方に服用いただいても便秘にならないことがこれを証明しています．（参考：藤田恒夫著「腸は考える」岩波新書（191），2008，第25刷）

コラム 8 痢疾と泄瀉

漢方には‘痢疾’と‘泄瀉’という下痢の区別があり，下記の表の如くに考えられている．現代医学的病態認識を導入することで漢方薬の応用範囲が広がっている．

	病証	西洋医学的病態	対応生薬	代表処方
痢疾	粘液や粘血便 裏急後重	感染性 （赤痢・虫垂炎）	大黄 黄芩 黄連	大承気湯 将軍湯（大黄1剤） 大黄牡丹皮湯 半夏瀉心湯
泄瀉	腹痛は軽度	非感染性 （消化管の機能低下）	蒼朮 茯苓 沢瀉	人参湯 啓脾湯 真武湯
五苓散・柴苓湯は蒼朮・茯苓・沢瀉を構成生薬に含むが，現在では若年者を中心に感染性胃腸炎に頻用されている．				

8. 下痢に対する漢方薬の選択をみていきます

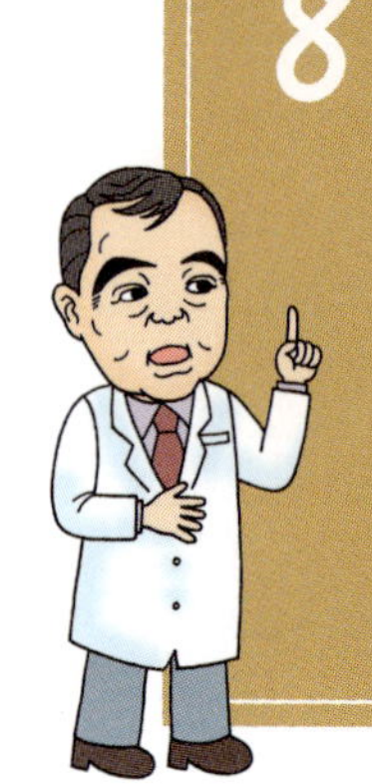

図 5-15 に下痢に対する漢方治療のアルゴリズムを示しました．図に示す優勢症状からの漢方薬の選択は一つの目安であり，例えば**五苓散**は発熱が必須条件ではありません．

下痢に対する漢方薬の選択では，‘熱証’‘寒証’‘水毒’‘気虚’などの漢方医学的な‘証’の考慮が重要な要素となります．

■ 1　嘔気・嘔吐をともなった下痢

感染性胃腸炎など急性期の嘔気・嘔吐をともなった下痢では**半夏瀉心湯**，**人参湯**，**胃苓湯**が頻用されています．慢性的な軟便・下痢には‘気虚’を一つの根拠として**六君子湯**が選択されます．

消化管の炎症状態が想起されれば，第 1 に**半夏瀉心湯**が適応になります．黄連・黄芩は清熱作用をもち腸管の炎症の改善が期待でき，微熱にも対応しています．‘清熱’とは西洋医学的な抗炎症に通じるところがあります．

全身的な冷えあるいは冷飲食による上腹部の冷え，これを‘胃寒’と表現しますが，こんな場合には**人参湯**が役立ちます．‘心下痞’(上腹部の痞え感）や‘喜唾’(胃の不調による生唾）も**人参湯**の使用目標になります．

胃苓湯は**平胃散**と**五苓散**の合方です．軟便傾向のある胃の不調(食欲不振，胃もたれ）に用いる平胃散に‘水毒’の代表的漢方薬である**五苓散**が合方さ

図 5-15

下痢に対する漢方治療

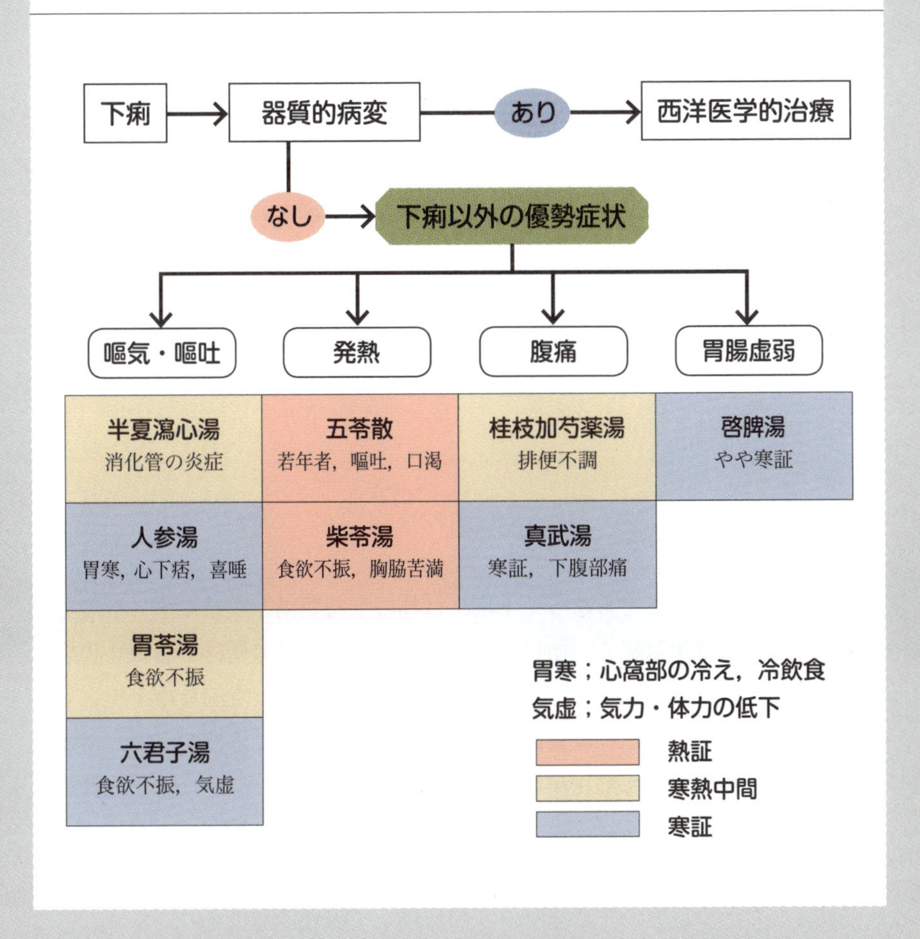

れていることから，体力的には虚実間で寒熱も中間であり，口渇，尿量減少など‘水毒’の症候がある水様性の下痢の場合に役立ちます．

■2　発熱が顕著な下痢

感染性胃腸炎，その他の肝・胆疾患など，あるいは全身的炎症状態をともなって発熱が認められる場合には**五苓散**や**柴苓湯**が有用です．‘水毒’の症候もこの双方の漢方薬の選択に役立ちます．**五苓散**は若年者の感染性胃腸炎には第1選択薬といって差し支えないと考えます．さらに胸脇苦満，寒熱往来など柴胡剤の症候が診られれば**柴苓湯**となります．

ただし，発熱がなくとも‘水毒’の症候が顕著であればどちらも使用可能です．

■3　腹痛をともなった下痢

腹痛や裏急後重をともなった下痢には**桂枝加芍薬湯**が最適です．ただし，下痢に対する効果は軽く，便秘にも使われます．妊婦の便秘や過敏性腸症候群の第1選択薬にもなっています．**人参湯**と同様に全身的な冷えをともない下腹部の疼痛があれば**真武湯**とします．したがって急性の下痢，慢性的な下痢のいずれにも応用可能です．漢方医学的には‘寒証’‘虚証’‘腎陽虚’などの病証があればこの真武湯が最適となります．腎陽虚とは**表5-6**に示す腎虚・陽虚・陰虚の弁証基準において，腎虚の項目中３項目以上で陽性，なおかつ陽虚の弁証基準中３項目以上で陽性の場合をいいます．言い換えれば「加齢」の症候に「冷え」をともなっている状態です．

■4　胃腸虚弱に起因する下痢

啓脾湯は**六君子湯**証に近い病証に適しています．‘気虚’の病証をもち合わせ，**六君子湯**では対応できない軟便，下痢，食欲不振に適応があります．体質的にも‘虚証’と判断されて，どちらかというと慢性的な下痢に有用です．

表 5-6

腎虚・陽虚・陰虚の弁証基準

腎虚	1．腰や背中がだるく痛む 2．下腿がだるく踵、下腿外側が痛む 3．耳鳴、聴力減退 4．脱毛し、毛髪に艶がない 5．歯の動揺、脱落 6．性能異常（インポテンツ、夢精） ●上記 6 項目の内 3 項目以上陽性の場合　「腎虚」とする
陽虚	1．寒がる、四肢の冷え 2．夜間頻尿 3．浮腫 4．尿が薄く透明、泥状便 5．息切れ、しゃべりたがらない 6．ぼんやりして、意識がはっきりしない 7．顔色に艶がない 8．インポテンツ、滑精 ●上記 7 項目の内 3 項目以上陽性の場合　「陰虚」とする
陰虚	1．五心煩熱（手・足裏・胸中の熱感） 2．のぼせ・体の熱感 3．頭部のフラつき・めまい感 4．便秘、尿が濃い 5．夜間の口乾 6．盗汗 7．不眠 ●上記 7 項目の内 3 項目以上陽性の場合　「陰虚」とする

（腎の研究：上海医科大学）

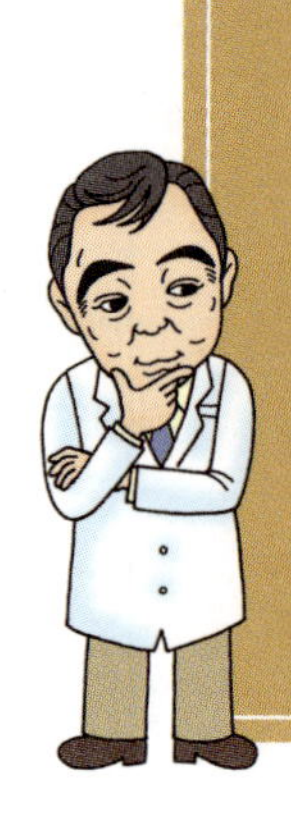

9. 下痢に頻用される漢方薬の処方解説です

ここでは視点を変えて，便宜的に急性の下痢と慢性的な下痢に対する漢方薬に分けて少し詳しく解説します．

■1　急性の下痢に対する漢方薬

i）半夏瀉心湯

原　　典：傷寒論，金匱要略

生薬構成：半夏・黄連・黄芩・乾姜・甘草・大棗・人参

黄連・黄芩が対になり黄連・黄芩剤の体をなしています．‘清熱剤’（西洋医学的には抗炎症）であり，‘心下痞’（心窩部の痞え）が目標となります．また黄連・黄芩剤は‘降逆’，すなわち気分を落ち着かせる効果も期待できます．半夏・乾姜の組み合わせが嘔気・嘔吐，‘心下痞’を治し，さらに人参も‘脾虚’（消化管の疲弊）を補いながら‘心下痞’を改善することが経験的に知られています．乾姜・甘草・大棗は‘補脾益気’（消化機能を補って気力を益す）の効果が期待され，総じて気力・体力を補いながら消化管の炎症を改善させ，悪心・嘔吐，下痢の症状に対応する効果が期待できます．

使用目標：‘心下痞’，悪心・嘔吐，下痢．口訣で腹鳴が重要視されていますが必須条件ではありません．

臨床応用：感染性胃腸炎，慢性の胃腸炎，逆流性食道炎，口内炎．

ii）**五苓散**

原　　典：傷寒論，金匱要略

生薬構成：茯苓・猪苓・沢瀉・蒼朮・桂皮の五味から創られ，茯苓〜蒼朮は‘利水’の効能（体内の水分バランスの調節作用）をもち，茯苓・猪苓・沢瀉は‘利水’の効能のなかでも利尿の方向に導きます．蒼朮は消化管の機能を高め，消化管内の湿を乾かすことから，嘔気，下痢に対応しています．桂皮も利尿の方向に働き，頭痛などの表証を改善させます．**半夏瀉心湯**との鑑別では「むかつき」が少なく,「飲水すると吐く」という病証に適応しています．

使用目標：口渇，尿量減少（増加），嘔吐，下痢，頭痛，浮腫．（嘔気が顕著でない）

臨床応用：感染性胃腸炎，発熱，周期性嘔吐症，熱中症，二日酔い，頭痛，浮腫，硬膜下血腫．

iii）**柴苓湯**

原　　典：得効方

生薬構成：五苓散と**小柴胡湯**の合方です．したがって**五苓散**と同様の症状とともに‘胸脇苦満’（上腹部の重苦しさ）をともなって食欲不振,‘寒熱往来’（熱感と悪寒をくり返す）の病証が出現した場合に適しています．**五苓散**よりも嘔吐の症状が軽く，食欲不振と全身性の熱状が明らかであるところが鑑別点となります．**五苓散**は‘太陽病期’の処方ですが,**柴苓湯**は‘少陽病期’の処方であることから,急性期からやや長引いた病態,すなわち‘半表半裏’の病態に適応しています．

使用目標：五苓散証に嘔気，食欲不振，倦怠感，胸脇苦満が並存した場合．

臨床応用：感染性胃腸炎，ネフローゼ症候群，肝疾患，膠原病，浸出性中耳炎．

iv）**人参湯**

原　　典：傷寒論，金匱要略

生薬構成：乾姜・蒼朮・人参・甘草の四味からなり，乾姜は‘熱薬’，蒼朮・人参は温薬です．乾姜と蒼朮は‘燥湿’（非生理的な水を乾かす作用）に働き，温めながら下痢を改善させる方向に導きます．したがって，‘熱証’の状態が過ぎて，胃腸系が疲弊し，下痢の傾向が出現した場合に適応しているといえます．

使用目標：冷え，下痢，心下痞．胃炎に起因する‘喜唾’（口中に唾液が溜まる；生唾）もよい目標との口訣があります．

臨床応用：上部消化管機能異常（急性・慢性胃炎），急性・慢性下痢．

v）真武湯

原　　典：傷寒論

生薬構成：茯苓・蒼朮・芍薬・生姜・附子の五味からなり，茯苓・蒼朮が利水，生姜が温薬で附子は熱薬です．全体として温めながら止痢の方向に導くのは**人参湯**と同様ですが，鎮痛作用をもつ附子と鎮痙作用をもつ芍薬が配合されて，腹痛にも効果的となります．腹痛をともなった下痢には最適な漢方薬です．とくに明け方に下痢をする場合に‘鶏鳴瀉’と称して，この漢方薬のよい適応といわれています．**人参湯**はどちらかというと胃に対する作用が強く，**真武湯**は腸管の障害に優れています．

使用目標：冷え，下痢，下腹部痛．

臨床応用：急性・慢性胃腸炎，過敏性腸症候群（下痢型），腎陽虚に基づく疲労倦怠，低体温症．

■2　慢性的な下痢に頻用される漢方薬

慢性的な下痢の状態にも，上記急性の下剤に使われる漢方薬の証が整っていれば有効な場合が多々ありますが，ここでは慢性的な下痢に頻用されている漢方薬の紹介として取り上げました．

i）六君子湯

原　　典：万病回春

生薬構成：人参・蒼朮・茯苓・大棗・生姜・甘草・半夏・陳皮からなり，人参～甘草は**四君子湯**．人参・蒼朮・甘草・乾姜で**人参湯**．陳皮・半夏は軽い利水剤であり，嘔気を緩和，胃の機能を調節します．**四君子湯**の補気，**人参湯**の温中散寒（腹部を温めて下痢を治す），および嘔逆を緩和する効果をもちます．下痢に対する作用は穏やかで，総じて気力を回復させ，胃腸機能全般を改善すると考えて差し支えありません．

使用目標：‘虚証’（気力・体力が低下），‘脾虚’（食欲不振，軟便），冷えの傾向．

臨床応用：胃腸虚弱，慢性胃腸炎，食欲不振，胃下垂．

ii）啓脾湯

原　　典：万病回春

生薬構成：六君子湯から半夏・大棗を省き，‘利水’の沢瀉と止瀉作用をもつ山査子・蓮肉・山薬を加味した生薬構成をもっています．したがって**六君子湯**に似て，より軟便・下痢の傾向が強い病態に適応しています．

使用目標：下痢，胃腸虚弱．

臨床応用：常習性の下痢，過敏性腸症候群（下痢型），感染性胃腸炎にも応用されますが，‘熱証’（炎症状態）が明らかでないものに適応します．

iii）胃苓湯

原　　典：万病回春

生薬構成：五苓散と**平胃散**との合方です．胃の症状は**人参湯**に似ていますが，冷えが少ない場合です．下痢は**真武湯**に似ていますが，腹痛があっても軽度です．気力・体力が低下していれば**六君子湯**や**啓脾湯**を選択します．

使用目標：嘔気・嘔吐，下痢，消化不良．

臨床応用：下痢の傾向がある慢性胃腸炎（寒熱中間・虚実中間），感染性胃腸炎．

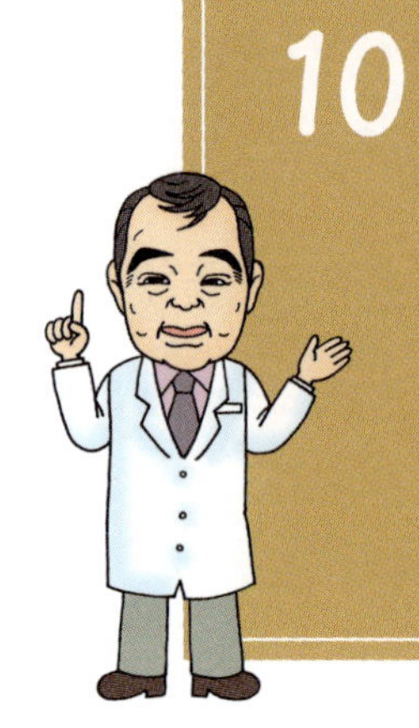

10. 感染性胃腸炎に対する漢方治療で改善が確認された60例の処方

表5-7には，ノロウイルスによる感染性胃腸炎の流行期に前述のごとき選択基準で選択，使用された漢方薬の頻度と臨床的特徴を示しました．急性の下痢に対しても，前述した慢性的下痢に対する漢方薬が使われていることがわかります．

60例を俯瞰すると，前項で取り上げていないさまざまな漢方薬が使用されています．そのなかでもっとも頻用された漢方薬は**半夏瀉心湯**でした．小児の感染性胃腸炎では**五苓散**が頻用処方といわれていますが，拙院に来院する症例はほとんどが成人であることが結果として現れていると思われます．

感染性胃腸炎を診たらまず**半夏瀉心湯**を考慮，腹痛があれば**真武湯**，熱状がはっきりしていれば**五苓散**か**柴苓湯**ということで2/3の症例がカバーできることになります．1例ずつでしたが，便秘の項で取り上げた**桂枝加芍薬大黄湯**，**大柴胡湯**，**調胃承気湯**が下痢に使用されています．正に「漢方治療の妙」と感じます．

表 5-7

感染性胃腸炎で改善が確認された60症例の処方

使用処方	例 数	臨床的特徴
半夏瀉心湯	15 例	嘔気・嘔吐，下痢，寒熱中間
真武湯	11 例	下腹部痛，下痢，寒証
柴苓湯	10 例	嘔気，下痢，熱証
五苓散	4 例	嘔気，下痢，熱証
人参湯	3 例	嘔気，下痢，寒証
葛根加半夏湯	3 例	項のこり，嘔気，寒証（葛根湯＋小半夏加茯苓湯）
桂枝加芍薬湯	3 例	腹痛，排便不調，やや寒証
その他；柴胡桂枝湯 2 例，二陳湯 2 例，啓脾湯 2 例，調胃承気湯・桂枝加芍薬大黄湯・桂枝人参湯・安中散・大柴胡湯 各 1 例		

11. 腹痛への漢方治療のアプローチを考えます

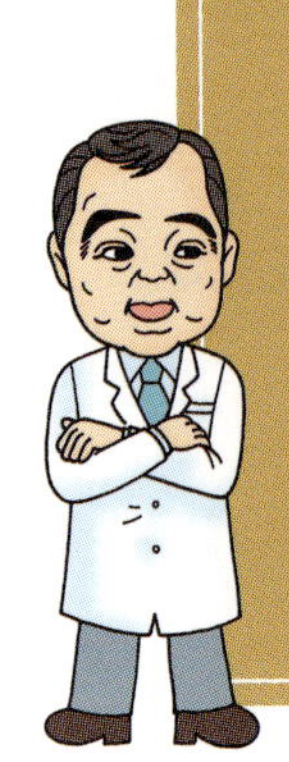

腹痛は日常診療においてはcommon diseaseの最たるものです．ただし，急性の激しい腹痛に遭遇した場合には，生命を脅かす重篤な腹部疾患の考慮が必要になることは言を待ちません．西洋医学的な鑑別診断を優先してその後の漢方治療となります．

西洋医学的病態認識で腹痛は，体性痛，内臓痛，関連痛に分類されています．知覚神経系に起因する体性痛は西洋医学的対応が優れ，漢方治療は限定的です．自律神経系に支配されている内臓組織の拡張および過剰な筋収縮に起因する内臓痛は，漢方の出番が十分にあります．また，胆石症による肩甲骨部痛，腎結石による鼠径部痛などの関連痛は，漢方薬の併用が役立ちます．

漢方治療が役立つであろうと考えられる腹腔臓器に基因する腹痛を**表5-8**に示しました．実臨床ではこれらの疾病以外に病名がつかない，既知の疾患として認知されない腹痛も多数存在すると考えられます．

漢方治療を選択することが適応であろうと判断されれば，まずは大まかに上腹部痛，臍周囲痛，下腹部痛に分けるのが簡便な方法です．それぞれの部位別の腹痛について代表的な漢方薬を**表5-9**に挙げました．

表 5-8

漢方薬が役立つ腹痛をともなった疾患

上腹部痛	心窩部痛	逆流性食道炎，胃炎，胃潰瘍
	左上腹部痛	膵炎，脾湾曲症候群
	右上腹部痛	胆石症，十二指腸潰瘍
臍周囲痛		腸炎 腸閉塞 過敏性腸症候群
下腹部痛	左下腹部痛	憩室炎，左尿管結石
	右下腹部痛	虫垂炎，末梢回腸炎，憩室炎
	両側下腹部痛	卵巣関連疾患，子宮附属器炎 子宮内膜症，膀胱炎

表 5-9

部位別の腹痛に対する代表的漢方薬

上腹部痛	心窩部痛	安中散，黄連解毒湯，黄連湯
	左上腹部痛	桂芍六君子湯，柴胡疎肝湯
	右上腹部痛	四逆散，大柴胡湯
臍周囲痛		桂枝加芍薬湯 桂枝加芍薬大黄湯 小建中湯，大建中湯
下腹部痛	左下腹部痛	桃核承気湯
	右下腹部痛	大黄牡丹皮湯
	両側下腹部痛	桂枝茯苓丸 通導散

■1　上腹部痛

i）心窩部痛

心窩部痛が現れる逆流性食道炎，胃炎，胃潰瘍はPPI（Proton pump inhibitor）を筆頭に西洋医学的治療がきわめて良好な治療効果をもっています．ただし，未病の病期にある場合，急性期を過ぎた病期，あるいはPPIその他の西洋薬が不適応の場合には漢方薬の出番です．勿論PPIなどと漢方薬の併用も有用です．代表的な漢方薬として以下のものがあります．

①**安中散**：‘寒証’‘虚証’の症候を根拠に選択されます．心窩部痛でもっとも頻用される漢方薬です．

②**黄連湯**：‘寒証’と‘熱証’の中間的病態に適応する漢方薬です．

③**黄連解毒湯**：‘熱証’で‘気逆’の症候があれば本漢方薬が選択されます．

図5-16に心窩部痛に対する**安中散**の有用性を検討した結果を表示しました．心窩部痛を訴えて来院した120例にすべて**安中散**を処方．胃内視鏡検査の結果と**安中散**の効果判定から必要があれば他剤に変更した症例は72例（60%）で，**安中散**の効果を認め，継続した症例が48例（40.0%）でした．**安中散**の効果を認めたものの胃潰瘍などで他剤の併用が必要となった症例が19例（15.8%）でした．**安中散**の有用性の一端が示されたと考えています．

ii）左上腹部痛

左上腹部痛には膵炎，脾湾曲症候群などが挙げられます．脾湾曲症候群とは大腸の脾湾曲部にガスが貯留することによって惹起され，左上腹部から背部にかけての疼痛をくり返す疾病で，漢方薬のよい適応病態です．

①**桂芍六君子湯**（**桂枝加芍薬湯＋六君子湯**）or **柴芍六君子湯**（**四逆散＋六君子湯**）：急性・慢性を問わず膵炎と診断されれば，西洋薬と漢方薬の併用が役立ちます．場合によっては**桂芍六君子湯**や**柴芍六君子湯**などの漢方薬が単独で用いられることもあります．**桂芍六君子湯**，**柴芍六君子湯**はともに左上腹部痛に限定されず，腹痛全般に使用されてよい漢方薬です．

②**柴胡疎肝湯**（**四逆散＋香蘇散**）：脾湾曲症候群にもっとも適応がある漢方

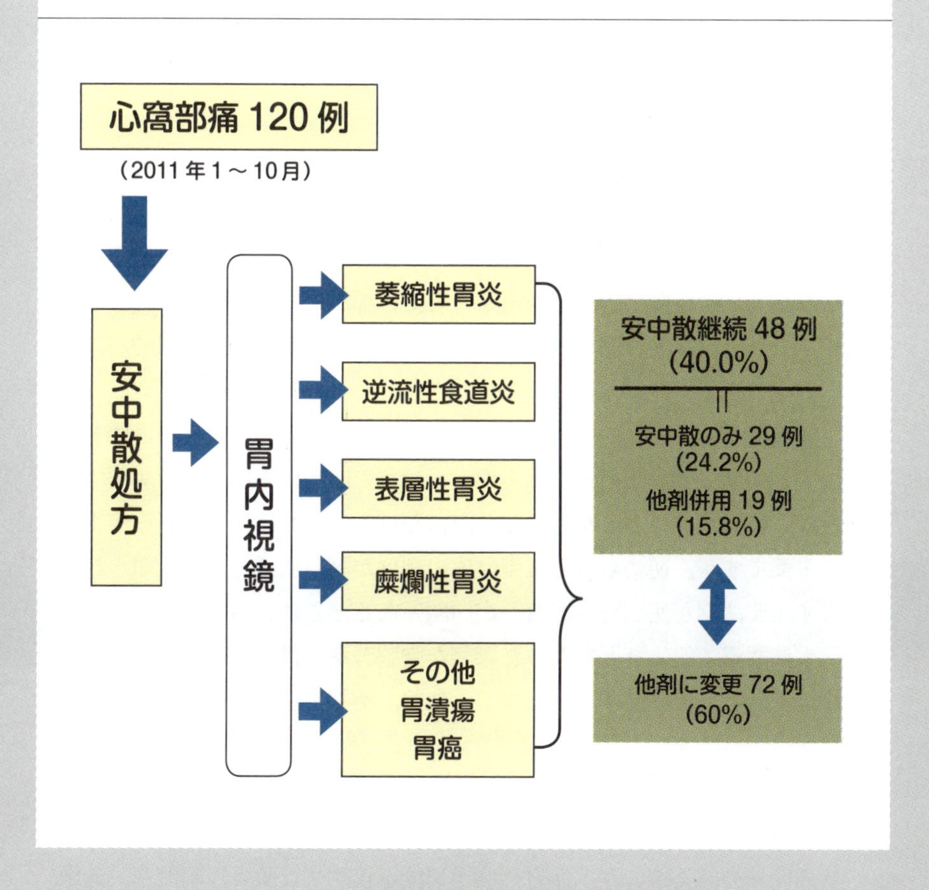
図 5-16
心窩部痛に対する安中散の有用性
心窩部痛 120 例
（2011 年 1 ～ 10月）
安中散処方
胃内視鏡
萎縮性胃炎
逆流性食道炎
表層性胃炎
糜爛性胃炎
その他
胃潰瘍
胃癌
安中散継続 48 例
(40.0%)
||
安中散のみ 29 例
(24.2%)
他剤併用 19 例
(15.8%)
他剤に変更 72 例
(60%)

薬の一つです．

③**桂枝加芍薬大黄湯**：脾湾曲症候群のうち腹満と便秘があれば適応となります．

iii）右上腹部痛

右上腹部痛を発症する疾病には胆石症，十二指腸潰瘍などが考えられます．十二指腸潰瘍にPPIによる治療が優先され，胆石症の場合にも西洋医学的診断・治療が優先されますが，こんな場合にも漢方薬の併用が役立つことがあり，西洋医学的診断が未定の右上腹部痛には漢方治療が有利となります．右上腹部痛に頻用される漢方薬としては**四逆散**や**大柴胡湯**があります．

①**四逆散**：体力的には虚実間証であり，胸脇苦満や心下支結が目標となります．構成生薬は柴胡・芍薬・枳実・甘草の四味からなり，柴胡剤でありながら黄芩がないことが特徴です．黄芩はもっとも抗アレルギー作用の強い生薬ですが，逆にもっとも副反応の頻度が高い生薬としても知られています．柴胡剤が使いたいが黄芩が問題となるときに有用です．

②**大柴胡湯**：便秘をともなった顕著な胸脇苦満が目標となります．柴胡剤中でもっとも実証向きといえます．勿論，胸脇苦満が左側にあっても同様に使用可能です．

iv）臍周囲痛

臍周囲痛の訴えがあり，漢方治療が可能な疾病には腸炎，腸閉塞，過敏性腸症候群などが考えられます．勿論，西洋医学的に病名が確定していない臍周囲痛は漢方治療を試みることになります．漢方薬としては**桂枝加芍薬湯**が第1選択薬になり，関連処方として**桂枝加芍薬大黄湯**，**小建中湯**，**大建中湯**が挙げられます．

①**桂枝加芍薬湯**：虚証から実証まで幅広く使用することができ，軽度であれば便秘にも下痢にも使用することができます．芍薬が**桂枝湯**の1.5倍量配合され，腸管の鎮痙作用が期待できます．妊娠中の便秘には安全に使用できることを前述しました（p.224参照）．また過敏性腸症候群の第1選択薬でもあります．

②**桂枝加芍薬大黄湯**：**桂枝加芍薬湯**に大黄を加味した生薬構成をもっています．したがって，**桂枝加芍薬湯**では改善しない便秘傾向がある腹痛，**桂枝加芍薬湯**証があって腸炎が想起される症候があればこの漢方薬の適応です．

③**小建中湯**：**桂枝加芍薬湯**に粉末の飴を 10g 加味した生薬構成です．飴を 10g 加味しているのは，小児の疾病に使用頻度が高く飲みやすくしていること，**桂枝加芍薬湯**証より体力が低下している虚証向きにしていること，**桂枝加芍薬湯**より便秘に対して効果的となることなどが考えられます．

④**大建中湯**：**図 5-12** 症例 36 の寒証の腹痛をともなった便秘の症例の項（p.227）で説明しています．

2　下腹部痛

下腹部痛は骨盤内の臓器に起因する疼痛が主になると考えられます．**図 3-3** の症例 17（p.125）は，腹痛が主訴で虫垂炎と診断され，**大黄牡丹皮湯**が有効であった症例です．また**桃核承気湯**，**桂枝茯苓丸**，**通導散**は第 4 章の瘀血の項（p.170）で詳述しました．これらを参考に下腹部痛に対処してください．

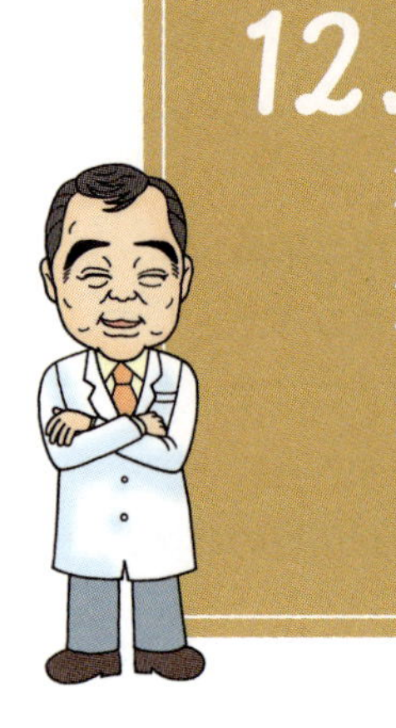

12. 過敏性腸症候群（IBS）は漢方の格好の治療対象となっています

■1　漢方薬による対応のポイント

IBSの診断基準を参考までに**表5-10**と**表5-11**に示しました．西洋医学的薬物治療には抗コリン薬（スコポラミンなど），高分子重合体（ポリカルボフィル），5-HT3受容体拮抗薬（ラモセトロン）などのほかに各種の抗うつ薬，抗不安薬，睡眠薬などが用いられています．IBSは器質的異常がなく，消化管の機能的異常と心理的要素が加味されていることから，心身一如の治療手段を特徴とする漢方医学の格好の治療対象となっています．

まず，個々の症例の優勢症状が腹痛，下痢，便秘のいずれであるかを診断して，腹痛であれば**図5-17**に示す**桂枝加芍薬湯**，**大建中湯**，**小建中湯**，**中建中湯**，**桂芍六君子湯**の中から適応症候を考慮して漢方薬を選択します．下痢であれば**半夏瀉心湯**，**人参湯**，**真武湯**，**啓脾湯**，**柴胡桂枝乾姜湯**から選択し，便秘であれば**桂枝加芍薬大黄湯**，**桃核承気湯**，**麻子仁丸**からの選択となります．さらに，図に示したようにそれぞれの漢方薬は気の異常にも対応するため，‘気逆’‘気うつ’‘気虚’なども考慮しての漢方薬の選択となります．

ただし，IBSでは腹痛，下痢，便秘が同時にあるいは経過とともに混合して，あるいは交代性に出現することが多いという理由で，腹痛，下痢，便秘いずれにも対応する**桂枝加芍薬湯**から治療を開始することが薦められま

表 5-10

IBS の Rome Ⅲ診断基準

◆ 腹痛あるいは腹部不快感が，
◆ 最近 3ヵ月のなかの 1ヵ月につき少なくとも 3 日以上を占め，
◆ 下記の 2 項目以上の特徴を示す．
　(1) 排便によって改善する
　(2) 排便頻度の変化で始まる
　(3) 便形状（外観）の変化で始まる

＊少なくとも診断の 6ヵ月以上前に症状が出現し，最近 3ヵ月間は基準を満たす必要がある．

＊＊腹部不快感とは腹痛といえない不愉快な感覚を指す．
病態生理研究や臨床研究では，腹痛あるいは腹部不快感が 1 週間につき少なくとも 2 日以上を占める者が対象として望ましい．

Longstreth GF,et al.Gastroenterology.2006;130(5):1480-1491.

表 5-11

IBS の分類（Rome Ⅲ）

1．便秘型　IBS (IBS-C)：
硬便あるいは兎糞状便が便形状の 25% 以上，かつ
軟便あるいは水様便が便形状の 25% 未満

2．下痢型　IBS (IBS-D)：
軟便あるいは水様便が便形状の 25% 以上，かつ
硬便あるいは兎糞状便が便形状の 25% 未満

3．混合型　IBS (IBS-M)：
硬便あるいは兎糞状便が便形状の 25% 以上，かつ
軟便あるいは水様便が便形状の 25% 以上

4．分類不能型　IBS (IBS-U)：
便形状の異常が不十分であって，
IBS-C，IBS-D，IBS-M のいずれでもない

Longstreth GF,et al.Gastroenterology.2006;130(5):1480-1491.

す．本処方での治療で便秘傾向が改善されなければ**桂枝加芍薬大黄湯**とし，強い腹痛をともなえば**桂枝加芍薬湯**に**芍薬甘草湯**を合方する戦略も有力です．また**桂枝加芍薬湯**の使用でも下痢が軽快しなければ，**人参湯**などに変更することが必要となります．いずれにしても前項までに取り上げた便秘，下痢，腹痛に対する漢方薬を縦横に駆使して対応するということになります．

■ 2　腹痛が主症状の IBS 症例

図 5-18 症例 37 は典型的な IBS 症例です．

本症例は学童の時期から胃腸に問題があり，仕事上の緊張から便秘傾向となり，Rome Ⅲ診断基準・分類基準（**表 5-10**，**表 5-10**）で典型的な便秘型の過敏性腸症候群と診断された患者さんです．他院でルビプロストン（アミティーザ®）の投与を受けましたが，嘔気，腹痛が出現して来院されました．

「便秘と腹痛が同居している」とお話になっていました．こんな場合には漢方薬の出番です．体格は BMI 20.07 で中肉中背，とくに虚弱な印象はありません．睡眠が十分にとれないほど忙しい毎日のようです．腹痛と腹診の腹皮拘急を目標に**桂枝加芍薬湯**が候補となりますが，便秘の傾向にあるということで**桂枝加芍薬大黄湯**としました．

服用 2 週間後に来院．症状が改善したと同時に「今までの各種の下剤とまったく違って排便時の腹痛がない」とお話しています．1 ヵ月後には休薬を希望されましたので，ここで廃薬としましたが，半年後の新入社員の教育で神経を使い再び服用し始めて，現在まで服用を継続しています．

当院では IBS の治療にあたって，基本的にはこの症例 37 のように漢方薬のみで治療を開始することが一般的ですが，必要に応じて西洋薬を追加処方しています．症例 18 (p.129) のように西洋薬と漢方薬を組み合わせることで良好な経過が得られることもしばしば経験します．何より「患者さんのために」が西洋医学と漢方医学に共通している根本思想であると考えます．

図 5-17

過敏性腸症候群に対する漢方治療

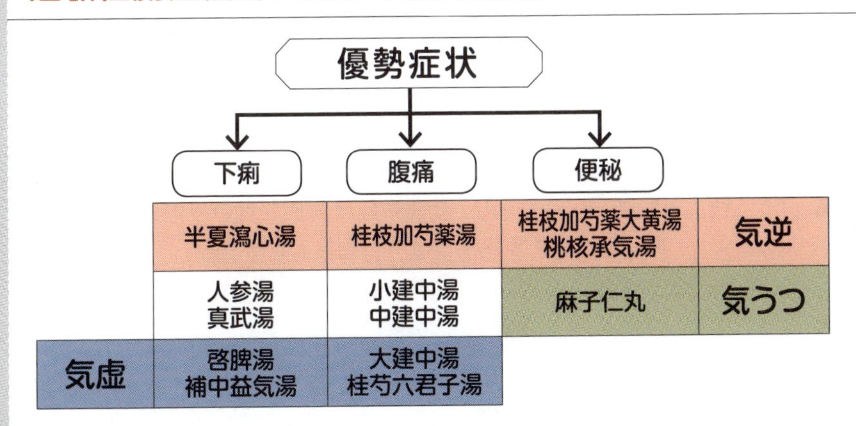

図 5-18

症例 37．38 歳　男性

主訴	腹痛
現病歴	小学生のころからよく下痢をしていた．腹痛で登校できない日がつづいたこともある．今年から工場長を命ぜられ緊張の毎日となり，腹痛をともなった便秘傾向が出現して近医受診．ルビプロストン（アミティーザ®）が処方された．嘔気，腹痛が出現して服用できないと X 年 11 月 5 日に来院
身体所見	身長 170cm，体重 58Kg．血圧 108/69mmHg，脈拍 68/ 分．胸腹部に異常所見なし
漢方所見	神経質そうな顔貌．舌には薄い白苔があり， 舌質は淡紅色．舌下静脈（+）．穏やかな話し方．「便秘と腹痛が同居している」と話す．食欲は普通．最近忙しくて睡眠が十分ではない 沈細脈．硬い腹皮拘急を認め，わずかに臍上悸を触知
経過	11 月 5 日（初診）：便秘・腹痛・神経質そうな顔貌，腹直筋緊張を目標に桂枝加芍薬大黄湯 7.5g / 日を投与 2 週間後：腹痛と便秘，腹満が改善．今までの各種の下剤とまったく違って排便時に腹痛が起こらない 1 ヵ月後：腹部の症状が安定したので薬を止めたいと 廃薬とした 半年後：新人社員の教育で神経を使ってまた腹痛と便秘が出現．桂枝加芍薬大黄湯を再度処方．現在まで服用をつづけている

安中散《傷寒論》

臨床の着眼点

使用目標：手足の冷え，胃弱，心窩部痛，胸やけ

目標病態：冷えに起因する心窩部痛．虚弱体質．

鑑別：
人参湯 ………冷え・軟便傾向は同様．胃の停滞感（心下痞）をともなう．胃痛はあっても軽い
六君子湯 ……冷え・軟便傾向は同様．食欲不振が主な症状．胃痛はあっても軽い
茯苓飲 ………より軽度の心窩部痛．心窩部膨満感，噯気が主症状
平胃散 ………心窩部痛より心窩部の不快感・膨満感が主な症状
半夏瀉心湯 …心窩部痛より悪心が主症状．腹鳴と下痢．吐き下し

臨床応用：冷え症のある神経性胃炎・逆流性食道炎．

漢方医学的基礎

生薬構成：桂皮，延胡索，良姜，牡蛎，甘草，縮砂，茴香

生薬構成の意味：桂皮～甘草は桂枝加芍薬湯に似て，芍薬の代わりに心窩部痛に効果がある延胡索と良姜が配合されている．牡蛎は胃酸の中和作用がある．
縮砂・茴香は芳香健胃薬．総じて温裏・鎮痛・止嘔に働く．

処方の方意：温中理気剤．

八綱弁証：裏寒虚証．

漢方他覚所見：白舌苔，湿舌苔，舌質淡白色．沈細弱脈．腹力軟，心下悸．

証：虚証．寒証．脾虚．

温清飲《万病回春》

臨床の着眼点

使用目標：皮膚枯燥，炎症性皮膚炎，のぼせ

目標病態：皮膚粘膜および血管の炎症，乾燥性の皮膚の保湿力を増強．精神的には軽度緊張状態．

鑑　別：消風散 ……… 漿液性の分泌物のある皮膚疾患
排膿散及湯 … 化膿性の皮膚疾患，副鼻腔炎の排膿に効果的
当帰飲子 …… 皮膚枯燥が著しく，冷えの傾向がある．皮脂欠乏性皮疹
十味敗毒湯 … 散発性・びまん性の膨疹．排膿より皮下での和解が主体．胸脇苦満
治頭瘡一方 … 皮膚症状は消風散に近似するが掻痒感が少ない．頭部・顔面の皮疹

合　方：黄連解毒湯を合方して消炎効果を増強．四物湯を合方して皮膚への慈潤効果増強．

臨床応用：アトピー性皮膚炎，尋常性乾癬，ベーチェット病，更年期障害．

漢方医学的基礎

生薬構成：当帰，地黄，川芎，芍薬，黄連，黄芩，黄柏，山梔子

生薬構成の意味：当帰〜芍薬までが四物湯．黄連〜山梔子までが黄連解毒湯．皮膚を慈潤しながら消炎の効果をもつ．

処方の方意：清熱，慈潤．

八綱弁証：裏熱虚証．

漢方他覚所見：白〜黄舌苔，舌質紅．細数脈．心下痞鞕，臍上悸．

証：熱証．血虚．

黄連解毒湯《外台秘要》

臨床の着眼点

使用目標：イライラ，のぼせ，赤ら顔，目の充血，易怒性，出血，心下痞，胸やけ

目標病態：炎症性疾患，精神神経系の興奮，出血性疾患，食道腸管の炎症．

鑑別：三黄瀉心湯 …… 大黄が加味され瀉下作用をもつ
白虎加人参湯 … 八綱弁証は同じ裏熱実証．実熱・口渇・多汗が目標

臨床応用：結膜炎・口内炎・舌炎・皮膚炎・尋常性乾癬・蕁麻疹などの皮膚粘膜の非化膿性の炎症性疾患に適応がある．
高血圧にも広く用いられているが降圧剤ではない．降圧剤の投与が考慮される状態で，気逆の状態からのぼせ・イラつきなど精神的興奮がある症例では血圧が正常化することが稀ではない．精神的興奮を鎮める効果から，脳血管障害にも適応する．
止血剤の要素をもった漢方薬であり，鼻出血や潰瘍性大腸炎の出血には一定の効果が期待できる．
その他，気逆が基礎にある不眠・耳鳴には用いられる機会がある．
二日酔いには五苓散との併用が推奨される．二日酔いの胃部不快感・頭痛に効果がある．

漢方医学的基礎

生薬構成：黄連，黄芩，黄柏，山梔子

生薬構成の意味：黄芩・黄連・黄柏・山梔子はすべて清熱瀉火に働き，三焦の実熱を治す．
黄連・黄芩剤（瀉心湯類）の代表的漢方薬である．
黄柏は清熱燥湿と清虚熱作用も併せもつ．山梔子は涼血の効能ももつ．
すべて乾性薬の組み合わせで長期使用による乾燥に留意が必要．

処方の方意：清熱解毒剤．降気剤．

八綱弁証：裏熱実証．

漢方他覚所見：黄舌苔．実脈，緊数脈．心下痞鞕．

証：実証．熱証．気逆．

葛根湯《傷寒論》

臨床の着眼点

使用目標：悪寒，無汗，項のこり

目標病態：熱性疾患では発症早期の病態に適応する．慢性疾患では後頸部のこりなど．
上半身に症状が集中している場合．咳嗽,咽頭痛には効果が弱い．
帯状疱疹，突発性難聴、耳鳴などにも応用されるがあくまでも発症初期の病態に対応する．

鑑　　別：麻黄湯 ……………同様に発症初期の表寒実証．ふしぶしの痛み，腰痛があれば麻黄湯
参蘇飲 ……………葛根湯証であるが胃腸虚弱の場合に適応する
桂枝湯 ……………悪寒・頭痛は共通だが表寒虚証に適応．発汗傾向，麻黄剤で動悸，胃腸症状が出現する場合．
麻黄附子細辛湯 …表裏寒虚証．悪寒・倦怠感が強い場合に適応

合　　方：小半夏加茯苓湯と合方して葛根加半夏湯（葛根湯証＋嘔気）．
小柴胡湯加桔梗石膏と合方して柴葛解肌湯（身体上部に熱が鬱塞して無汗）．

臨床応用：感冒，肩こり（項から上背部），上半身～頭部の神経痛，帯状疱疹，突発性難聴

漢方医学的基礎

生薬構成：葛根，麻黄，桂皮，芍薬，生姜，大棗，甘草

生薬構成の意味：葛根と芍薬で項のこりをとる．麻黄と桂皮で身体を温め発汗を促す（解表）．
生姜・大棗・甘草が消化機能の障害を予防し元気を回復させる（補脾益気）

処方の方意：解表剤．

八綱弁証：表寒実証．

漢方他覚所見：白舌苔，湿舌苔，舌質紅色．　浮緊数脈．　腹力良好．

証　：実証．表寒証．

加味逍遙散《和剤局方》

臨床の着眼点

使用目標：hot flash，冷えのぼせ，肩こり，イラつき，多彩な愁訴
目標病態：更年期特有の病態，陰陽錯雑，心気症傾向.
鑑　　別：柴胡桂枝乾姜湯 … 心気症傾向は同じ，動悸，盗汗，口乾，食欲不振
柴胡桂枝湯 ……… 虚実中間証と心気症傾向は同じ，動悸，頭痛，食欲不振
当帰芍薬散 ……… 冷え症と水毒．胸脇苦満がなく，心気症傾向に乏しい
女神散 …………… 冷えがなくのぼせが強い，更年期症状が固定的，心下痞鞕
抑肝散 …………… 神経系の過度の緊張，不眠，攻撃的精神状態，腹皮拘急
桂枝加竜骨牡蛎湯　虚証，動悸，煩驚，不安，不眠，冷えはあるがのぼせはない
臨床応用：中枢・自律神経系および内分泌系の機能失調を基とした症状に適応.
hot flash の第 1 選択薬.
これらの前提がある好褥的倦怠感・冷えのぼせと呼ばれる状態に適応.
これらの基本的病態があれば月経不順・肩こり・便秘・イラつきに効果がある.
当帰芍薬散で胃部に不快感が出現する場合にも適応となる.
男性への使用も問題ない.

漢方医学的基礎

生薬構成：柴胡，当帰，芍薬，茯苓，蒼朮，甘草，生姜，薄荷，山梔子，牡丹皮
生薬構成の意味：柴胡～薄荷までが逍遙散.これに山梔子・牡丹皮を加味した構成.
柴胡・薄荷がうつうつとした気分を晴らす理気剤として働く.
また，柴胡・薄荷・山梔子・牡丹皮は清熱に働き，ほてり・発作的発汗に効果がある.
イラつきは熱証と捉えることができ，さらに茯苓を加味して心気症傾向も和らげる.
当帰・芍薬・牡丹皮は血虚・瘀血を改善させる.
茯苓・蒼朮・生姜・甘草には利水・補脾作用があり，水毒と胃腸障害を和らげる.
柴胡・芍薬・甘草は四逆散去枳実で胸脇の緊張をとる.
処方の方意：表の清熱，裏の補助，利水，鎮静，和解半表半裏.
八綱弁証：裏熱虚証.
漢方他覚所見：紅舌，薄い燥白苔．細脈・弦脈・弱脈．軽度の胸脇苦満，臍上悸.
証：虚実中間証．虚熱．瘀血．気逆．気うつ．水毒．脾虚.

桂枝加芍薬湯《傷寒論》

臨床の着眼点

使用目標：腹痛，腹部膨満感，排便の不調（下痢・便秘）

目標病態：腸管の痙攣性の疼痛．痙攣に基づく下痢，便秘（裏急後重）．

鑑別：桂枝加芍薬大黄湯 …桂枝加芍薬湯証があり便秘に傾く場合に適応

小建中湯 ……………桂枝加芍薬湯に膠飴を加えたもの．小児に使用することが多い

大建中湯 ……………腹腔内，とくに腸管の血流障害に起因する冷えが目標

中建中湯 ……………桂枝加芍薬湯合大建中湯証で腹痛が目標

芍薬甘草湯 …………痙攣性の腹痛がさらに強い急性期に適応する

臨床応用：過敏性腸症候群，妊娠時の便秘，虚弱児の体質改善，感染性腸炎．

漢方医学的基礎

生薬構成：桂皮，芍薬，甘草，大棗，生姜

生薬構成の意味：桂枝湯の芍薬を 4g → 6g と増量した生薬構成からは桂枝湯に近い漢方薬と考えられるが，むしろ芍薬甘草湯に近いと考えたほうが効能は近い．甘草の量は 2g と少なく，芍薬甘草湯ほどの鎮痙作用はもたない．

処方の方意：温裏補陽剤．

八綱弁証：裏寒虚証．

漢方他覚所見：薄白舌苔，舌質淡紅色．弦脈，弱脈．腹皮拘急．

証：虚実間証．やや寒証．

桂枝茯苓丸《金匱要略》

臨床の着眼点

使用目標：月経異常，下腹部痛，冷えのぼせ
目標病態：月経・女性ホルモンにまつわる異常．静脈系のうっ血に起因する症状．瘀血による症状．
鑑　　別：桃核承気湯……瘀血，便秘，気逆が目標．腹診で小腹急結
通導散…………瘀血，便秘，気うつが目標．腹診で小腹鞕満
女神散…………のぼせ，頭痛，肩こりに適応することは近似していて駆瘀血剤の範疇．ただし月経異常には効果が薄い．とくに頑固なのぼせによい適応がある
大黄牡丹皮湯…瘀血，便秘が目標で通導散と桃核承気湯に同じ．気の問題に乏しい．虫垂炎など腸管の炎症を制御する
当帰芍薬散……血虚と水毒．胸脇苦満がなく，心気症傾向に乏しい
温経湯…………虚証の瘀血に対応．口唇・踵部の乾燥．掌蹠のほてり
合　　方：疼痛性疾患には防已黄耆湯（関節痛），二朮湯（五十肩），葛根湯（頚部痛）と合方．
肝・腎障害では小柴胡湯，大柴胡湯，四逆散などと合方．
膠原病では柴苓湯と合方．
泌尿器疾患では猪苓湯や八味地黄丸と合方．
臨床応用：月経困難症，子宮附属器の炎症，骨盤内うっ血症候群，打撲症，肩こり，頭痛．

漢方医学的基礎

生薬構成：桃仁，牡丹皮，桂皮，芍薬，茯苓
生薬構成の意味：桃仁・牡丹皮が駆瘀血の生薬の代表．瘀血に起因するのぼせを桂皮が鎮め，筋の痙縮・疼痛を緩和する．茯苓は利水と鎮静に働く．
処方の方意：駆瘀血．
八綱弁証：裏熱実証．
漢方他覚所見：薄白舌苔，舌質紫紅色．沈濇脈．臍傍圧痛・抵抗，小腹鞕満．
証：瘀血．虚実間証．

呉茱萸湯《傷寒論》

臨床の着眼点

使用目標：手足の冷え，胃弱，項のこり，頭痛

目標病態：寒証，胃腸虚弱，胃内停水，傍らに精神神経系の緊張緩和作用がある．

鑑　　別：半夏白朮天麻湯 ……………虚証，脾虚，水毒（眩暈として発現）で体力・気力を改善

五苓散 …………………………水毒による頭痛・嘔気・嘔吐を改善

当帰四逆加呉茱萸生姜湯 …寒証，腹痛，頭痛に適応（寒証に重点がある）

臨床応用：四肢の冷え，胃弱，項のこりがあれば，緊張型頭痛・片頭痛・吃逆の特効薬となる．

漢方医学的基礎

生薬構成：呉茱萸，生姜，人参，大棗

生薬構成の意味：呉茱萸が君薬で温中散寒・降気止痛・除湿．

生姜は温中止嘔，人参（温）・大棗（温）とともに裏寒を散じて補脾胃に働く．

処方の方意：温利補陽，利水，鎮痙，止痛．

八綱弁証：裏寒虚証．

漢方他覚所見：淡白舌，白舌苔．遅弦脈．腹力軟，心下痞鞕．

証　　　：虚証．寒証．気逆．

五淋散《和剤局方》

臨床の着眼点

使用目標：排尿障害，排尿痛，血尿，尿混濁

目標病態：慢性的膀胱炎，四肢の冷え，乾燥状態．

鑑別：
- 猪苓湯 …………… 急性期の膀胱炎に用いる．冷えがない腎盂腎炎にも有効
- 猪苓湯合四物湯 … 冷え・血尿をともなった急性期の膀胱炎
- 五苓散 …………… 排尿障害・虚実間証．胃腸系を含む全身の水毒が目標
- 竜胆瀉肝湯 ……… 炎症症状がより顕著な尿道炎，目の充血，生殖器症状もともなう

臨床応用：水毒と熱証が下焦に集中している場合に役立つのは猪苓湯と同様であるが，四肢の冷えと血虚をともなって慢性的なものに用いる．ときに胃もたれの症状がある．

漢方医学的基礎

生薬構成：山梔子，黄芩，茯苓，沢瀉，木通，車前子，当帰，芍薬，地黄，滑石，甘草

生薬構成の意味：猪苓湯合四物湯去猪苓・阿膠・川芎加木通・車前子・甘草の生薬構成をもつ．

山梔子・黄芩が清熱剤で，西洋薬理学的には抗炎症作用が期待できる．

沢瀉・木通・車前子・滑石は利水の効果が強く，清熱を補強する．茯苓も利水剤の代表．

当帰・芍薬・地黄は四物湯去川芎で補血・慈潤作用をもつ．

基本として血虚を改善に向かわせ，下焦（腎膀胱系）の抗炎症作用と排尿促進の作用．

処方の方意：下焦の熱（炎症）と血虚・水毒を治療する．

八綱弁証：裏熱虚実間証．

漢方他覚所見：舌質紅．沈滑（数）脈．腹力中等度．

証：虚実間証．熱証．下焦の水毒．

五苓散《傷寒論，金匱要略》

臨床の着眼点

使用目標：口渇，尿量減少・増加，悪心・嘔吐，下痢，頭痛

目標病態：浮腫・脱水など水分の過剰状態や不足状態および水分調整の変調が根底に存在した胃腸症状（下痢），腎泌尿器系あるいは脳圧などの異常．
細胞膜に存在するアクアポリンを強力に抑制することが明らかにされている．
溢水・脱水いずれの病態にも応用可能．

鑑別：猪苓湯 ……………… 膀胱炎・腎盂腎炎にともなう頻尿，残尿感，排尿時痛．下焦の水毒．
八味地黄丸 ……… 腎虚（加齢）にともなう排尿障害・腰脚の倦怠感・冷え
小半夏加茯苓湯 … 悪心・嘔吐・胃内停水．つわりにも使用される

合方：五苓散合小柴胡湯＝柴苓湯；五苓散証で胸脇苦満があり，食欲の異常がある．

加味：茵蔯五苓散＝五苓散に茵蔯蒿を加味；肝硬変の腹水などに応用．

臨床応用：二日酔い，乗り物酔い（気圧の低下による症状を含む），小児の発熱，頭痛，感染性胃腸炎，周期性嘔吐症，熱中症，硬膜下血腫，弾撥指，腎障害

漢方医学的基礎

生薬構成：茯苓，猪苓，蒼朮，沢瀉，桂皮

生薬構成の意味：茯苓～沢瀉は利水の生薬．温通経脈・通陽化気の桂皮が加味．

処方の方意：利水．

八綱弁証：裏熱虚証．

漢方他覚所見：湿潤した薄白苔．浮滑脈．腹力良好，心下振水音．

証：虚実間証．水毒．

柴胡桂枝乾姜湯《傷寒論，金匱要略》

臨床の着眼点

使用目標：神経質，動悸，盗汗，口乾，食欲不振

目標病態：胃腸虚弱，寒証，虚熱，傍らに精神神経系の緊張緩和作用がある．

鑑　　別：半夏白朮天麻湯 … 虚証，脾虚，水毒（眩暈として発現）で体力・気力を改善

補中益気湯 ……… 補脾益気の基本．黄芩がなく清熱作用は柴胡桂枝乾姜湯が勝る

十全大補湯 ……… 気血ともに虚証．脾虚（胃腸虚弱）には不向き

臨床応用：熱性疾患の亜急性期に頻用される．体力体質的に虚証であって，不安感・緊張状態など精神神経系の不具合を併発している場合に適応．微熱，悪寒，食欲不振，口乾，自汗，盗汗，動悸．

漢方医学的基礎

生薬構成：柴胡，黄芩，桂皮，甘草，牡蛎，乾姜，栝楼根

生薬構成の意味：柴胡・黄芩で胸脇の熱証（ある種の炎症状態）を鎮める．
桂皮・甘草・牡蛎を加えて精神的鎮静．
乾姜で体内から温める．栝楼根は口乾を改善．

処方の方意：固表．鎮静．表の清熱と裏の温補．和解半表半裏．

八綱弁証：裏寒虚証，表熱虚証．

漢方他覚所見：紅舌，薄い燥白苔．細弦脈．胸脇満微結，臍上悸．

証　：虚証．裏寒証．虚熱．

小半夏加茯苓湯《金匱要略》

臨床の着眼点

使用目標：悪心・嘔吐

目標病態：神経系・ホルモン系の不調和が悪心・嘔吐の状態を惹起したもの．

鑑　　別：二陳湯 ……… 本方より悪心・嘔吐が軽度．胃粘膜障害や気うつの傾向

半夏瀉心湯 … 下痢をともなった悪心・嘔吐．腸管の炎症

呉茱萸湯 …… 冷え，悪心・嘔吐，項のこり，頭痛

臨床応用：妊娠悪阻，急性・慢性胃炎，食中毒（下痢をともなわない），二日酔い．

漢方医学的基礎

生薬構成：半夏，生姜，茯苓

生薬構成の意味：半夏は悪心・嘔吐の要薬．生姜は悪心に対して半夏の作用を増強するとともに，半夏の副反応である不快感を抑制する．茯苓も胃腸系の機能低下に有効で利水・鎮清作用をもっている．

処方の方意：和胃降逆，利水．

八綱弁証：裏寒虚証．

漢方他覚所見：湿潤した白苔，沈弱脈，心下痞鞕，心下振水音．

証：虚証～実証．脾虚．水毒．

真武湯《傷寒論》

臨床の着眼点

使用目標：冷え，四肢冷感，腹痛，下痢

目標病態：冷えと水毒に起因する腹痛・下痢．新陳代謝の低下．体力消耗状態．

鑑　別：人参湯 ……冷え・下痢は同様だが腹痛がなく，胃の停滞感をともなう

啓脾湯 ……下痢が主症状，慢性的となっているもの．六君子湯に類似

胃苓湯 ……人参湯と同様の証だが人参湯が虚証用に対して本方は虚実間証・寒熱中間

合　方：補中益気湯合真武湯で調中益気湯類似処方で下痢と気虚を目標とする．

桂枝加朮附湯合真武湯で桂枝加苓朮附湯となり寒証の関節炎．

臨床応用：冷え，下痢，腹痛をともなった感染性胃腸炎，全身倦怠感．低体温症．一瞬の眩暈．動悸．浮腫．

漢方医学的基礎

生薬構成：茯苓，蒼朮，芍薬，附子，生姜

生薬構成の意味：茯苓・蒼朮の組み合わせ＝苓朮剤（利水作用）．

生姜・附子は辛く強い熱薬となり温めながら利水に働く．

芍薬は鎮痙作用で腹痛に対応する．総じて温裏利水剤．

処方の方意：温補剤．利水剤．

八綱弁証：裏寒虚証．

漢方他覚所見：白舌苔，湿舌苔，舌質淡白色．　沈細弱脈．　腹力軟，心下悸．

証：虚証．寒証．水毒．

大黄牡丹皮湯《金匱要略》

臨床の着眼点

使用目標：下腹部痛，下腹部抵抗・圧痛，便秘

目標病態：骨盤内の炎症・うっ血に基づく下腹部痛．とくに腸管の炎症に対応している．

鑑別：桃核承気湯 … 便秘と瘀血に対応するのは同様．精神症状（気逆）が加味された状態

桂枝茯苓丸 … 瘀血は共通．便秘がない．骨盤内うっ血症候群，全身の血液のうっ滞

通導散 ……… 便秘と瘀血が共通．精神的には気うつ

三黄瀉心湯 … 熱証と便秘が共通．腹部症状は上腹部に強い（心下痞鞕）

臨床応用：虫垂炎，便秘，肛門周囲炎，卵巣機能不全，子宮内膜症，血栓性静脈炎．

漢方医学的基礎

生薬構成：冬瓜子，桃仁，牡丹皮，大黄，芒硝

生薬構成の意味：大黄・芒硝は瀉下剤の要薬で清熱に働く．これに駆瘀血剤の桃仁・牡丹皮と清熱・排膿薬の冬瓜子を加えた構成をしている．骨盤内の消炎・血流改善・瀉下の効果が期待できる．

処方の方意：清熱・駆瘀血・瀉下剤．

八綱弁証：裏熱寒証．

漢方他覚所見：紅色舌，燥黄苔，舌下静脈怒張．沈緊脈，沈弦脈．回盲部の圧痛・抵抗．

証：熱証．瘀血．

大建中湯《傷寒論》

臨床の着眼点

使用目標：冷えをともなった腹痛・便秘

目標病態：冷えから腹腔内の腸管，その他臓器の血流障害に起因する腹痛.

鑑別：
- 桂枝加芍薬湯 … 大建中湯より軽い冷え．大建中湯より強い腹痛に用いる
- 小建中湯 ……… 桂枝加芍薬湯加膠飴．虚証．小児に用いる機会が多い
- 当帰建中湯 …… 桂枝加芍薬湯より芍薬を減量して当帰を加味．手足の冷え
- 真武湯 ………… 寒証．下痢をともなった腹痛．疲労倦怠

合方：大建中湯合桂枝加芍薬湯（中建中湯）＝大建中湯より腹痛が強い.
大建中湯合猪苓湯＝腎結石，尿路結石.

臨床応用：消化管の冷えから生じる腸管運動障害・腹痛．腸閉塞.

漢方医学的基礎

生薬構成：乾姜，山椒，人参，膠飴

生薬構成の意味：乾姜・山椒は裏（消化管，腹腔臓器）を温める作用（大熱）．人参は温薬で消化管を温めて機能を回復．膠飴と協力して気力体力を補う.

処方の方意：温中補虚．止痛.

八綱弁証：裏寒虚証.

漢方他覚所見：淡白湿潤舌．沈細遅脈．腹壁の寒．蠕動運動の触知.

証：寒虚証．脾虚.

大承気湯《傷寒論，金匱要略》

臨床の着眼点

使用目標：便秘，腹脹，精神神経症状，熱

目標病態：発熱が持続して，発汗から脱水傾向に向かい排便が困難となった状態に適応する．
通常の常習便秘に使用しても体温が下がることはない．精神状態はうつ傾向．

鑑別：白虎加人参湯 … 長引く発熱に適応するのは同様．口渇あり，便秘なし
桃核承気湯 …… 便秘に対してはより強力．駆瘀血剤．精神症状は気逆の方向
調胃承気湯 …… 発汗後の脱水傾向には同様．便秘・熱に対しては穏やかな作用
大柴胡湯 ……… 熱と精神症状が共通．胸脇苦満が目標となる．便秘には穏やかな作用
三黄瀉心湯 …… 熱証と便秘が共通．精神症状は気逆．上腹部の痞え感（心下痞鞕）

臨床応用：便秘，便秘をともなった稽留熱・弛張熱．

漢方医学的基礎

生薬構成：大黄，芒硝，枳実，厚朴

生薬構成の意味：大黄・芒硝は瀉下剤の要薬で清熱に働く．これに理気剤の枳実・厚朴を加味．
気うつの要素をもった便秘に有用．便秘の要素を持った発熱に効果が期待できる．

処方の方意：清熱，理気，瀉下剤．

八綱弁証：裏熱実証．

漢方他覚所見：紅色舌，燥黄～黒苔．沈緊脈，沈弦脈，沈実脈．心下痞鞕，腹部全体の緊張．

証：実証．気うつ．熱証．

釣藤散《本事法》

臨床の着眼点

使用目標：頭痛，のぼせ，肩こり，眩暈，冷えのぼせ
目標病態：熱証だが胃腸系は虚証．頑固な性格．精神神経系の緊張．
鑑　　別：黄連解毒湯 ………… 気逆は同様であるが実熱に適応する.心下痞鞕
抑肝散 ……………… 神経系の過度の緊張．不眠．攻撃的精神状態．腹皮拘急
柴胡加竜骨牡蛎湯 … 胸脇苦満．不眠．小心
七物降下湯 ………… 使用目標は近似．釣藤散より虚証で寒証．胃腸系に問題がない
臨床応用：体力体質的に虚実中間証であって，高血圧にともなう頭痛・肩こりに適応がある．
降圧剤ではないので単に高血圧に用いても効果は期待できない．ただし，証に適応すると降圧が得られることも稀ではない．
熱証・気逆が著しい高血圧を漢方薬で治療したいとする患者さんには黄連解毒湯を併用する＝釣藤散合黄連解毒湯．

漢方医学的基礎

生薬構成：釣藤鈎，防風，菊花，人参，茯苓，石膏，麦門冬，半夏，陳皮，生姜，甘草
生薬構成の意味：釣藤鈎・防風・菊花の組み合わせで頭痛・眩暈などの神経症状を改善する．
石膏・人参・麦門冬・甘草は清熱慈潤とまとめられ，イライラ・頭痛の基となっている裏の熱を去り全身を潤す．
茯苓・半夏・生姜・陳皮・甘草は二陳湯となり，精神的緊張から生じる胃の不調を緩和する．
処方の方意：二陳湯で胃の状態を保ち，高齢者にみられる乾燥状態を潤す．
精神的緊張を緩和した結果として頭痛・肩こりを改善する．
八綱弁証：裏熱虚証．
漢方他覚所見：淡紅色舌・舌尖紅．弦脈・数脈，臍上悸，腹力軟，心下痞鞕．
証：虚実中間証．裏熱証．気逆．

猪苓湯《傷寒論，金匱要略》

臨床の着眼点

使用目標：排尿障害，排尿痛，血尿，口渇，下腹部痛，下痢

目標病態：腎盂腎炎，熱感の強い膀胱炎．炎症・下痢・下腹部痛をともなった腸炎．

鑑　　別：猪苓湯合四物湯 … 冷え・血尿をともなった膀胱炎
五淋散 …………… 排尿痛・やや虚証症例の慢性的膀胱炎
竜胆瀉肝湯 ……… 炎症症状がより顕著な尿道炎．目の充血．生殖器症状をともなう

臨床応用：水毒と熱証が下焦に集中している場合に役立つ．全身的な水毒には五苓散となる．
腎盂腎炎に用いる場合，抗生物質との併用がきわめて有用であり，腎血流を阻害せず（尿量を保つ）に解熱の方向性が得られる．熱証・口渇・下腹部痛がある下痢にも用いる機会がある．

漢方医学的基礎

生薬構成：猪苓，茯苓，沢瀉，阿膠，滑石

生薬構成の意味：五苓散去蒼朮・桂皮加阿膠・滑石の構成をもつ．口渇・尿量減少は五苓散に似るが，表証と胃の症状がない場合に適する．
猪苓・沢瀉・滑石で清熱利水の効果が強い．茯苓も利水剤の代表．
阿膠は止血・補血・慈潤作用をもつ．

処方の方意：下焦の熱と水毒を治療する．

八綱弁証：裏熱実証．

漢方他覚所見：舌質紅，歯痕舌，黄苔，黄膩苔． 数脈・弦脈・滑脈．
腹力良好，下腹部の緊張．

証　　：実証．熱証．水毒．

通導散《万病回春》

臨床の着眼点

使用目標：月経異常，便秘，気うつ，皮下出血

目標病態：生理痛・月経不順と便秘が目標となるが，桃核承気湯の適応する精神状態が気逆であるのに対して気うつの傾向をもつ．
便秘に対しては桃核承気湯のほうが効果が強い．

鑑別：桃核承気湯 …… 瘀血・便秘・気逆を目標とする．腹診で小腹急結
大黄牡丹皮湯 … 瘀血・便秘を目標とすることは通導散と桃核承気湯に同じ
気逆・気うつといった気証の存在に乏しい場合
虫垂炎など骨盤内の炎症を制御する
桂枝茯苓丸 …… 駆瘀血剤の代表．便秘なし
治打撲一方 …… 打撲・捻挫による痛み・腫脹・皮下出血を改善．下痢の傾向に注意

臨床応用：便秘・月経異常・気うつをともなった更年期障害（頭痛．眩暈．肩こり．下腹部痛），打撲による皮下出血．

漢方医学的基礎

生薬構成：当帰，紅花，蘇木，枳実，厚朴，陳皮，木通，大黄，芒硝，甘草

生薬構成の意味：当帰は補血・行血・調経・止痛．紅花は破瘀活血．
蘇木は止血・行血・止痛．これら3種の生薬の組み合わせで，駆瘀血剤の代表的処方の1つとなっている．
枳実・厚朴・陳皮は気うつに対して理気作用を有する．
木通は降火利水の効能をもち大黄と合わせて消炎に働く．
大黄・芒硝・甘草の組み合わせは調胃承気湯で胃腸系を整え，便通を促す．

処方の方意：生薬の構成からは実証・瘀血・理気・便秘が読み取れる．

八綱弁証：裏熱実証．

漢方他覚所見：舌質暗紅色，紫紅色．沈濇脈，弦脈．
腹力良好，小腹鞕満（右図）．

証：実証．瘀血．気うつ．

桃核承気湯《傷寒論》

臨床の着眼点

使用目標：月経異常，便秘，イラつき

目標病態：月経・女性ホルモンにまつわる異常．静脈系のうっ血に起因する症状．
瘀血に基づく気逆（ヒステリック）．便秘．

鑑　　別：通導散 …………瘀血，便秘，気うつが目標．腹診で小腹硬満
女神散 …………のぼせ，頭痛，肩こりに適応することは近似していて駆瘀血剤の範疇
ただし月経異常には効果が薄い．とくに頑固なのぼせによい適応がある
大黄牡丹皮湯 …瘀血，便秘が目標で通導散と桃核承気湯に同じ．気の問題がない
虫垂炎など骨盤内の炎症を制御する

合　　方：桃核承気湯合大柴胡湯；胸脇苦満と高度の便秘がある場合に適応．
桃核承気湯合大建中湯；腹痛と高度の便秘．

臨床応用：便秘，痔核，月経困難症，子宮附属器の炎症，骨盤内うっ血症候群，肩こり，頭痛，眩暈，腰痛，全般性不安障害，ヒステリー．

漢方医学的基礎

生薬構成：桃仁，桂皮，大黄，芒硝，甘草

生薬構成の意味：桃仁が駆瘀血の生薬．瘀血に起因するのぼせを桂皮・甘草が鎮め，大黄・芒硝が清熱・瀉下に働く．

処方の方意：駆瘀血・気逆．

八綱弁証：裏熱実証．

漢方他覚所見：燥黄舌苔，舌質紫紅色．沈濇脈で有力．
小腹急結（S状結腸部の強い圧痛．無くてもよいが，あれば便秘が無くとも使える場合がある）

証　　　：瘀血．実証．

当帰芍薬散《万病回春》

臨床の着眼点

使用目標：冷え，生理痛，月経不順，肌の枯燥，浮腫

目標病態：血虚と水毒に起因する病態と性周期にともなって出現する病態.

鑑　　別：
- 桂枝茯苓丸 ……………… 生理痛，月経不順がより顕著．虚実間で瘀血
- 加味逍遙散 ……………… 精神的状況がより強い．当帰芍薬散で胃に副作用が出現するもの
- 当帰四逆加呉茱萸生姜湯 … 水毒の兆候に乏しい冷え．呉茱萸は腹痛，頭痛にも有効

臨床応用：とくに四肢の冷え症を中心に用いられる機会が多い.
冷えと水毒に絡んだ頭痛，頭重感，耳鳴，生理痛，月経不順，不妊症，妊娠中の諸症状.
血流障害に起因すると考えられる凍瘡，レイノー現象.
血虚に起因する肝斑，尋常性座瘡，その他の皮膚疾患.

漢方医学的基礎

生薬構成：当帰，芍薬，川芎，茯苓，蒼朮，沢瀉

生薬構成の意味：当帰〜川芎は四物湯（血虚の基本的漢方薬）去地黄で補血に働く.
茯苓〜沢瀉は五苓散（水毒の代表的漢方薬）去猪苓・桂皮で利水に働く.
当帰・川芎は食欲不振・胃部不快感が出現することがあり留意する必要がある.

処方の方意：補血剤．利水剤.

八綱弁証：裏寒虚証.

漢方他覚所見：白舌苔，湿舌苔，舌質淡白色．沈細弱脈．腹力軟，心下振水音.

証：虚証．寒証．血虚．水毒.

半夏厚朴湯《傷寒論》

臨床の着眼点

使用目標：咽中炙臠，抑うつ気分，不安感，心窩部の痞え感

目標病態：体力的には虚実間証．神経質な性格で抑うつ的な精神症状が現れた場合に適応．

鑑　　別：桂枝加竜骨牡蛎湯 … 体力的に虚証．心下痞がなく臍上悸がある
柴胡加竜骨牡蛎湯 … 体力的により実証．胸脇苦満がよい目標
香蘇散 ……………… 抑うつ気分は同様．より虚証．症状が軽い．咽中炙臠がなく心下痞鞕が軽度

合　　方：半夏厚朴湯合小柴胡湯＝柴朴湯（半夏厚朴湯証と胸脇苦満）
半夏厚朴湯合茯苓飲＝茯苓飲合半夏厚朴湯（噯気などの消化器症状をともなう場合）
半夏厚朴湯合麦門冬湯（気うつと乾性咳嗽，咳喘息）

臨床応用：咽喉頭異常感症，全般性不安障害，神経性食道狭窄症，過換起症候群，心臓神経症　精神神経系が誘引の咳嗽・動悸．

漢方医学的基礎

生薬構成：半夏，厚朴，茯苓，蘇葉，生姜

生薬構成の意味：半夏・茯苓・生姜は小半夏加茯苓湯．これに厚朴と蘇葉が配合されている．
半夏・厚朴・蘇葉・生姜は温性．厚朴・蘇葉は理気作用．

処方の方意：理気剤．

八綱弁証：裏寒実証．

漢方他覚所見：歯痕舌，薄白苔．沈弦脈．沈細脈．心下痞鞕，心下悸．

証：虚実間証．気うつ．

半夏白朮天麻湯《脾胃論》

臨床の着眼点

使用目標：眩暈，立ちくらみ，胃腸虚弱，頭痛

目標病態：気力低下，胃腸虚弱，慢性的な眩暈が主．自律神経失調症，頭痛．

鑑　　別：苓桂朮甘湯 … 虚証，寒証．眩暈が主訴で急性期に応用．耳鳴
五苓散 ……… 口渇，悪心・嘔吐，頭痛，尿量減少
真武湯 ……… 虚証，寒証． 腹痛をともなう下痢
当帰芍薬散 … 血虚と水毒．心気症傾向（気逆）に乏しい

臨床応用：メニエール氏病の予防（急性期には不向き），起立性低血圧，緊張型頭痛，過敏性腸症候群．

漢方医学的基礎

生薬構成：半夏，天麻，人参，黄耆，白朮，茯苓，沢瀉，陳皮，麦芽，乾姜，黄柏，生姜

生薬構成の意味：人参・黄耆で参耆剤となり補気．茯苓・白朮・沢瀉・天麻が利水．半夏・陳皮・麦芽・乾姜・黄柏・生姜が補脾（消化機能の扶助）．

処方の方意：利水，補脾益気．

八綱弁証：裏寒虚証．

漢方他覚所見：薄白苔～無苔，舌質淡白色．沈脈，滑脈．腹力弱，心下振水音．

証　：虚証，水毒．

白虎加人参湯《傷寒論，金匱要略》

臨床の着眼点

使用目標：口渇，甚だしい発汗，熱感（軽い悪寒がときにある）

目標病態：西洋医学的発熱や漢方医学的な熱証に対応する．発汗と脱水傾向．尿量増加傾向．

鑑　　別：五苓散 ……… 口渇は同様．尿量の減少傾向が重要な要素．嘔吐・下痢などの胃腸症状

黄連解毒湯 … 熱感は同様．イラつき・不眠など精神神経症状，胸やけ

尿量には変化なし

大柴胡湯 …… 熱感，胸脇苦満，便秘傾向

柴苓湯 ……… 五苓散証と小柴胡湯証

臨床応用：感染症に基づく発熱，発汗，のぼせ，ほてり，熱中症．

皮膚の乾燥と掻痒感（夏のアトピー性皮膚炎）．

漢方医学的基礎

生薬構成：石膏，知母，人参，粳米，甘草

生薬構成の意味：石膏・知母で清熱．石膏・知母・人参・粳米は滋潤作用をもつ．

処方の方意：全身的熱を改善．皮膚温を下げて，さらに皮膚の乾燥を滋潤する．

八綱弁証：裏熱実証．

漢方他覚所見：燥黄～白舌苔，舌質紅色．洪大脈．腹力良好．

証　：虚実間証．熱証．

茯苓飲《脾胃論》

臨床の着眼点

使用目標：悪心・嘔吐，噯気（溜飲）

目標病態：胃の運動機能低下から胃内停水が惹起され溜飲となった状態．食道から胃にかけて蠕動運動の不調．

鑑　　別：
小半夏加茯苓湯 … 悪心・嘔吐が本方より高度．精神症状は軽度
六君子湯 ………… 気力・体力低下を基とした食欲不振．気虚・軟便傾向
半夏瀉心湯 ……… 下痢をともなった悪心・嘔吐．腸管の炎症
人参湯 …………… 冷えが顕著，悪心・嘔吐，下痢

合　　方：茯苓飲合半夏厚朴湯＝気うつをともなった噯気．

臨床応用：上部消化管機能異常（噯気，逆流性食道炎）

漢方医学的基礎

生薬構成：茯苓，蒼朮，枳実，陳皮，人参，生姜

生薬構成の意味：茯苓・蒼朮で苓朮剤（利水）．生姜・陳皮・人参で胃の機能改善．陳皮・枳実は理気作用と心下痞を治す．茯苓・人参は気力を益す作用がある．

処方の方意：和胃降逆．利水．

八綱弁証：裏寒虚証．

漢方他覚所見：湿潤した白苔，歯痕舌．沈弱脈．心下痞鞕，心下振水音．

証：虚証～虚実間証．脾虚．水毒．

茯苓四逆湯（真武湯＋人参湯）《傷寒論》

臨床の着眼点

使用目標：悪寒，倦怠感，消化機能の疲弊

目標病態：体力の極度の消耗から煩躁・気虚が甚だしく，完穀下痢のあるもの．

鑑　　別：四逆湯 ………… 体力が疲弊しきった場合に適応する

四逆加人参湯 … 四逆湯に人参を加味．口渇，乾燥症状，胃腸の疲弊が甚だしい場合

通脈四逆湯 …… 四逆湯の乾姜を倍増したもの．表裏の冷えが甚だしい場合

臨床応用：疲弊しきった胃腸症状，恒状性維持機能の低下，新陳代謝機能の衰弱．

漢方医学的基礎

生薬構成：甘草，乾姜，附子，人参，茯苓

生薬構成の意味：甘草・乾姜・附子が四逆湯で厥陰病期の基本処方．故に裏寒虚証であって，表熱証の病態．ただし表熱証は虚熱である．これに口渇，胃腸の疲弊に対して人参，補気・利水を図る茯苓を加味した構成となっている．四逆湯証で煩躁がある場合に適するとある．人参湯合真武湯で類似処方となる．

処方の方意：温裏補陽剤．

八綱弁証：裏寒虚証．

漢方他覚所見：薄い尿．白舌苔，舌質淡白色．沈微細弱脈．腹部軟弱．

証：極虚証．極寒証．

防風通聖散《宣明論》

臨床の着眼点

使用目標：肥満（脂肪肥り），便秘，湿疹

目標病態：肥満，高血圧，高脂血症，高尿酸血症などの体質からくる疾病．

鑑　別：大柴胡湯 …………筋肉質の肥満．胸脇苦満，精神的緊張を併発した場合

桃核承気湯 ………便秘に対する効果は優れている．月経異常．イラつき

防已黄耆湯 ………肥満，発汗傾向は近似．水肥りであって便秘はない

臨床応用：便秘，湿疹．

Metabolic syndrome の基礎薬（高血圧の随伴症状の改善）．

ダイエット中の食事制限による便秘などの不調を調整する．

漢方医学的基礎

生薬構成：大黄，芒硝，甘草，麻黄，石膏，生姜，白朮，防風，荊芥，連翹，薄荷，黄芩，山梔子，滑石，当帰，川芎，芍薬，桔梗

生薬構成の意味：大黄～甘草は調胃承気湯で便秘傾向の胃腸を整える．

甘草～白朮は越婢加朮湯去大棗で，黄芩・山梔子・滑石を加味して清熱利水を増強．

防風～薄荷と桔梗で湿疹に対応．

山梔子・滑石は膀胱系の抗炎症と利水に働く．

処方の方意：臓毒を大腸・膀胱から排出させようとしていると考えられる．

八綱弁証：裏熱実証．

漢方他覚所見：紅舌，黄舌苔．沈実脈．腹満．

証：実証．熱証．

補中益気湯《脾胃論》

臨床の着眼点

使用目標：全身倦怠感，食欲不振，盗汗，微熱

目標病態：気力の疲弊，胃腸虚弱，皮膚・皮膚附属器の機能低下．

鑑　　別：柴胡桂枝乾姜湯 … 虚証, 脾虚．清熱作用（ある種抗炎症作用）が優れる

十全大補湯 ……… 気血ともに虚証．脾虚（胃腸虚弱）には不向き

加味帰脾湯 ……… 倦怠感，不眠，ほてり．胃腸虚弱は同様

合　　方：補中益気湯合真武湯＝調中益気湯（補中益気湯加茯苓・芍薬；腹痛・下痢がある補中益気湯証）

補中益気湯合麦門冬湯＝味麦益気湯（補中益気湯加五味子・麦門冬；乾性咳嗽）

臨床応用：感染後の遷延性病態．気力・体力の疲弊をともなう呼吸器・消化器疾患に適応する．

漢方医学的基礎

生薬構成：人参，黄耆，朮，当帰，柴胡，大棗，陳皮，甘草，升麻，生姜

生薬構成の意味：人参・朮・甘草・生姜・大棗＝四君子湯去茯苓で気虚に対する代表的漢方薬

人参・黄耆の組み合わせは参耆剤と総括され，虚証に用いられる．

処方の方意：気を補い，体力をつける．

八綱弁証：裏寒虚証．

漢方他覚所見：淡白舌，白舌苔，無苔．洪大無力な脈，浮弱脈・沈弱脈．腹力軟，軽度の胸脇苦満．

証：虚証．寒証．気虚．

麻黄湯《宣明論》

臨床の着眼点

使用目標：悪寒，無汗，ふしぶしの痛み

目標病態：熱性疾患では発症早期の激しい病状が発現した病態に適応する．発熱，咳嗽，咽頭痛，ふしぶしの痛み，水様性鼻汁などの症状をともなった場合．

鑑別：
- 葛根湯 …………… 同様に発症初期の表寒実証．項のこりがよい目標
- 小青竜湯 ………… 水様性鼻汁が主症状．平素全身的に冷え症がある場合
- 桂枝湯 …………… 悪寒・頭痛は共通だが表寒虚証に適応．発汗傾向，麻黄剤で動悸や胃腸症状が出現する場合
- 麻黄附子細辛湯 … 表裏寒虚証．悪寒・倦怠感が強い場合に適応

合方：麻黄湯合桂枝湯＝桂麻各半湯（麻黄湯証がありすでに微発汗のある場合）．

臨床応用：インフルエンザ，腰痛，花粉症，鼻閉による乳児の補乳障害，気管支喘息，関節リウマチ．

漢方医学的基礎

生薬構成：麻黄，杏仁，甘草，桂皮

生薬構成の意味：麻黄と杏仁で鎮咳．麻黄と桂皮で発汗を促す．甘草で麻黄の胃障害を抑制．

処方の方意：解表剤．

八綱弁証：表寒実証．

漢方他覚所見：薄白苔，舌質紅色．浮緊数脈．腹力良好．

傷寒論：『太陽病，頭痛，発熱，身疼，腰痛，骨節疼痛，悪風，汗無く喘する者は，麻黄湯之を主る』

麻黄附子細辛湯《傷寒論》

臨床の着眼点

使用目標：悪寒，倦怠感，感冒症状（くしゃみ，水様性鼻汁，咳嗽，咽頭痛），冷えによる疼痛.

目標病態：気力体力が消耗して新陳代謝が停滞し悪寒ばかりが強くなった状態．傷寒論の少陰病期.

鑑別：桂枝湯 … 胃腸虚弱のもので熱性疾患の初期．悪寒，微汗，頭痛
参蘇飲 … 葛根湯証に似て胃腸症状をともなったもの
香蘇散 … 感冒症状と気うつ傾向，食欲不振．咽頭痛，鼻汁，咳嗽には効果が薄い

合方：麻黄附子細辛湯合桂枝湯＝桂姜棗草黄辛附湯（難病痼疾，陰陽錯雑）麻黄附子細辛湯で動悸・不眠が生じてしまうもの.
麻黄附子細辛湯合芍薬甘草湯＝芍甘黄辛附湯去大黄（冷えて痛む腰痛）
麻黄附子細辛湯合防已黄耆湯（変形性膝関節症，関節リウマチ）

臨床応用：感冒，インフルエンザ，気管支炎，冷えで誘発される神経痛.

漢方医学的基礎

生薬構成：麻黄，附子，細辛

生薬構成の意味：麻黄も附子も細辛も温熱薬．麻黄は鎮咳・気管支拡張作用，細辛は鎮痛・麻酔・鎮咳作用，附子は鎮痛・補陽作用がある.

処方の方意：温裏補陽剤.

八綱弁証：表裏寒虚証.

漢方他覚所見：薄い尿．白舌苔，舌質淡白色．沈細弱脈．腹部軟弱.

証：虚証．寒証.

六君子湯《万病回春》

臨床の着眼点

使用目標：食欲不振，食後膨満感，胃内停水

目標病態：上記症状に特徴づけられる消化管の疲弊状態が目標となる．
現代医学的には胃の適応弛緩の機能低下と排出機能の低下と考えられる．
精神的には気力の低下（気虚）が並存する場合に適応する．
四肢の冷え，軟便傾向も目標となるが，冷えと下痢には人参湯が勝る．

鑑　別：四君子湯 …… 気虚に対する基本方剤であり，胃腸系の症状には六君子湯が優れる
人参湯 ……… 温中散寒が主目的であり，軟便・下痢には人参湯が勝る
啓脾湯 ……… 方意は六君子湯に似るが，慢性的下痢には啓脾湯が勝る
平胃散 ……… 六君子湯は気虚が内在している人に適応があるが，本方は気うつの傾向がある人の消化不良，食後の膨満感
半夏瀉心湯 … 嘔気・嘔吐・下痢が目標．寒熱・虚実ともに中間

臨床応用：気力・体力が低下，軟便・冷えの傾向をもった人の慢性胃炎，食欲不振，嘔気，胃下垂．

漢方医学的基礎

生薬構成：人参，蒼朮，茯苓，大棗，生姜，甘草，陳皮，半夏

生薬構成の意味：人参～甘草は四君子湯．人参・蒼朮・甘草・乾姜で人参湯．
陳皮・半夏は軽い利水剤であり，嘔気を緩和，胃の機能を調節する．
四君子湯の補気，人参湯の温中散寒（腹部を温めて下痢を治す），および嘔逆を緩和させる効能をもつ．

処方の方意：食欲不振につながる胃腸機能低下と意欲の低下．
冷え症，軟便傾向に適応する．

八綱弁証：裏寒虚証

漢方他覚所見：舌質は淡色，湿潤して白苔を診ることが多い．
沈細弱脈．
腹力軟，軽い心下痞鞕，心下振水音（自覚的な胃内停水のほうが出現頻度が高い）．

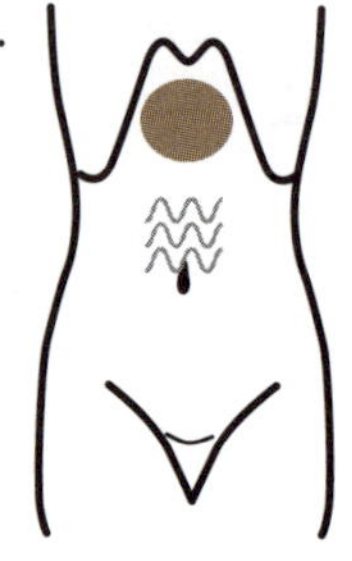

証：虚証．脾虚．

苓桂朮甘湯《傷寒論》

臨床の着眼点

使用目標：眩暈，立ちくらみ，動悸，頭痛

目標病態：眩暈・動悸が主訴の自律神経失調症・更年期障害・神経症．仮性近視などの眼科疾患．

鑑別：半夏白朮天麻湯 … 気力低下，胃腸虚弱，寒証，眩暈，頭痛
五苓散 …………… 口渇，悪心・嘔吐，頭痛，尿量減少
真武湯 …………… 虚証，寒証．腹痛をともなう下痢
当帰芍薬散 ……… 血虚と水毒．心気症傾向（気逆）に乏しい
炙甘草湯 ………… 頻脈性動悸・息切れ，皮膚枯燥，口乾，便秘傾向

加味方：苓桂朮甘湯加車前子・細辛・黄連＝明朗飲：網膜炎など眼疾患
苓桂朮甘湯加呉茱萸・牡蛎・李根皮＝定悸飲：発作性頻脈
苓桂朮甘湯加鍼砂・牡蛎・人参＝鍼砂湯※：貧血による動悸

臨床応用：良性頭位性眩暈，メニエール氏病，起立性低血圧，緊張型頭痛，神経性心悸亢進，耳鳴．

漢方医学的基礎

生薬構成：茯苓，桂皮，蒼朮，甘草

生薬構成の意味：茯苓・蒼朮で苓朮剤となり利水の効果をもつ．
桂皮・甘草で降気の働きがある．

処方の方意：利水，降気．

八綱弁証：裏寒虚証．

漢方他覚所見：薄白苔～無苔，舌質淡白色．沈細数脈，沈弦脈．心下振水音，臍上悸．

証：虚証．水毒．気逆．

※鍼砂とは還元鉄；原南陽

索 引

【病名・症候名】

※太数字は本文・図表の見出しに含まれる項目.

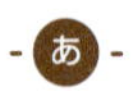

噯気…159,160,161,**204**,**206**,**207**,**208**,209,210,252,273,276
青白い（顔色）…33,95,161,191,222
赤ら顔…63,78,81,86,87,254
悪性腫瘍…206,207
アスピリン喘息…16
アトピー性皮膚炎…176,178,179,180,253,275
頭がすっきりしない…191
暑がり…63,81
暗紫色化…169,171,221
胃炎…6,85,196,238,243,244
胃潰瘍…56,196,198,243,244,245
胃下垂…239,282
胃癌…56,196,245
易感染症…152
息切れ…102,235,283
胃機能低下…201
意識レベルの低下…127
胃弱…29,99,135,156,157,159,252,259
萎縮性胃炎…245
胃腸虚弱…24,122,136,161,163,166,188,233,**234**,239,255,259,262,274,279,281,283
胃腸障害…122,136,256
胃痛…57,87,94,95,156,157,252
溢水…190,194,261
易怒性…254
胃粘膜障害…16,17,263
胃（内）の停滞感…199,252,264
胃部不快感…19,34,216,217,254,256,272
胃もたれ…24,32,34,35,48,196,**197**,198,232,260
イライラ・イラつき…34,35,57,58,69,86,87,154,155,**156**,**157**,159,175,220,221,226,227,254,256,268,271,275,278
咽喉発赤…75,131
咽頭癌…204,205
咽頭痛…89,130,131,135,136,138,255,280,281
咽喉頭異常感（症）…35,158,273
咽喉の乾燥…143
咽喉の閉塞感…205
インフルエンザ…13,25,30,44,45,55,74,75,76,107,109,114,116,118,134,**135**,136,**137**,140,141,146,280,281
インポテンツ…235
うつ・うつ症状・うつ病…160,164,165,173,265,267
うっ血…170,258,265,271
うっ滞…265
項の痛み…44
項のこり…99,106,107,122,135,136,159,241,255,259,263,280
栄養障害…31
嚥下障害・嚥下困難…37,38,203,**204**,**205**,206,**208**,209
炎症・炎症性疾患…16,24,26,28,42,52,53,63,78,88,124,125,136,140,178,179,186,222,232,233,234,236,239,253,254,258,260,262,263,265,269,270,271,276
炎症性皮膚炎…253,254
嘔気…90,99,103,107,135,141,157,159,**198**,200,**201**,202,203,227,**232**,233,236,237,239,241,250,251,255,259,282,
嘔吐…54,121,122,126,127,135,138,157,159,182,184,185,188,190,191,**193**,**196**,**197**,**198**,200,**201**,**202**,203,**232**,233,236,237,239,241,259,261,263,274,275,276,282,283
悪寒・悪寒戦慄…13,26,27,44,46,48,74,75,76,89,90,99,102,105,106,107,118,119,120,121,122,126,127,128,130,131,135,136,138,141,143,145,159,237,255,262,275,277,280,281
悪心…121,122,126,127,157,160,161,182,184,185,188,190,191,**193**,**196**,**197**,198,**202**,210,236,252,261,263,274,276,283
驚きやすい…155
音声無力…163

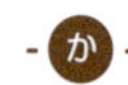

咳嗽…31,44,48,75,103,122,123,130,131,135,136,138,**142**,**144**,166,167,255,273,279,280,281
潰瘍性大腸炎…196,254
過換気症候群…273
喀痰…31,122,142,143,166,182,183,184,185,194
下肢神経痛…95
かすみ目…169,177
風邪…71,116,134,**166**
仮性近視…283
肩こり…16,38,55,156,157,173,208,211,255,256,258,268,270,271
化膿性皮膚疾患…253
過敏性腸症候群（IBS）…55,128,129,224,234,238,239,243,246,**248**,**249**,**250**,**251**,257,274
下腹部痛…90,216,217,233,234,238,241,242,243,**247**,258,265,269,270
花粉症…55,138,144,188,189,209,280
肝機能障害…123
肝硬変…261
肝疾患…237

間質性肺炎…123
顔色不良…92,93,166,176,177
眼勢無力…162,163
関節炎…52,139,264
関節水腫…46,52,53,185,186
関節痛…48,90,99,100,103,105,139,159,185,258,
関節リウマチ…22,23,24,42,**53**,55,280,281
感染性胃腸炎…12,54,55,202,203,212,231,232,234,236,237,239,**240**,**241**,261,264
感染性腸炎…257
肝膿胞…173
肝斑…272
感冒…13,55,77,90,106,114,122,130,**134**,**135**,**136**,137,138,140,146,166,167,208,211,255,281
顔面紅潮…88,89,121,124,127,130,155,159,163
気うつ…20,32,35,154,155,156,**158**,159,161,162,172,174,175,176,194,197,200,201,203,206,208,216,217,218,219,220,221,248,251,256,258,263,267,270,271,273,276,281,282
気管支炎…26,46,134,281
気管支喘息…55,142,143,280,
吃逆…17,**204**,**206**,**207**,**208**,210,211,259
気分の落ち込み…160,**161**,209,218
逆流性食道炎…33,34,158,236,243,244,245,252,276
急性感染性胃腸炎…202
急性副鼻腔炎…135,
急性胃腸炎…219
胸水…184,185,186
胸背部痛…99,140
強皮症…36
胸部圧迫感…18,19
虚弱児…152,257
虚弱体質…34,70,71,224,252
起立性低血圧…274,283,
気力減退・低下／気力がない／気力の消耗・疲弊…31,34,35,126,127,128,163,166,186,193,200,233,239,274,276,279,281,282,283
筋萎縮性側索硬化症…205,
筋炎…52
筋拘縮…16,17
緊張型頭痛…156,157,186,259,274,283
緊張亢進…71
筋痛・筋肉痛…48,103,105,191
筋の痙縮…258
筋力低下…36,37,38,52,53,204,205,206
筋攣縮…16,17,177
くしゃみ…143,144,281
車酔い…208,211
クローン病…196
憩室炎…243
頚椎捻挫…19
稽留熱…86,89,118,121,124,135,140,267
痙攣…14,206,218,257
痙攣性疼痛…16,219,257
痙攣性便秘…14,16,81,82,96,97,**214**,215,216,219,223
血液循環障害…168
血管炎…178,180,**181**,253
血管内脱水…190
月経異常…32,156,169,220,258,270,271,278
月経困難症…227,258,271
月経不順…52,92,93,160,161,168,170,171,173,174,177,216,220,221,222,226,227,256,270,272
血小板減少性紫斑病…223
血色不良・血色が悪い…63,169,209
血栓性静脈炎…265
血尿…29,260,269
結膜炎…254
血流障害・血流の低下…24,52,53,97,174,257,266
下痢…22,35,81,82,89,90,**94**,95,96,97,99,103,105,106,107,126,127,128,129,130,131,133,160,174,175,183,184,185,186,190,192,193,194,**202**,**203**,206,**212**,**213**,220,224,**230**,**232**,**233**,**234**,**236**,237,**238**,239,240,241,246,248,249,250,251,252,257,261,263,264,266,269,270,274,275,276,279,282,283
眩暈…94,95,154,159,165,166,167,175,176,177,184,185,186,**187**,**188**,189,192,193,259,262,264,268,270,271,274,283
倦怠感・全身倦怠感…16,18,19,33,34,35,37,99,107,127,130,131,135,138,141,143,155,163,164,165,166,167,172,173,185,188,190,191,193,203,223,237,238,255,256,261,264,266,277,279,280,281
健忘…31
口渇…16,27,88,89,121,124,130,135,138,159,170,172,173,184,185,188,189,190,191,193,198,233,234,237,254,261,267,269,274,275,277,283
口乾…18,19,69,170,171,203,235,256,262,283
交感神経緊張・興奮…49,81,114,116,117,118,154
口腔乾燥…170,202,203
後頸部のこり…255
攻撃的（精神状態）…156,157,256,268
高血圧…14,15,36,**38**,39,41,59,87,164,165,189,221,254,

268,278
膠原病…**36**,53,140,237,258
高脂血症…**40**,41,59,164,165,278
高体温…81
高張性脱水…184
口内炎…236,254
高尿酸血症…26,27,278
更年期障害・更年期症状…161,220,253,256,270,283,
項背部のこり…120,121
（手掌）紅斑…171,181
後鼻漏…135
硬便…217,221,249
硬膜下血腫…54,55,237,261
肛門周囲炎…265
声が小さい・声に元気（力）がない…19,20,71,162,163,191,209
骨髄機能低下…31
骨盤内うっ血症候群…258,265,271
こむら返り…12,**14**,15,**16**,17,18,30,193
コレラ…145
こわばり…184,185,

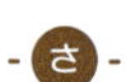

臍周囲痛…242,243,**246**
左尿管結石…243
嗄声…15,22,23,203
寒がり・寒がる…63,68,81,97,235
残尿感…23,24,28,261,
酸分泌亢進…
シェーグレン症候群…216
痔核…220,271
痔出血…221
弛緩性便秘…14,81,82,**214**,216,219,220,221,223
色素沈着…169,171,177,178,179,180,221
子宮筋腫…139,173
子宮後屈症…191
子宮内膜症…243,265
子宮附属器炎…222,243,258,271
四肢冷感／四肢の冷え・寒冷…127,130,159,235,259,260,264,272,282
四肢末梢の冷え…96,97,99,169
視調節障害…16
弛張熱…118,121,124,140,267
湿…48,237
歯痛…45
湿疹…40,41,278
紫斑…171,221
しびれ…169,172,173,176,177,222
脂肪肥り…278
嗜眠…37,163,171,176,177,185
周期性嘔吐症…54,55,261
（目の）充血…29,86,87,221,254,260,269
重症筋無力症…205
愁訴…18,20,161,188,196,256
十二指腸潰瘍…243,246
手掌紅斑…171,181
出血・出血性疾患…69,254,
消化管（運動）機能異常…199,238,248,276
消化管機能低下…31,203,212,213,231
消化管の疲弊…105,212,213,236,282
消化器癌…133
消化機能障害・異常・低下／消化機能の疲弊…130,166,167,188,200,238,255,276,277
消化不良…132,239,282
上気道炎…134
小心…163,268
焦燥感…155,220
上腹部痛…57,206,209,242,243,**244**,246
上腹部不快感…33,90
静脈瘤…171
食後愁訴症候群…199
食後の眠気…201
食中毒…263
食道癌…205
食欲の異常…261
食欲不振・低下　食欲がない…32,33,**34**,**35**,55,75,76,93,121,122,123,125,127,128,129,130,135,141,152,163,166,188,190,192,193,**196**,**197**,**200**,**201**,**202**,**203**,210,221,232,233,234,237,239,252,256,262,272,276,279,281,282
自律神経失調症…19,274,283
腎盂腎炎…**26**,27,260,261,269
腎炎…50
心窩部灼熱感…199
心窩部痛…47,56,57,199,243,**244**,**245**,252
心窩部不快感…35,126,127,252
心気症…256,258,274,283
腎機能障害・低下…18,38,39,186
心筋梗塞…41
神経過敏…159
神経質…156,157,162,163,208,209,251,262,273
神経性胃炎…57,252
神経性食道狭窄症…273
神経性心悸亢進…283
神経痛…90,94,95,99,255,281
腎結石…223,242,266
浸出性中耳炎…237
尋常性乾癬…180,253,254
尋常性座瘡…272
心臓神経症…273
新陳代謝の低下・停滞…264,277,281
陣痛…45
腎不全…17
蕁麻疹…191,254
膵炎…56,243,244
水瀉性下痢…185
水腎症…26
水分代謝障害…190

水様性鼻汁…122,131,138,184,280,281
水様便…249
頭重感…19,164,165,166,272
ストレス…32,**33**,86,**114**,116,**117**,118
頭痛…12,38,39,54,55,89,94,95,99,103,105,106,107,120,123,135,136,138,139,154,155,**156**,157,158,**159**,160,161,166,167,171,172,186,188,189,190,191,193,220,237,254,255,256,258,259,261,263,268,270,271,272,274,280,281,283
生活習慣病…213
精神神経系の緊張・興奮…38,203,254,259,262,268
精神神経系の障害・不調…105,150
精神神経症状…135,140,267,275
精神的緊張・過緊張・興奮…38,**86**,148,156,163,183,198,205,206,218,253,254,268,278
精神不穏…31,127,171,220,221
性能異常…25
生理痛…16,160,161,170,171,174,177,216,220,221,222,226,227,270,272
咳…122,138,**143**
咳喘息…273
赤痢…231
舌炎…254
全身倦怠感・倦怠感…16,18,19,33,34,35,37,99,107,127,130,131,135,138,141,143,155,163,164,165,166,167,172,173,185,188,190,191,193,203,223,237,238,255,256,261,264,266,277,279,280,281
蠕動不穏…217,223
全般性不安障害…160,271,273
譫妄…103,121,124
早期飽満感…199
蒼白<皮膚>…81,97
蒼白<顔面>…127,131
掻痒・掻痒感…103,179,221,253,275
鼠径部痛…170,173,242

- た -

大うつ病・大うつ性障害…160
帯状疱疹…255
大腸癌…212
体力消耗（状態）・低下・疲弊…24,31,34,35,70,71,74,75,116,128,133,166,186,193,200,202,203,223,233,239,247,264,276,277,279,281,282
多汗・多汗症…52,78,81,254
多血症様状態…186
立ちくらみ…159,274,283
脱水…124,184,187,190,192,193,194,203,216,230,261,267,275
脱毛…169,177,222,235
多発性筋炎…36,205
打撲・打撲症…12,32,220,258,270
痰…138,**142**,143,**144**
胆石・胆石症…17,125,219,242,243,246
胆石発作…16
知覚過敏…199
中咽頭癌…202
中咽頭前壁癌…203
（浸出性）中耳炎…237
虫垂炎…16,124,172,222,231,243,247,258,265,270,271
腸炎…243,246,247,269
腸管（運動・血流）障害…223,238,257
腸管の炎症…222,232,254,258,263,265,266,276
腸管の疲弊…146
腸重積…95
腸閉塞…243,246,266
聴力減退…18,235
鎮咳…46,47,48,49,75,135,136,142,143,144,280,281
痛風…26,27,40,41
痞え…57,158,159,160,161,188,201,204,208,209,221,232,236,267,273
疲れやすい…71,162,163,191
爪の脆弱化・変形…176,177,222
艶がない…235
つわり…261
低カリウム血症…17
泥状便…235
低体温・低体温症…81,95,238,264
低蛋白血症…33,34
鉄欠乏性貧血…139
天然痘…30
動悸…18,19,29,35,48,122,136,154,158,160,161,176,177,184,185,220,255,256,262,264,273,280,281,283
洞性徐脈…33,34
洞性頻脈…188,189
凍瘡…90,99,272
等張性脱水…184
疼痛・疼痛性疾患…16,17,45,48,52,90,99,100,**174**,219,234,244,247,257,258,280,281
糖尿病…36,**40**,41,59,**164**,165,212
動脈閉塞…99
動揺感…38,39
突発性難聴…255
兎糞・兎糞状便…69,249
呑気症…206

227,231,233,**234**,238,239,240,241,**242**,**243**,244,247,248,249,**250**,251,257,259,264,266,271,272,274,279,283

副鼻腔炎…135,138,253

腹部不快感…33,249

ふしぶしの痛み…44,99,120,121,135,136,140,141,255,280

浮腫…52,**92**,93,99,141,159,165,172,173,184,185,194,235,237,261,264,272

二日酔い…54,55,184,194,203,237,254,261,263

不定愁訴…12,**18**,**56**,**57**,**188**,191

不妊症…272

不眠・不眠症…29,31,44,69,89,122,154,159,**160**,161,162,**163**,166,167,171,176,177,185,188,210,221,235,254,256,268,275,279,281

不眠恐怖症…160

フラつき…18,19,162,174,175,186,**187**,188,191,235

ベーチェット病…**181**,253

変形性膝関節症…52,**53**,281

片頭痛…259

扁桃腺炎…136

便秘…14,15,16,17,32,33,35,37,41,63,68,69,76,81,82,87,89,96,97,99,102,103,105,121,124,128,135,140,141,156,157,158,160,161,174,175,176,192,193,**202**,**203**,210,**212**,**213**,**214**,**215**,**216**,**217**,**218**,219,**220**,**221**,**222**,**223**,224,**226**,227,231,234,235,240,246,247,248,249,250,251,256,257,258,265,266,267,270,271,275,278,283

膀胱炎…**22**,23,24,25,26,**28**,**29**,30,243,260,261,269

膀胱尿管逆流現象…26

膨疹…253

膨張感…159

膨満感…35,200,252,257,282

発作性頻脈…283,

発赤…75,131,136,221

ほてり…18,19,31,68,69,78,98,110,130,133,148,155,163,166,167,173,178,179,256,258,175,279

補乳障害…280

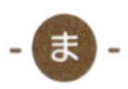

麻疹…145

末梢回腸炎…243

麻痺性イレウス…16

慢性胃炎…238,263,282

慢性胃腸炎…236,238,239

慢性風邪症候群…166

慢性肝炎…219

慢性（的）下痢…202,230,232,234,236,**238**,240,264,282

慢性硬膜下血腫…54,55

慢性（的）膀胱炎…24,29,260,269

右下腹部痛…217,243

右上腹部痛…243,**246**

水肥り…52,165,278

耳鳴…161,171,185,235,254,255,272,274,283

無汗…13,74,75,81,97,105,106,119,136,159,255,280

無気力…22,155,163

浮腫み…93

夢精…235

胸やけ…57,86,87,103,252,254,275

メタボリック症候群…40,41

メニエール氏病…274,283

目の奥の痛み…188,191

目の充血…29,86,87,221,254,260,269

めまい感…235

免疫機能低下・免疫の脆弱性…30,31

毛細血管拡張・怒張…18,171,176,177,221

網膜炎…283

薬物乱用頭痛…156

憂うつ感…155

幽門狭窄…211

腰痛…17,26,27,75,99,107,174,175,220,255,271,280,281

抑うつ（気分）…156,159,161,218,219,273

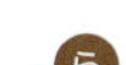

卵巣機能不全…265

リウマチ…45,53,140

両側下腹部痛…243

良性頭位性眩暈…186,183

羸痩…23,177,188

レイノー現象…36,37,38,272

攣縮…16,17,177

Functional Dyspepsia…**196**,**197**,**199**

hot flash…256

【漢方医学用語】

圧痛〈腹候〉…105,123,124,125,161,169,170,171,172,173,174,175,220,222,258,265,271
暗紅・暗紅色〈舌象〉…57,161,270
胃寒…232,233
胃気上逆…201
胃内停水…19,34,166,184,185,188,191,206,208,211,259,261,276,282
異病同治…**54**,**55**
陰…64,65,66,67,101,115
陰液…68,**69**,152,183,194
陰虚…18,22,68,110,194,234,**235**
陰虚火旺…69
陰虚証…68,110
陰虚燥結…69
陰虚内熱…69
陰虚陽亢…69
陰血…66,67
陰証…63,68
咽中炙臠…158,159,160,161,208,209,273
陰病…65
陰病期…64,116,117,**126**,**127**,128,146
陰陽…58,62,**63**,64,**65**,**66**,**67**,68,100,110,130
陰陽錯雑…256,281
営気…66,67,168
衛気…66,67
噫…204
嘔逆…239,282
黄膩苔…79,269
黄舌苔…81,88,89,121,178,179,253,254,278
黄燥舌苔…27
黄苔…57,269
黄白苔…125
往来寒熱…118,121,122,145
黄連・黄芩剤…80,85,202,236,254
瘀血…20,22,121,124,125,149,154,156,157,158,168,**169**,**170**,**171**,172,**173**,174,175,176,194,216,217,218,220,**221**,222,**226**,227,247,256,258,265,270,271,272
悪熱…124,145
悪風…120,121,122,136,159,280
温（性味）…83
温煦作用…69,152,154,183
温中…83
温中散寒…83,239,259,282
温中止嘔…259
温中補虚…266
温中理気剤…252
温通経脈…186,261
温熱…**83**,223
温熱薬…281
温脾腎…83
温補…78,**91**,94,214,262
温補剤…26,63,68,76,82,90,91,96,214,264
温薬…223,238,266
温裏…252
温裏補陽剤…257,277,281
温裏利水剤…264

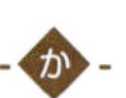

滑精…235
滑脈…269,274
寒…48,95,101,107,128,145,266
寒<性味>…83
痼…163
甘…83
乾姜剤…90,91
寒虚証…266
完穀下痢…127,130,277
寒邪…26
寒証…29,34,65,78,**79**,80,**81**,82,**90**,**91**,**92**,94,95,96,97,98,105,106,110,112,123,126,130,143,154,155,**156**,159,163,172,187,197,214,**223**,224,**226**,227,232,233,234,241,244,247,252,257,259,262,264,266,268,272,274,279,281,283
乾燥舌…81,121,124
寒熱…**57**,58,62,64,65,**78**,80,**82**,86,100,101,104,105,110,122,168,196,214
寒熱往来…35,234,237
寒熱錯雑…37,38
寒熱中間…197,233,234,239,241,264,282
緩脈…120
気…64,66,148,**150**,**151**,**152**,**154**,**155**,156,162,168,169,175,182,183,194,196,200,206,216,222,248,258,271,279
気うつ…20,32,35,154,155,**156**,158,**159**,161,162,172,174,175,176,194,197,200,201,203,206,208,216,217,**218**,219,220,221,248,251,256,258,263,267,270,271,273,276,281,282
気化作用…69,152,194
気逆…56,57,86,97,98,149,**154**,**155**,**156**,157,158,163,172,176,183,187,188,189,194,197,200,203,216,217,**220**,221,**226**,244,248,251,254,256,258,259,265,267,268,270,271,274,283
気虚…22,31,34,149,154,155,156,**162**,**163**,**164**,165,166,172,174,187,193,194,197,200,201,206,223,232,233,234,248,251,264,276,277,279,282
気血（理論）…64,214,262

気血水…58,**147**,148,149,150,154,194
気血両虚…31,167,223
気剤…172,222
喜唾…232,233,238
気滞…149
気の上昇…98,154,155
虚…75,101
胸脇苦満…19,35,37,38,121,123,140,143,159,160,161,163,203,219,233,234,237,246,253,256,258,261,267,268,271,273,275,278,279
胸脇満微結…262
胸腹満…200
極寒証…277
極虚証…166,277
祛湿…83
虚実…**57**,58,62,64,65,**70**,**71**,72,**74**,76,**77**,100,101,104,105,110,120,121,127
虚実間証・虚実中間証…24,121,122,123,127,129,155,159,187,234,239,246,256,257,258,259,260,261,264,268,273,275,276,282
虚証…20,22,24,33,34,35,37,38,65,68,70,71,72,**73**,74,75,**76**,77,104,105,112,120,121,122,123,127,131,133,135,138,154,155,158,159,162,164,165,166,167,176,187,191,219,222,223,234,239,244,246,247,252,256,258,259,262,263,264,266,268,269,272,273,274,276,279,281,282,283
祛痰排膿…83,
虚熱…20,69,81,128,256,262,277
去風湿…51
緊数脈…254
緊脈…71,74,120
苦…45,83
駆瘀血（作用）…32,171,172,175,219,222,258,265,271
駆瘀血剤…124,169,171,**172**,**174**,194,220,222,258,265,267,270,271
君薬…46,186,259
桂枝剤…104
鶏鳴瀉…94,95,238
稽留熱…86,89,118,121,124,135,140,267
下焦…260,261,269
血…64,66,148,**168**,**169**,**170**,176,182,183,194,279
厥陰…65,117,145,
厥陰病期…64,114,115,116,127,**130**,132,133,146,277,
血虚…17,18,20,22,24,28,29,37,38,92,93,149,166,168,**169**,172,174,176,177,178,179,187,194,217,**222**,223,253,256,258,260,272,274,283
厥冷…128,145
解表…49,106,186,255
解表剤…106,255,280
下品…43,44
下薬…43,44
下痢清穀…133
弦数脈…87
健脾和中…198
弦脈…71,74,121,157,203,219,256,257,268,269,270
紅<舌象>…71,72,73,87,175,253,255,256,260,262,265,267,268,269,275,278,280
厚黄舌苔…79
口乾…18,19,69,170,171,203,235,256,262,283
降気（作用）…221,283
降気剤…172,254
降気止痛…259
降逆…236
行血…83,270
甲錯…169,171,176,177,221
洪大脈…95,275,279
紅点…171
後天の気…150,151,152
厚白苔…73,79
黒苔…267
五心煩熱…235
後世派…137
固摂作用…69,152,194
枯燥・皮膚枯燥…15,22,23,31,69,92,93,166,169,176,177,178,179,183,222,253,272,283
五臓…67
五臓六腑…58
固表…262
固表止汗…51
古方派…113,137

細滑数脈…37,89
細数脈…253
細弦脈…262
柴胡剤…45,85,104,116,118,123,200,205,219,234,246
臍上悸…37,38,89,125,139,155,158,159,160,163,177,251,253,256,262,268,273,283
臍傍圧痛・抵抗…161,169,170,171,172,173,174,175,258
細脈…169,177,222,256
細絡…18,19,92,93,169,171,176,177,221
数滑脈…57
数脈…22,81,88,89,120,227,268,269
散寒止痛…83
三焦…254
滋陰清熱剤…69
止咳平喘…49
自汗…105,120,252
直中の少陰…114,115,**136**
紫紅色〈舌象〉…79,107,227,258,270,271

歯痕・歯痕舌…33,34,79,87,89,92,93,95,141,161,172,173,175,184,**185**,186,189,191,203,208,209,227,269,273,276
慈潤…24,69,169,253,275
慈潤作用…69,183,194,216,260,269,275
滋腎潤燥…83
紫青色〈舌象〉…79
湿…48,237
実…75,101,141,
湿黄舌苔…39
湿潤〈舌象〉…81,157,211,227,261,263,276,282
実証…40,41,65,70,71,72,**73**,74,75,**76**,77,86,87,104,105,106,107,112,121,122,123,124,154,155,157,159,172,173,214,218,219,220,246,254,255,263,267,269,270,271,273,278
湿〈舌象〉…57,96,97,252,255,264,272
湿白苔…37,165
実熱…81,254,268
実脈…71,74,254
瀉火解毒…83
弱脈…71,72,74,93,95,127,162,163,177,256,257
瀉下（作用）…72,82,104,130,175,221,254,265,271
瀉下剤…69,82,172,212,219,220,222,265,267
瀉心湯類…202,221,254
順腸…83
純陽…63
証…**31**,48,140,141,164,166,172,202,221,232,238,
少陰…65,116,117,128,145
少陰病期…64,114,115,116,126,127,**128**,**130**,131,134,135,146,281
消渇…130,145
傷寒…102,113,120,131,141,159
滋養（作用）…69,169,194,
少毒養性…43,44
上熱下寒…97,98,130
小腹…170,173
小腹急結…169,170,171,173,175,220,226,227,258,270,271
小腹硬満…161,170,171,220,271
小腹鞕満…169,173,175,258,270
上品…42,43
上薬…42,43
少陽…65,145
少陽病期…64,114,115,116,117,**118**,119,121,**122**,123,126,135,**138**,146,200,237
濇脈…71,72,169,171,174,175,220
除煩…83
辛…49,83
津液…182
心下悸…158,160,161,252,264,273
心下支結…159,246
心下振水音…71,93,184,185,188,189,191,208,209,210,262,263,272,274,276,282,283
心下痞…158,159,201,203,208,211,219,221,232,233,236,238,252,254,273,276
心下痞鞕…33,39,57,87,121,126,127,141,155,157,158,159,161,163,173,179,187,203,208,209,210,211,221,253,254,256,259,263,265,267,268,273,276,282
真寒仮熱…130,133
参耆剤…76,274,279
腎虚…17,18,234,**235**,261
滲湿…51
心身一如…**32**,34,59,128,164,196,197,248
腎精…168
身熱…124
心煩…121,122,155,159
水…148,**182**,183,**184**,194
水穀の気…150,151,152,168
水滞…182
推動作用…69,152,194
水毒…20,33,34,35,92,93,124,149,156,170,172,173,174,182,183,**184**,**185**,**186**,187,**188**,189,190,191,193,194,196,197,198,201,203,208,232,234,256,258,259,260,261,262,263,264,269,272,274,283
頭冒感…158,159
精気…72,150,151,152,168
清虚熱…83,254
清熱（作用）…45,68,69,78,82,**83**,84,**85**,122,123,124,135,144,194,214,219,221,223,232,253,256,260,262,265,267,275,279
清熱解毒…198
清熱解毒剤…254
清熱剤…24,28,63,68,82,84,85,86,87,128,138,214,221,222,236,260
清熱滋潤…268
清熱瀉火…83,254
清熱瀉下…221,271
清熱燥湿…83,254
清熱利水…24,269,278
清熱利水剤…24
清肺提気…83
性味…83
舌下静脈…15,19,23,33,37,39,41,75,87,89,93,129,131,133,139,141,161,165,**171**,173,175,209,210,227,251
舌下静脈怒張…18,22,125,157,170,171,172,174,221,265
石膏剤…80,85
舌質…19,33,34,57,72,73,79,87,

129,131,133,162,163,176,177,185,191,251,252,253,255,257,260,264,269,270,271,272,274,275,277,280,281,282,283
泄瀉…231
切診…19,56,175,191
舌診…22,23,56,57,**72**,81,162,163,170
舌体堅斂…72,73
先急後緩…76
先天の気…150,151,152
燥黄〈舌象〉…265,267,271,275
燥湿…238
燥湿化痰…198
燥湿健脾…51
燥証…214
燥苔…177
臟毒…278
痩薄〈舌象〉…73
燥白苔…161,185,256,262
燥無苔…210

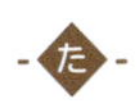

太陰（病）…65,117,126,128,145
太陰病期…64,114,115,116,**126**,127,**128**,129,136,146
大黄剤…14,76,80,82,104,214,223
大弦脈…173
大辛…83
大熱…83,223,266
大脈…71,72,
太陽（病）…65,120,145,280
太陽病期…64,114,115,116,117,**118**,119,**120**,121,122,123,135,136,139,140,141,146,237
多夢…163
痰飲…64,182
淡紅〈舌象〉…79,96,129,163,177,189,191,251,257,268
淡白〈舌象〉…34,131,133,156,162,163,176,177,252,259,264,272,274,277,279,281,283
淡白湿潤舌…266
遅弦脈…259
地図状舌苔…162,163
遅脈…81,96,97
中風…120
中品…43,44
中薬…43,44
調経…83,270
潮熱…102,124,145
沈滑数脈…260
沈緊脈…265,267
鎮痙…47,116,219,224,238,246,257,259,264
沈弦脈…265,267,273,283
沈細滑脈…161,165,253
沈細数脈…283
沈細弱脈…23,24,33,191,264,272,281,282
沈細遅脈…266
沈細脈…127,129,157,251,273
沈実脈…41,222,267,278
沈弱脈…210,263,276,279
沈濇脈…227,258,270,271
鎮静作用…69,116,194,219,256,258,262
沈遅細弱脈…131,209
沈遅弱脈…203
沈遅濇脈…19,227
沈遅脈…141,211
沈微細弱脈…133,277
沈微細脈…57
沈脈…121,274
通便…83
通陽化気…186,261
抵抗〈腹候〉…123,126,161,169,170,171,172,173,174,175,222,258,265
盗汗…31,69,152,166,223,235,256,262,279
当帰剤…90,91
同病異治…**54,55**
嫩〈舌象〉…22,23,71,72,73,93

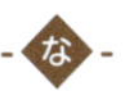

軟〈腹候〉…75,95,131,165,191,203,252,259,264,268,272,279,282
軟弱〈腹候〉…71,74,128,162,163,164,177,219,277,281
尿不利…198
寧心安神…198
熱厥…121,124
熱証…28,29,35,40,41,65,78,**79**,80,**81**,82,**84**,**85**,**86**,87,88,89,105,106,112,125,126,130,139,140,141,143,154,155,157,159,163,178,187,191,197,203,214,218,232,233,238,239,241,244,253,254,256,260,262,265,267,268,269,275,278
熱状…122,237,240
熱薬…237,238,264

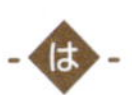

灰白色〈舌象〉…185
破瘀活血…270
剥黄舌苔…79
白舌苔…81,121,227,252,255,259,264,272,275,277,279,281
白苔…95,96,97,141,173,209,263,276,282
薄白舌苔…257,258
薄白苔…33,73,107,129,139,191,203,251,261,273,274,280,283
剥白苔…189
破血去瘀…175

八綱弁証…101,104,254
発表剤…45,104
煩驚…163,256
煩躁…145,277
肨大…71,72,73,162,163,164,165,191
煩熱感…170,171
半表半裏…100,101,102,103,104,105,121,122,140,237
半表半裏虚証…104,105
半表半裏熱実証…104,105
脾胃…69,150,151,152,168,191,219
冷え…19,26,28,34,37,48,52,58,63,68,78,86,87,89,90,**92**,94,**96**,**97**,98,**99**,100,105,124,126,127,128,130,152,154,156,157,159,162,163,169,172,173,174,176,177,179,191,203,208,211,217,222,223,232,233,234,235,238,239,252,253,256,257,259,260,261,263,264,266,269,272,276,277,281,282
冷え症…33,34,92,93,96,**97**,110,129,168,171,206,256,272,280,282
冷えのぼせ…19,110,154,155,188,220,256,258,268
微汗…281
脾虚…33,34,130,159,166,167,188,193,200,201,202,203,205,206,236,239,252,256,259,262,263,266,276,279,282
脾肺気虚…31
微苦…49
微白舌苔…157
微白苔…56
皮膚枯燥・枯燥…15,22,23,31,69,92,93,166,169,176,177,178,179,183,222,253,272,283
表…66,100,101,102,103,104,105,106,110,115,120,121,122,126,127,128,135,**140**,145,256,262
病位…64,**65**,101,104,
表寒虚証…100,101,104,105,**106**,255,280
表寒実証…100,101,105,**106**,107,255,280
表寒証…100,105,107,255
表虚…101,119,193
表虚証…100,105
表実証…100,105
表証…65,66,104,105,106,237,269
表熱虚証…100,101,105,262
表熱実証…100,101,105
表熱証…100,105,277
表裏…58,62,64,65,66,**100**,**101**,**102**,**103**,**104**,**105**,106,110,124,135,140,141,145,277,
表裏寒虚証…105,255,280,281
表裏熱実証…105
風…48
浮滑数脈…191
浮滑脈…261
浮緊数脈…122,125,179,255,280
腹診…74,89,95,121,123,126,133,158,161,162,163,170,171,**173**,179,188,219,220,221,224,227,250,258,270,271
腹直筋緊張…107,251
腹直筋攣急…126
腹皮拘急…107,126,127,129,157,163,224,250,251,256,257,268
腹部軟弱…162,163,277,281
腹部膨満・腹部膨満感…
腹壁の冷感…41,257
腹満…102,105,126,221,224,246,251,278
茯苓剤…160
腹力弱…57,274
腹力中等度…161,260
腹力軟（弱）…74,75,131,164,165,177,252,259,264,268,272,279,282
浮弦脈…39
浮数緊脈…107
浮数弱脈…75,107
浮数脈…120,121,139
附子剤…90,91,
浮弱脈…279
浮脈…74,120
併病…123
防御作用…69,152,194
補気…39,274,277,282
補気剤…200
補気升陽…51
補血…24,83,177,219,260,269,270,272
補血剤…17,18,92,128,169,176,177,194,272
補剤…30,**31**
補腎剤…17,18
補脾（作用）…256,274
補脾益気…50,51,236,255,262,274

ま

麻黄剤…**46**,76,104,116,118,119,255,280
未病…**36**,40,59,244
脈象…122
脈診…**72**,120,162,163,171,220
夢精…235
無苔…22,23,57,72,73,74,75,79,131,133,163,176,177,274,279,283
無毒養命…42,43

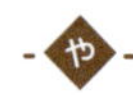

有毒治病…43,44

陽…64,65,66,67,101,115
癰…52
陽気…66,67,68,69,152
陽虚…18,68,234,235
陽証…63,66
陽病…65
陽病期…64,117,120,121,123,134,146
陽明…65,102,121,123,145
陽明病期…64,114,115,116,117,118,119,123,124,125,128,135,138,141,146

裏…100,101,102,103,104,105,106,110,115,121,123,127,128,140,145,223,256,262,266,268
裏寒（証）…105,126,130,259,260
裏寒虚証…57,58,100,101,105,106,107,223,224,252,253,257,259,260,263,264,266,272,274,276,277,279,282,283
裏寒実証…100,101,105,224,267,273
理気（作用）…200,267,270,273,276,
理気健脾…198
理気剤…256,267,273
裏急後重…224,231,234,257
裏虚証…100,105
痢疾…231
裏実証…100,105,106
裏証…65,102,104,105
利水（作用）…46,47,48,49,51,175,185,186,198,220,237,238,239,256,258,259,260,261,263,264,272,274,276,277,278
利水剤…52,85,92,124,172,184,185,186,188,194,200,202,239,260,264,269,272,282,283
利水滲湿…198
利水止痛…50,51
利水消腫…49,51
六経理論…58,64,111,112,115,134,140,145
裏熱（証）…123,268
裏熱寒証…265
裏熱虚実間証…260
裏熱虚証…100,101,105,223,256,261,268
裏熱実証…56,57,100,101,104,105,219,220,221,222,254,258,269,270,271,275,278
裏熱証…105
溜飲…201,206,208,276
涼血…254
涼血解毒…83
苓朮剤…186,264,276,283
両側腹直筋緊張…107
冷感〈腹候〉…97,227
裂紋…22,23,37, 72,73,74,75,79,95,165,185,191,203,210
老舌…41,71,107,
六病位…112,113,146

和胃降逆…263,276
和解…104,253
和解半表半裏…256,262

【漢方薬名】

- あ -

安中散…57,58,94,95,97,199,241,243,144,**244**,**245**,**252**
胃苓湯…192,193,232,233,**239**,264
茵蔯蒿湯…124
茵蔯五苓散…261
温経湯…77,83,171,258
温清飲…177,178,179,180,**253**
越婢加朮湯…85,100,105,122,135,136,139
越婢加朮湯去大棗…278
黄耆建中湯…128
黄連解毒湯…34,35,55,57,58,63,81,83,85,86,87,121,123,154,155,156,157,159,163,177,178,179,197,199,200,221,243,**244**,253,**254**,268,275
黄連湯…199,243,**244**

- か -

葛根加半夏湯…241,255
葛根湯…17,44,45,50,55,77,99,104,106,107,**108**,**109**,114,118,119,120,121,122,130,135,**136**,137,159,241,**255**,258,280,281
加味帰脾湯…31,162,163,166,167,176,279,
加味逍遥散…**18**,19,20,76,77,97,161,171,172,188,191,**256**,272
帰耆建中湯…128
桔梗湯…135,**136**
橘皮枳実生姜湯…207
帰脾湯…163,166,167
芎帰膠艾湯…177
桂枝加芍薬大黄湯…105,126,127,217,**224**,240,241,243,**246**,**247**,248,250,251,257
桂枝加芍薬湯…106,107,126,127,128,129,**224**,233,234,241,243,244,**246**,247,248,250,251,252,**257**,266
桂枝加芍薬湯加膠飴…266
桂枝加芍薬湯合大建中湯…257
桂枝加朮附湯…63,90,91,94,95,99,100,264
桂枝加朮附湯合真武湯…264
桂枝加竜骨牡蛎湯…77,154,155,163,256,273
桂枝湯…77,99,104,105,119,120,121,122,123,135,**136**,139,186,224,246,255,257,280,281
桂枝二越婢一湯…121,122,135,**136**,139,**140**
桂枝人参湯…127,159,241
桂枝茯苓丸…77,81,97,148,156,171,172,173,174,243,247,**258**,265,270,272
桂芍知母湯…105
桂芍六君子湯…128,243,**244**,248,251
啓脾湯…54,55,192,193,202,203,231,233,234,**239**,241,248,251,264,282
桂麻各半湯…121,122,135,**136**,280
香蘇散…35,121,122,158,159,161,162,200,207,244,273,281
五虎湯…55,143,**144**
呉茱萸生姜湯…
呉茱萸湯…12,83,99,126,154,155,156,157,159,206,207,208,210,211,**259**,263
五淋散…23,**24**,29,**260**,269
五苓散…54,55,77,81,84,85,92,93,135,**138**,156,159,172,185,186,187,188,**190**,191,192,193,202,203,231,232,233,234,**237**,239,240,241,254,259,260,**261**,269,272,274,275,283
五苓散合小柴胡湯…261

- さ -

柴葛解肌湯…85,255
柴胡加竜骨牡蛎湯…159,163,268,273
柴胡桂枝乾姜湯…37,38,104,105,121,123,205,206,248,256,**262**,279
柴胡桂枝湯…55,121,123,135,**138**,159,241,256
柴胡清肝湯…177
柴胡疎肝湯…206,207,243,**244**
柴芍六君子湯…**244**
柴朴湯…55,**142**,143,159,161,273
柴苓湯…54,55,85,193,231,233,234,**237**,240,241,258,261,275
三黄瀉心湯…77,83,85,121,154,155,156,157,202,203,**220**,254,265,267
酸棗仁湯…162,163
滋陰至宝湯…166
四逆加人参湯…277
四逆散…121,123,159,207,243,244,**246**,258
四逆散去枳実…256
四逆散合香蘇散…206
四逆湯…127,277
四君子湯…162,163,166,167,200,205,206,223,238,239,282
四君子湯去茯苓…279
七物降下湯…268
柿蔕湯…207
四物湯…18,28,172,176,177,178,179,222,223,253,272
四物湯去芍薬…222
四物湯去川芎…24,260
炙甘草湯…283

芍甘黄辛附湯…17
芍甘黄辛附湯去大黄…281
芍薬甘草湯…12,14,15,**16**,**17**,18,20,30,47,193,206,207,250,257
十全大補湯…31,76,77,162,163,166,167,176,**223**,262,279
十味敗毒湯…253
朱砂安神丸…44
潤腸湯…37,38,69,76,77,176,177,216,217,**222**
将軍湯…231
小建中湯…76,77,126,216,224,243,246,**247**,248,251,257,266
小柴胡湯…35,45,50,121,123,200,237,258,275
小柴胡湯加桔梗石膏…135,**138**,255
小承気湯…124
小青竜湯…55,121,122,135,**138**,142,143,**144**,280
小半夏加茯苓湯…**198**,201,202,203,241,255,261,**263**,273,276
消風散…253
四苓湯…186
辛夷清肺湯…135,**138**
参蘇飲…77,104,121,122,135,**136**,**137**,166,255,281
鹹砂湯…283
真武湯…54,77,81,83,90,91,94,95,97,99,127,128,130,185,186,187,192,193,213,231,233,234,**238**,239,240,241,248,251,**264**,266,274,**277**,283
真武湯合安中散…95
真武湯合人参湯…132,277
清上防風湯…155
清暑益気湯…190,192,193
清心蓮子飲…29
清肺湯…121,123,142,143,**144**
川芎茶調散…121,159
疎経活血湯…177

- た -

大黄牡丹皮湯…81,121,124,125,171,172,216,217,**222**,231,243,247,258,**265**,270,271,
大建中湯…76,77,82,83,90,91,97,99,128,146,214,217,**223**,226,227,**229**,243,246,**247**,248,251,257,**266**
大建中湯合桂枝加芍薬湯…216
大柴胡湯…35,77,85,104,105,116,121,123,200,218,**219**,240,241,243,**246**,267,275,278
大承気湯…76,77,102,105,116,121,124,135,**140**,141,202,203,214,219,231,**267**
大青竜湯…121,122
治頭瘡一方…171,172,253
治打撲一方…12,171,270
中建中湯…216,248,251,257,266
調胃承気湯…121,124,192,193,199,202,203,214,216,217,219,220,**221**,240,241,267,270,278
釣藤散…38,39,77,156,159,**268**
釣藤散合黄連解毒湯…268
腸癰湯…222
猪苓湯…17,26,27,28,29,84,85,121,124,258,260,261,**269**
猪苓湯合四物湯…28,29,260,269
通導散…32,77,121,124,158,159,161,171,172,174,**175**,214,216,217,218,**219**,**221**,222,243,247,258,265,**270**,271
通脈四逆湯…132,277
通脈四逆湯加猪胆汁湯…132
定悸飲…283
桃核承気湯…77,97,121,124,154,155,156,157,170,171,172,174,175,212,214,216,217,**220**,**221**,222,226,227,243,247,248,251,258,265,267,270,**271**,278
桃核承気湯合大建中湯…271
桃核承気湯合大柴胡湯…271
当帰飲子…177,253
当帰建中湯…128,266
当帰四逆加呉茱萸生姜湯…81,83,90,91,97,99,128,259,272
当帰芍薬散…63,77,83,90,91,92,93,97,99,128,176,177,185,186,187,256,258,**272**,274,283
当帰湯…97,99

- な -

二朮湯…185,258
二陳湯…158,**198**,199,200,201,202,203,205,206,241,263,268
女神散…154,155,158,256,258,271
人参湯…54,55,77,81,83,90,91,97,99,105,126,127,192,193,202,203,206,207,213,231,232,233,234,**237**,238,239,241,248,250,251,252,264,276,**277**,282
人参湯加附子…128
人参湯合真武湯…277
人参養栄湯…31,162,166,167,176

- は -

排膿散及湯…253
麦門冬湯…**142**,143,202
麦門冬湯合補中益気湯…203
八味地黄丸…18,258,261

半夏厚朴湯…35,158,159,161,188,191,200,204,205,**273**
半夏厚朴湯合小柴胡湯…273
半夏厚朴湯合麦門冬湯…273
半夏厚朴湯合茯苓飲…273
半夏瀉心湯…12,54,55,77,81,85,105,121,123,197,202,203,231,232,233,**236**,237,240,241,248,251,252,263,276,282
半夏白朮天麻湯…156,159,162,163,166,167,185,186,187,188,191,192,193,259,262,**274**,283
白虎加人参湯…63,81,83,85,88,89,121,124,135,**138**,190,193,254,267,**275**
白虎湯…124
茯苓飲…199,200,204,206,207,210,252,**276**
茯苓飲合半夏厚朴湯…161,197,**201**,204,205,207,208,209,273,275
茯苓四逆湯…127,132,133,146,**277**
附子理中湯…128
平胃散…35,55,199,200,205,206,232,239,252,282
防已黄耆湯…**50**,**51**,52,**53**,258,278
防風通聖散…40,41,63,104,105,**278**
補中益気湯…30,31,35,63,76,77,152,162,163,164,165,**166**,**167**,172,192,193,194,200,202,251,262,**279**
補中益気湯合真武湯…264,279
補中益気湯合麦門冬湯…279

- ま -

麻黄湯…13,44,45,46,48,49,55,74,75,76,77,99,104,105,106,118,119,120,121,122,135,**136**,**137**,255,**280**
麻黄湯合桂枝湯…280
麻黄附子細辛湯…48,55,83,90,91,97,99,104,105,114,118,127,128,130,131,134,135,138,**142**,143,255,280,**281**,
麻黄附子細辛湯加大黄…17,
麻黄附子細辛湯合桂枝湯…281
麻黄附子細辛湯合芍薬甘草湯…281
麻黄附子細辛湯合防已黄耆湯…281
麻杏甘石湯…46,48,49,85,121,123,143,144
麻杏薏甘湯…46,48,49
麻子仁丸…69,76,77,82,177,214,216,217,**218**,222,248,251
麻子仁丸去芍薬…222
味麦益気湯…202,203,279
明朗飲…283

- や -

抑肝散…77,156,157,159,163,205,206,256,268
抑肝散加陳皮半夏…205,206

- ら -

六君子湯…33,34,35,55,74,75,76,128,129,162,163,166,167,192,193,197,199,**200**,201,205,206,207,232,233,234,**238**,239,244,252,264,276,**282**
竜胆瀉肝湯…29,84,85,121,124,260,269
苓姜朮甘湯…90,91,97,98,127,174,175,185
苓桂朮甘湯…154,155,185,186,187,**188**,189,274,**283**
六味丸…69
六味丸合滋陰降火湯…69
六味丸合麦門冬湯…69

〔参考図書〕

大塚敬節：臨床応用傷寒論解説　創元社　1973年
矢数道明：臨床応用漢方処方解説　創元社　1979年
寺澤捷年：症例から学ぶ和漢診療学　医学書院　1995年
安井廣迪：医学生のための漢方医学［基礎篇］　東洋学術出版社　2008年
小曽戸洋：日本漢方典籍辞典　大修館書店　1999年
花輪寿彦：漢方診療のレッスン　金原出版　1995年
日本東洋医学会学術教育委員会編：専門医のための漢方医学テキスト　南江堂　2010年
藤平健　小倉重成：漢方概論　創元社　1979年
神戸中医学研究会：中医学入門　医歯薬出版　1982年
桑木崇秀：健保適用エキス剤による漢方診療ハンドブック　創元社　1981年
高山宏世：腹証図解漢方常用処方解説　三考塾叢刊　1998年
鈴木洋 著　米田該典 監修：漢方のくすりの事典：生薬・ハーブ・民間薬　医歯薬出版　1994年
劉桂平　孟静岩　主編　高金亮　監修：中医基本用語辞典　東洋学術出版　2006年
邓鉄涛　主編　郭振球　副主編：中医診断学　上海科学技術出版　1988年
邓鉄涛　主編　郭振球　副主編：中医基礎理論　上海科学技術出版　1988年

あとがき

漢方の講演会では多くの先生方に日々の臨床・研究でお忙しい中聴講していただきましたことに感謝の気持ちでいっぱいです．また多くのご質問をいただきました．そんな折，お話した内容をまとめておきたいというのが本書を著す契機となっています．本書は漢方医学の系統的な解説書ではありません．あくまでも日々の臨床で有用な漢方理論，漢方薬を紹介しようとしたものです．現代の日本の医療は西洋医学が中心であることは疑いようもありません．しかし，もう一つの選択肢をもちたいと感じる事例は数限りなくあるのではないでしょうか．そんなときに役立つ情報としていただければと思います．

本書の解説は現代の西洋医学が到達した病理的解釈を踏まえたものです．西洋医学的病態論が進化するに従って将来，多くの部分が書き改められなければなりません．漢方医学も進化していくことが必定です．またその進化を待ち望んでいます．本書を通読いただき，少しでも漢方に馴染みを感じていただければこれに勝る喜びはありません．

大野修嗣

大野修嗣（おおの しゅうじ）

1973年　明治薬科大学製薬学科卒業
1980年　埼玉医科大学医学部卒業　同大学病院にて内科研修
1990年　医学博士取得
1990年～1991年　中華人民共和国　山西省太原市　山西省人民医院中医科留学
1993年　埼玉医科大学第2内科講師
1996年　大野クリニック開業、院長
2001年6月～2005年5月　日本東洋医学会副会長

現　在　大野クリニック院長　(医) 平善会理事長
国際東洋医学会　理事
明治薬科大学客員教授
埼玉医科大学第2内科非常勤講師

学会活動
日本東洋医学会　評議員・専門医・指導医
日本リウマチ学会　評議員・専門医
日本アレルギー学会　功労会員・専門医
日本内科学会　認定内科医

専門分野　内科　リウマチ・膠原病　アレルギー　漢方医学

著　書
狭心症・心筋梗塞の中医学的治療（訳、朝日新聞出版サービス）
膠原病・免疫疾患　漢方治療マニュアル（編著、現代出版プランニング）
入門漢方医学（共著、社団法人日本東洋医学会）
漢方治療指針（共著、緑書房）
臨床医の漢方治療指針（共著、メジカルビュー社）
読む総合病院（共著、日本放送出版協会）
現代漢方と各科臨床（共著、メディカルフォーラム社）
皮膚科における漢方治療の現況（共著、協和企画通信）

■イラスト（p.49, p.219, p.223）
『ILLUSTRATED MEDICINAL PLANTS』 発行：株式会社ツムラ　生薬イラスト：伊東保治　より

漢方学舎 白熱教室　入門編

2015年6月 1日　第一刷発行
2016年5月15日　第二刷発行

著　者　大野修嗣
発行人　吉田幹治
発行所　有限会社 源草社
東京都千代田区神田神保町 1-19 ベラージュおとわ 2F
tel 03-5282-3540　fax 03-5282-3541
URL：http://gensosha.net/　e-mail：info@gensosha.net

ブックデザイン：岩田菜穂子
イラスト：吉田静佳
印刷：株式会社カシヨ

乱丁・落丁本はお取り替えいたします。

ISBN978-4-907892-05-0　C3047